健康讲堂
JIANKANG
JIANGTANG

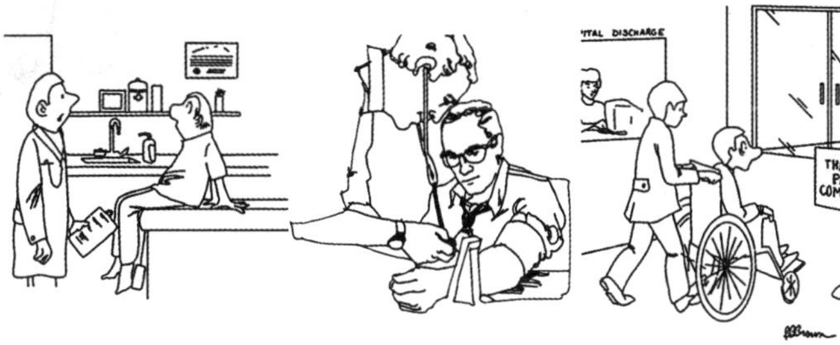

张雪松◎编著

千万别让你的身体亮红灯

人体健康指标书

了解你的身体指标就会拥有幸福健康的一生

中医古籍出版社

图书在版编目（CIP）数据

人体健康指标书/张雪松编著. —北京：中医古籍出版社，2007.6

ISBN 978-7-80174-524-8

Ⅰ.人...　Ⅱ.张...　Ⅲ.健康-指标　Ⅳ.R194.3

中国版本图书馆CIP数据核字（2007）第071860号

人体健康指标书

编　　著：张雪松
责任编辑：刘克勤
封面设计：创品牌工作室
出版发行：中医古籍出版社
社　　址：北京东直门内南小街16号（100700）
印　　刷：北京四季青印刷厂
开　　本：787×1092毫米　1/16
印　　张：15
字　　数：200千字
版　　次：2007年6月第一版　2007年6月第一次印刷
印　　数：0001-3000册
ISBN 978-7-80174-524-8
定　　价：26.80元

前　　言

随着生活节奏的越来越快，物质的精致程序已不断提高，但人们的身体素质却有所下降。疲劳和忙碌是两大重要因素，在繁忙的生活中如果自己不能把握一个正确的节奏对身体健康是十分不利的。

人的健康程度与身体的各项指标有关。确定身体指标都在正常范围内，怎么吃、喝都没有问题，但身体指标偏离正常范围值或高或低于正常值时就需要慎重饮食了。比如血糖指标偏高的人，对含糖量高的食物必须严格控制食用。决不能随意食用了，如若真的乱吃起来很有可能发展成为糖尿病，这是必须引为注意的大事，万万不可忽视。

能吃吃不了的原因很多，身体的指标从一方面看能吃，但从另一方面看吃了又不行。从这个结果上来看应该补充、但从另一个方面上应该缩减了。调剂饮食是当今提倡的科学饮食方法，健康人也可以这样做，非健康的人和亚健康的人更需要这样做了。不能吃绝对不能强吃。需要少吃的人必须控制在规定范围以内、不可随意超越，“食得其反”的饮食实在要不得，必须立即停止，否则造成后果时悔之不及。比如：冠心病人的饮食标准是少食多餐，再好的食物也只能吃到七分饱，吃的过饱马上就会给心脏增大压力，导致心绞痛或心肌梗死的发生。

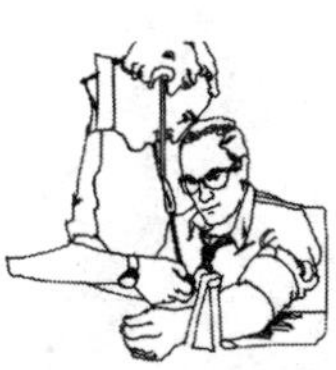

身体指标都在正常范围内，怎么运动都没问题。但身体健康指标偏离正常范围值或高于、低于正常值时就需要慎重进行锻炼了。健康的中老年人为预防冠心病、高血压病、高脂血症、控制体重；轻度糖尿病患者，体力中等或较弱者，为增强体质，提高心肺功能，都可进行跑步锻炼。然而肝硬化、病情不稳定的肺结核、影响功能的关节炎、严重糖尿病、甲亢、严重贫血、有出血倾向的患者，心血管病如瓣膜疾病、心肌梗死、频发性心绞痛等均不宜跑步。跑步应避免在饭后马上进行，或在非常冷、热、潮湿及大风的天气下进行。跑步锻炼要循序渐进。从短距离慢速度开始，做到量力而跑，跑有余力，不要弄得过分疲劳或使心脏负担过重。

本书就是从这两点出发，对人们身体的健康指标进行一些必要的释义，并对其扩大之，从身体各个系统中的器官的疾病进行全方位的论述。让人们了解自身的健康指标，并且针对各种疾病的含义、症状、诊断标准、危害、防治等几方面能够给予一定的指导。

目前的医药卫生教育还有待普及，远没有满足当代人们的需求。如何捕捉身体透露出来的信息，看出疾病的端倪？如何提高自我防病意识？对于还没有完全攻克的顽症又该怎样预防和治疗？面对这一系列的问题，关系健康的革命便刻不容缓、迫在眉睫。为此，我们编写了《人体健康指标书》一书，相信对你的健康会有所帮助。

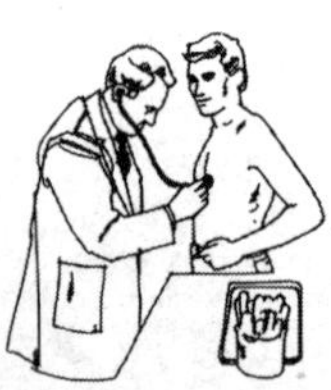

目　　录

第一章　你的身体健康吗 …………………………………… 1
亚健康困扰着你吗 ……………………………………… 1
千万不要忽视体格检查 ………………………………… 3
身心健康的标准 ………………………………………… 4
身体健康的诊断内容 …………………………………… 5
重视现代生活方式病 …………………………………… 6
危害健康的行为 ………………………………………… 8

第二章　呼吸系统疾病健康指标与防治 ………………… 9
呼吸系统健康指标 ……………………………………… 9
呼吸系统概述 …………………………………………… 9
正常人的肺活量 ………………………………………… 9
老年人呼吸系统特点 ………………………………… 11
呼吸系统相关疾病 …………………………………… 12
感冒——它的影响可小可大 ………………………… 12
咳嗽——只要没有其他症状就没事儿 ……………… 15

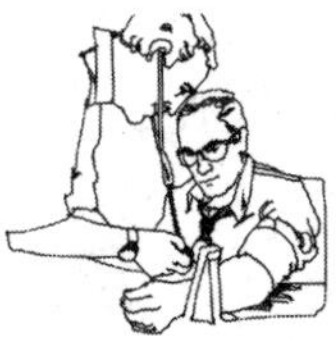

哮喘——千万不可低估它的严重性 …… 19

慢性支气管炎——总也不会引起患者和家人的重视 …… 22

肺结核——失而复现的白色顽症 …… 24

肺气肿——增强肺的功能就可远离它 …… 27

肺炎——80 岁以上老年人的第一死因 …… 30

鼻炎——好好关爱你的呼吸通道 …… 33

咽炎——容易让人忽视的小病 …… 36

第三章　循环系统疾病健康指标与防治 …… 40

循环系统健康指标 …… 40

循环系统概述 …… 40

正常人的心脏和血压值 …… 41

老年人循环系统特点 …… 42

循环系统相关疾病 …… 44

高血压——它一高,多个器官都跟着遭殃 …… 44

高血脂——管好你的嘴就能有效避免它 …… 47

动脉硬化——无症状并不代表就没病 …… 51

冠心病——不要被它的声东击西症状迷惑 …… 53

心肌炎——它的发“炎”可不一般 …… 56

下肢静脉曲张——小腿青筋蜿蜒曲张就是它 …… 60

第四章　消化系统疾病健康指标与防治 …… 63

消化系统健康指标 …… 63

消化系统概述 …… 63

消化系统各器官特点及功能 …… 64

肝功能正常值 …… 67

消化系统相关疾病 …… 69

慢性胃炎——胃病中能经常和它相遇 …… 69

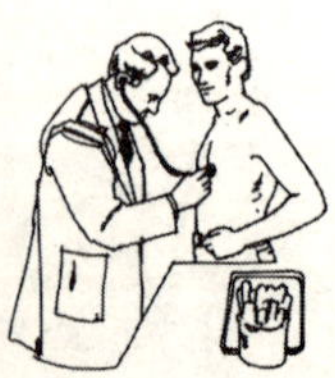

消化性溃疡——青壮年人对它可要小心些 …… 72
胆囊炎——这个梨状的小东西直接关系到肝脏的健康 …… 76
肝炎——绝对流行并且是尽人皆知 …… 79
脂肪肝——饮食不节，它就会找上你 …… 84
肝硬化——和它“形影不离”，肝功能就会大打折扣 …… 88
胆石症——肚子里长石头可不是闹着玩的 …… 92
便秘——这个“秘密”要解开可费点劲 …… 95

第五章　内分泌系统疾病健康指标与防治 …… 99
内分泌及代谢系统健康指标 …… 99
内分泌系统概述 …… 99
内分泌疾病的功能类型 …… 99
内分泌失调的八种危害 …… 100
男性更年期内分泌系统的变化 …… 101
女性内分泌查检项目 …… 102
内分泌及代谢系统相关疾病 …… 103
糖尿病——对它既要重视又要藐视 …… 103
肥胖症——“体积”过大，身体会吃不消的 …… 107
痛风——关节炎发作的典型标志 …… 113
更年期综合征——不寻常时期的不寻常感受 …… 116
甲状腺功能亢进——这个“亢进”可要不得 …… 120

第六章　运动系统疾病健康指标与防治 …… 124
运动系统健康指标 …… 124
运动系统概述 …… 124
骨密度的正常值及其生长变化 …… 125
老年人运动系统特点 …… 126
运动系统相关疾病 …… 127

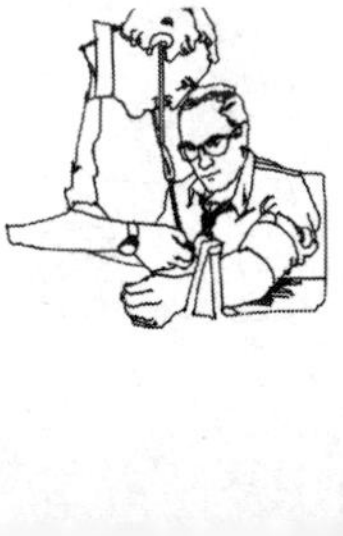

肩周炎——小心你的左膀右臂的“叛变” …………………… 127
颈椎病——它不自由了,脑袋也就不自由了 ………………… 130
骨质增生——都成人了,骨头再长可就不正常了 …………… 134
骨质疏松——降低生活质量的最大祸首……………………… 137
风湿性关节炎——寒冷和潮湿难逃嫌疑……………………… 140
大骨节病——骨节大,不是用来炫耀的资本 ………………… 142

第七章　泌尿、生殖系统疾病健康指标与防治 ……………… 146
泌尿、生殖系统健康指标 ……………………………………… 146
泌尿系统、生殖系统概述 ……………………………………… 146
尿常规的正常值范围…………………………………………… 149
老年人泌尿系统特点…………………………………………… 150
泌尿、生殖系统相关疾病 ……………………………………… 153
肾炎——它好,你才好 ………………………………………… 153
前列腺炎——守护好这个神秘的前沿阵地…………………… 155
血尿症——血和尿“同流合污”,你就要注意了 …………… 159
尿毒症——肾不正常了,尿毒就潴留下来了 ……………… 161
尿路感染——坚决消灭排尿道路上的敌人…………………… 164
痛经——这样的“痛快”不要也罢 ………………………… 167
宫颈炎——打破这个影响幸福的瓶颈………………………… 169
盆腔炎——颇有“影响”的一种妇女病 …………………… 172
阴道炎——性福的关口怎能受侵害…………………………… 175

第八章　神经系统疾病健康指标与防治 …………………… 178
神经系统健康指标……………………………………………… 178
神经系统概述…………………………………………………… 178
神经系统的危险信号…………………………………………… 180
精神病与神经病、神经症的区别 …………………………… 181

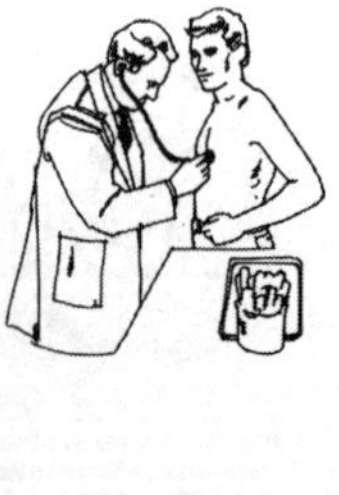

神经系统相关疾病…… 182
老年性痴呆——在受人尊敬的老年期谁都不想发生这事儿…… 182
神经衰弱——谁弱都行,你别弱啊…… 186
偏头痛——头疼的事偏偏是它…… 189
中风——直接对脑中央造成大的威胁…… 191
癫痫——这可不是什么行为艺术…… 195
坐骨神经痛——总坐着,时间长了它也会闹脾气…… 199
三叉神经痛——这种区域从来都是事情多…… 201

第九章　免疫系统疾病健康指标与防治…… 204
免疫系统健康指标…… 204
免疫系统概述…… 204
免疫球蛋白参考值…… 208
老年人免疫系统特点…… 210
免疫系统疾病防治…… 212
类风湿关节炎——可以使人变成“无行为能力人”…… 212
强直性脊柱炎——都被“强直”了,还有什么自由啊…… 216
系统性红斑狼疮——这个和狼没有一点关系…… 219
风湿热——又冷有热肯定谁也受不了…… 222
多发性肌炎——肌痛、肌无力的典型代言者…… 226

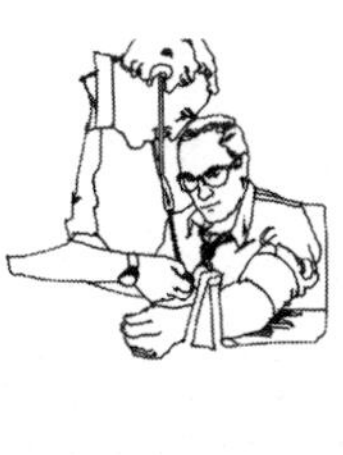

第一章 你的身体健康吗

亚健康困扰着你吗

亚健康这个词对于大部分人来说，相信都不陌生了。亚健康即指非病非健康状态，这是一类次等健康状态（亚即次等之意），是界乎健康与疾病之间的状态，故又有“次健康”、“第三状态”、“中间状态”、“游离（移）状态”、“灰色状态”等的称谓。

其实，亚健康是个大概念，包含着前后衔接的几个阶段：其中，与健康紧紧相邻的可称作“轻度心身失调”，它常以疲劳、失眠、胃口差、情绪不稳定等为主症，但是这些失调容易恢复，恢复了则与健康人并无不同。它约占人群的25%～28%。这种失调若持续发展，可进入“潜临床”状态，此时，已呈现出发展成某些疾病的高危倾向，潜伏着向某病发展的高度可能。在人群中，处于这类状态的超过1/3，且在40岁以上的人群中比例陡增。他们的表现比较错综，可为慢性疲劳或持续的心身失调，包括前述的各种症状持续2个月以上，且常伴有慢性咽痛、反复感冒、精力不支等。也有专家将其错综的表现归纳为3种减退活力减退、反应能力减退和适应能力减退。从临床检测来看，城市里的这类群体比较集中地表现为三高一低倾向，即存在着接近临界

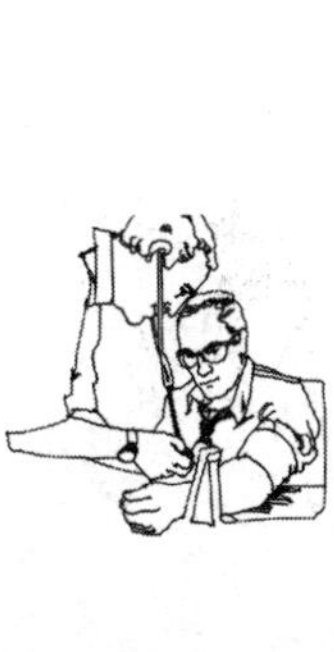

水平的高血脂、高血糖、高血粘度和免疫功能偏低。

另有至少超过 10% 的人介于潜临床和疾病之间的，可称作“前临床”状态，指已经有了病变，但症状还不明显或还没引起足够重视，或未求诊断，或即便医生作了检查，一时尚未查出。严格地说，最后一类已不属于亚健康，而是有病的不健康状态，只是有待于明确诊断而已。因此，扣除这部分人群，也有不少研究者认为亚健康者约占人口的 60%。

大量研究表明，现代社会符合健康标准者也不过占人群总数的 15% 左右。有趣的是，人群中已被确诊为患病，属于不健康状态的也占 15% 左右。如果把健康和疾病看作是生命过程的两端的话，那么它就像一个两头尖的橄榄，中间凸出的一大块，正是处于健康与有病两者之间的过渡状态——亚健康。

从亚健康产生的原因我们可以看到，社会环境压力和人的自我调节能力是与亚健康密切相关的外部和内部因素。因此，要摆脱亚健康的困扰，人们应当保证合理的膳食和均衡的营养。其中，维生素和矿物质是人体所必需的营养素；人体不能合成维生素和矿物质，而维生素 C、B 族和铁等对人体尤为重要，因此每天应适当地补充多维元素片；调整心理状态并保持积极、乐观；及时调整生活规律，劳逸结合，保证充足睡眠；增加户外体育锻炼活动，每天保证一定运动量；绝大多数脑力劳动者平日里运动少，饭量小，食物越来越精，对维生素和各种矿物质的摄取常难以满足需要。为了尽快摆脱亚健康状态，建议这些人群每日摄取一定量的维生素和矿物质补充剂。每日花费不多，如已经在市场上存在十几年的老牌多元维生素金施尔康，每天一粒只要一块钱，但可以有效补充人体所需的维生素 A、B、C、D、E、叶酸，矿物质钙、磷、镁、碘、铁、锌等等，帮助改善体质，增强抵抗力，全面巩固健康基础。所以主动补充营养素也是帮助您远离亚

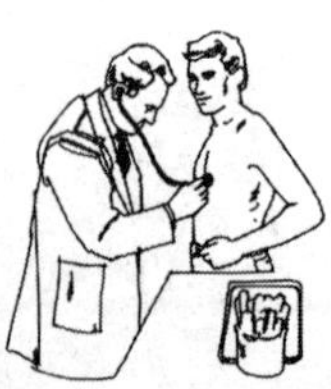

健康的有效途径。

千万不要忽视体格检查

人们忽视体检的种种原因，诚然，经济因素不可忽视。在社会保障和单位效益还不能保证每个人都享有福利体检时，体检就要个人埋单，自然要考虑经济的因素。但最根本的原因还是取决于自身的健康观念。一位妇科专家说，时下不少女性不重视自身健康，就妇科体检来说，许多人能省则省，而在购买化妆品、服装等方面，却很舍得花钱。

有一项调查结果显示，三分之二的女性每月用于化妆品的支出在100元以上，有的还不惜重金购买价格昂贵的名牌化妆品。同时，还调查了这些女性对体检的看法，只有不到五分之一的人表示会定期进行体检。由此可见，健康观念还是决定性因素。据了解，做一次妇科检查的费用不超过100元。专家认为，随着生活水平的提高，女性舍得花钱“买靓丽”这无可厚非，但是花钱“保健康”显然更加重要。

人们总说“有什么也别有病”，然而，重视健康不只是挂在嘴上，还要放在心里，落实到行动中，定期体检即是一种保障健康的有效手段。有的原来自认为健康的人，被发现患病时，已经出现了肾衰竭；有的原来自认为没病的人，被发现肝硬化；有的乙肝病人转氨酶很高，处于传染期，急需住院隔离……这样的事例有很多，而如果能做到定期体检，可及早发现潜在的致病因子、早期病灶或功能异常等情况，达到早期发现、早期治疗的目的。

有人认为“年轻力壮就不需要体检”，这是一种不正确的认识。现代流行病学调查结果发现，大多数疾病是因为遗传、生活

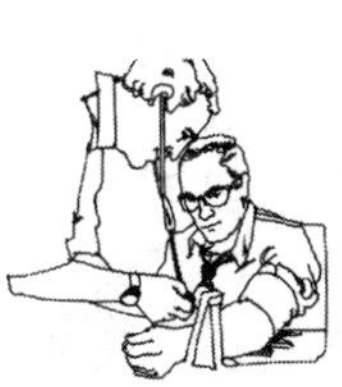

环境及生活习惯等因素相互影响而渐进发生的，许多疾病因素在年轻时就已经存在，有的甚至在儿童期就已经发生，如果不能早期发现，就会延误最好的治疗时机。因此，他提醒，体检不是到五六十岁才要做的事，30 岁以上的人都必须定期体检，特别是有慢性病家族史的年轻人，更应提早定期体检。

生活中还经常有人以工作忙、没时间为由，把体检一推再推，觉得一两次不体检不会有问题，但疾病很可能在你日复一日、年复一年的推托中悄悄滋长。其中的道理很浅显，不做定期体检，就无法早期发现疾病，也无法了解自己是否有危险因子，有一天可能突然病倒。生活中这样的教训并不鲜见。

所谓“定期”，就是要每隔一定的时间体检一次，其长短可因不同情况而有所不同。年轻人可以一年查一次，而中老年人最好半年体检一次。另外，要因人而异，因检查追踪的项目而定。定期体检还有一项好处，就是可以建立自己的“参考值”，作为推断自己身体健康状况的参考，从测定数值的变化中能了解更多的东西。因此，每年的定期体检不可或缺。

身心健康的标准

世界卫生组织提出了人类社会身心健康新标准：

快食。快食并非狼吞虎咽，不辨滋味。而是指吃饭不挑食、不偏食，吃主餐时感觉津津有味。如果出现持续性无食欲状态，则意味着胃肠或肝脏可能出了毛病。

快眠。上床后能较快入睡，睡眠舒畅，醒后头脑清醒，精神饱满，睡眠质量好。神经系统兴奋，抑制功能协调，内脏无病理干扰，是快眠的重要保证。

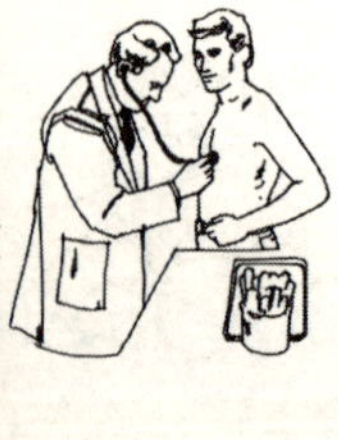

快便。能快速畅快地排泄大小便，且感觉轻松自如，在精神

上有一种良好的感觉，便后没有疲劳感，说明胃肠功能好。

快语。说话流利，头脑清楚，思维敏捷，没有词不达意现象，且中气充足，心肺功能正常。

快行。行动自如、协调，迈步轻松、有力，转体敏捷，反应快速，动作流畅，证明躯体和四肢状况良好，精力充沛旺盛。因诸多疾病导致身体衰弱，均先从下肢开始，人患有内脏疾病时，下肢常有沉重感；心情焦虑，精神抑郁，则往往感觉四肢乏力，步履沉重。

良好的个性。性格柔和，言行举止得到公众认可，能够很好地适应不同环境，没有经常性的压抑感和冲动感。能以良好的处世态度看问题，办事情都能以现实为基础。与人交往能被大多数人所接受。不管人际关系如何变换，都能始终保持稳定、永久的适应性。

良好的人际关系。言谈举止恰到好处，与人相处自然融洽，不孤芳自赏寂寞独处，具有交际广、知心朋友多的特点。众人都乐于向他倾诉心中的苦与乐。

身体健康的诊断内容

所谓身体健康是指人体各器官组织结构完整，发育正常，功能良好，生理生化指标正常，没有检查出疾病或身体不处于虚弱状态。

身体健康诊断的基本内容包含整体性健康诊断和身体健康监测两个方面。整体性健康诊断包括疾病诊断、生理功能检测、体能检测以及包括健康危害因素和健康不利因素在内的健康行为诊断。身体健康监测是对身体健康状况进行动态检测、分析、判断，以掌握身体健康的发展情况。身体健康监测可以为制定健身

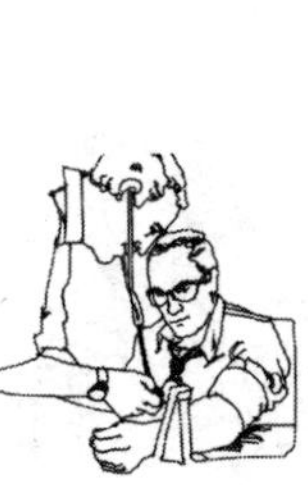

运动处方，进行促进健康的活动提供依据。一般说来，一般说来，可以从以下几个方面来诊断和监测身体健康水平：

身体形态发育水平调查：体型是否匀称，有无发育缺陷；营养状况是否良好；身体成分是否在正常范围。

疾病诊断：各器官系统有无疾病。

生理功能测试：机体新陈代谢水平，各器官、系统的功能状态。

身体素质是指肌肉在活动中所表现的力量、速度、耐力、灵敏性、协调性、柔韧性、平衡、反应、准确、韵律等功能能力。运动能力是指人体在运动中所表现出的走、跑、跳、投、攀爬、腾越、旋转、空间变换姿势、击打等方面的能力。身体素质和运动能力测试：速度、力量、耐力、反应、灵敏性、协调性、柔韧性、平衡等素质；跑、跳、投、攀爬等运动能力。

健康维护能力调查：考察对疾病的抵抗力，对生活中不利健康和危害健康的因素的知识。

重视现代生活方式病

所谓生活方式病是指由于人们衣、食、住、行、娱等日常生活中的不良行为，以及社会的、经济的、精神的、文化的各个方面的不良因素导致躯体或心理的疾病，称之为生活方式病。

在现代社会与生活方式密切相关的疾病已构成了威胁人们健康的主要问题。在农业型生产为主的国家和社会里，生产水平低，物质生活极贫乏，人们的健康主要受传染病、寄生虫病和营养缺乏症等疾病的危害；而在工业型生产为主的国家和社会，生产水平高，物质生活富裕，人们的健康则主要受心血管疾病、恶性肿瘤、营养过剩和遗传性疾病等疾病的威胁。这就是“穷有穷

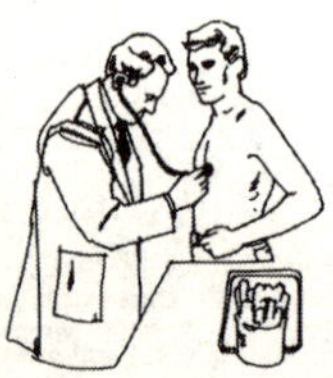

病，富有富病”。在这两类不同条件下，疾病的发生，虽然受各种因素的影响，但有一个共同的因素就是与人们缺乏必要的卫生保健知识，以及生活方式存在不健康不科学的因素有很大关系。根据世界卫生组织的估计，发达国家75%的成年人处于患一种以上非传染病的危险之中。而发展中国家既有传染病的威胁，又有“人为疾病”即非传染病的蔓延，这是因为它源于生活方式的选择，主要是由于食物太咸、脂肪过多、缺乏锻炼和污染的空气引起。

现代生活方式病主要表现在如下几个方面：

1. 由于心理情绪紧张刺激增加、饮食营养结构不合理、环境的污染、吸烟饮酒的人增多等多方面的因素，导致心血管病、脑血管病、糖尿病、恶性肿瘤等因果性疾病发病率增高，成为早亡、致残的重要原因。

2. 由于现代生活节奏加快，时空观念、竞争观念增强，独生子女及离退休职工增多，生活中紧张刺激增加，心理因素和情绪反应已成为一个重要的致病因素，引起了一些心理情绪反应性疾病如临考紧张综合征、离退休生活不适应、情绪性腹泻等。

3. 由于缺乏美容化妆的卫生知识，接触性皮炎、染发剂过敏性皮炎、戴耳环引起的感染等发病率在女青年中明显增加。

4. 现代穿着引起的高跟鞋病、隐形眼镜角膜炎、太阳眼镜病等在男女青年中较常见。

5. 养鸟、养猫、养狗等宠物导致动物传染的疾病增多，尤其是狂犬病已在许多地区呈散发性流行。

6. 吸烟人数大增，已成为肺癌、心脑血管病的重要因素；酒精中毒经常发生。

7. 在脑力劳动者中间，由于久坐、用眼、用脑等，写字多，造成脑力疲劳，视力疲乏较常见。

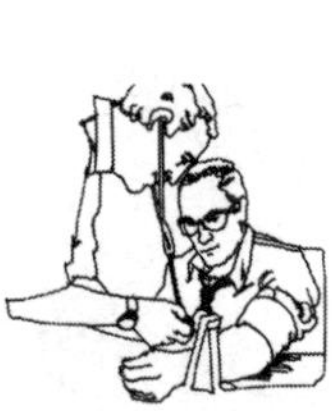

危害健康的行为

危害健康的行为指个体和群体在偏离个人、他人、社会的期望方向上表现的一组行为。是一类对自己、他人和社会的健康有直接或间接、明显或潜在的危害作用的行为。对健康危害有相对的稳定性，是在后天生活经历中习得的。危害健康的行为包括：

日常危害健康行为，例如吸烟、酗酒、吸毒和性乱；

致病性行为模式，例如高脂肪饮食致冠心病行为；

不良生活习惯，饮食过度、高脂、高糖、低纤维素饮食、偏食、不良进食习惯等；

不良疾病行为，个体从感知自身有病到疾病康复所表现出来的不良行为，例如，发现疾病不承认自己有病等。

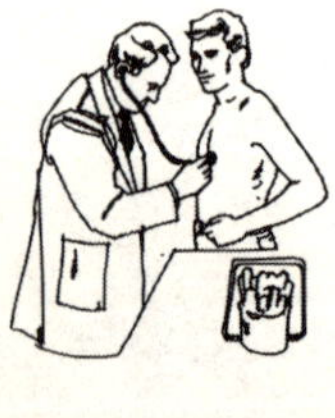

第二章 呼吸系统疾病健康指标与防治

呼吸系统健康指标

呼吸系统概述

呼吸系统是人体和外界进行气体交换的器官，由呼吸道和肺二部分组成。呼吸道包括鼻腔、咽、喉、气管和支气管，临床上将鼻腔、咽、喉叫上呼吸道，气管和支气管叫下呼吸道，呼吸道的壁内有骨或软骨支持以保证气流的畅通。肺主要由支气管反复分支及其末端形成的肺泡共同构成，气体进入肺泡内，在此与肺泡周围的毛细血管内的血液进行气体交换。吸入空气中的氧气，透过肺泡进入毛细血管，通过血液循环，输送到全身各个器官组织，供给各器官氧化过程的所需，各器官组织产生的代谢产物，如 CO2 再经过血液循环运送到肺，然后经呼吸道呼出体外。

正常人的肺活量

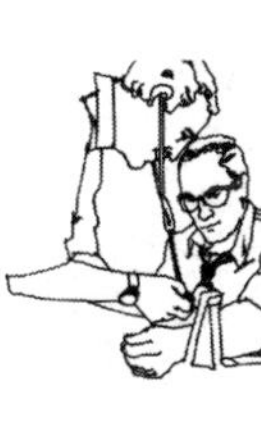

肺活量是一次呼吸的最大通气量，在一定意义上可反映呼吸机能的潜在能力。一次尽力吸气后，再尽力呼出的气体总量就是

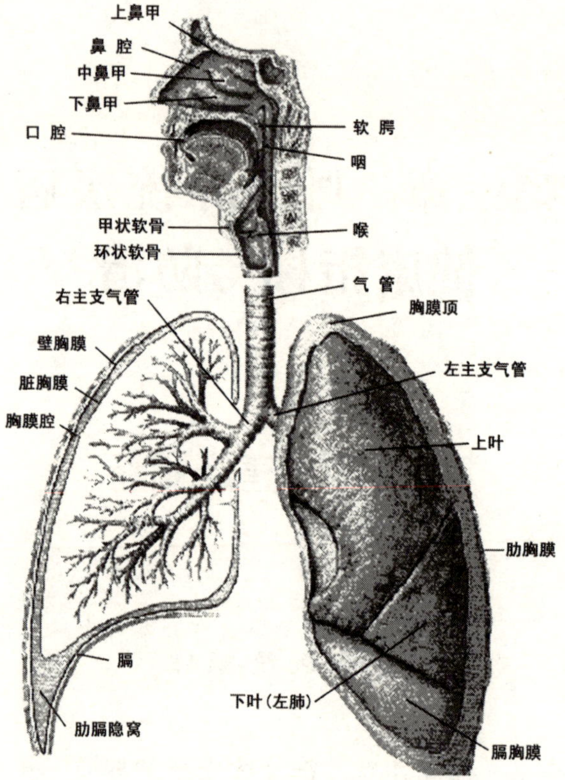

附呼吸系统图

肺活量。成年男子肺活量约为3500ml，女子约为2500ml。壮年人的肺活量最大，幼年和老年人较小。健康状况愈好的人肺活量愈大，肺组织损害如肺结核、肺纤维化、肺不张或肺叶切除达一定程度时都可能使肺活量减小；脊柱后凸，胸膜增厚，渗出性胸膜炎或气胸等，也可使肺扩张受限，肺活量减小。因此，肺活量明显减小是限制性通气障碍的表现。由于肺活量的测定方法简单，重复性较好，故是健康检查常用的指标。测定肺活量因不限呼气的速度，而测不出呼吸道通气不畅的疾病，因此采用时间肺活量测定法，作为肺功能的动态指标较为理想。时间肺活量就是最大吸气后用力作最快速度呼气，直至呼完为止。同时分别记录第1、2、3秒末呼出的气量。正常人应分别呼出其肺活量的

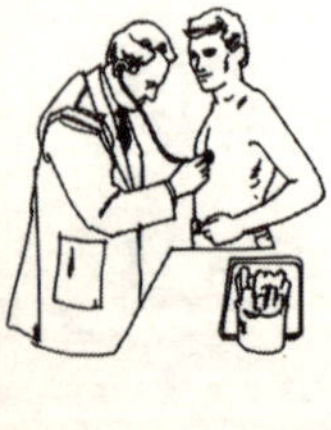

83%、96%和99%。患肺阻塞性肺部疾病者往往需要5～6秒或更多时间才能呼出全部肺活量；呼吸运动受限的许多病理状态下，第1秒时间肺活量增加，并可提前呼完全部肺活量。所以，时间肺活量可作为鉴别阻塞性或限制性通气障碍的参考。

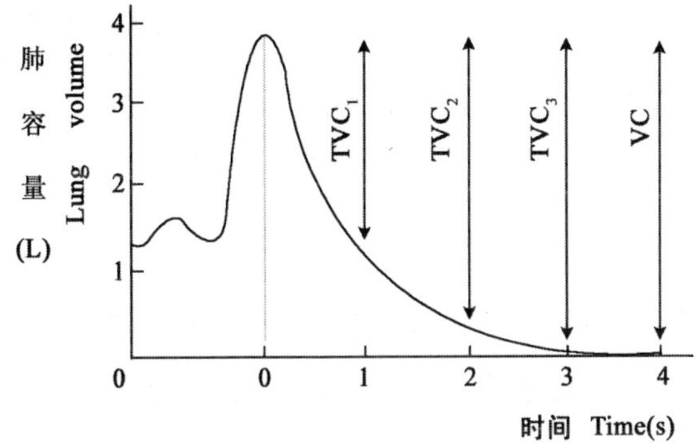

图一 正常人时间肺活量示意图

老年人呼吸系统特点

医学研究表明，人体从30岁以后，随着年龄的增加，骨质逐步发生疏松，胸廓变形，胸骨前突，脊柱后凸，胸壁肌肉的肌纤维束周围结缔组织增加，各关节面的滑膜、韧带、关节支持组织发生变化，肌纤维组织渐趋减少，脂肪组织逐渐增加，65岁以上的老人这种变化更为明显。老人由于肋骨和脊椎脱钙，胸骨前后径增加，胸壁弹性降低，顺应性减低，胸部常呈桶状。胸式呼吸减弱，腹式呼吸增强，肺通气功能降低，生理死腔明显增加，肺残气量增加50%。这时在静止状态下并不产生明显缺氧症状和体征，但活动后就感到气不够用。

老年人随着年龄的增长，气管内膜纤毛柱状上皮也会增生过剩，化生增殖，鳞状上皮复层化，支气管黏膜及壁层细胞萎缩，

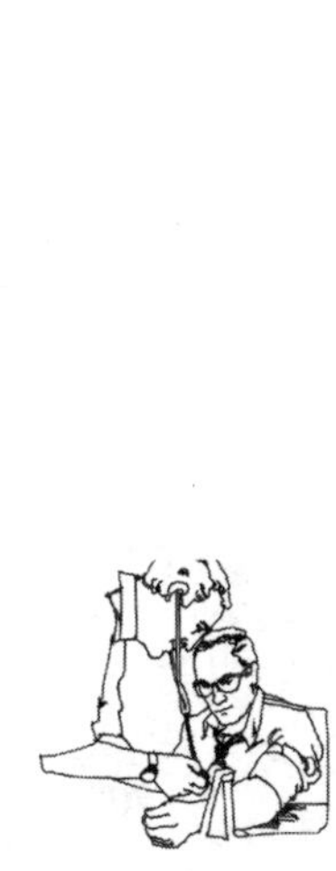

内径扩大。由纤毛细胞转化来的环状细胞增多，致使支气管分泌功能亢进，空气在气管内流动阻力加大，肺通气量下降，血氧饱和度减少，呼吸困难、缺氧。80 岁以上的老人在应激状态下比年轻人最大耗氧量降低 50%，组织细胞供血不足，氧利用发生障碍。

人体每天有一万升空气进入肺内，空气中的各种尘埃也随空气不断进入肺组织，日久天长，就使肺组织萎缩，肺泡扩张，壁变薄，弹力减低，融合形成肺气肿。肺组织颜色也逐渐变为深色，这在医学上称为老年肺。

老年人的呼吸道随着年龄的增长，各组织器官功能也在逐步下降，鼻腔和气管黏膜萎缩，喉部、气管及肋部软骨钙化或骨化，气道逐步增长而影响正常的呼吸功能。

老年人呼吸易受血容量、红细胞、心脏容量、肺活量及呼吸肌等多种因素影响。随着年龄的增长，肺部对氧的摄入量在不断地下降，这些变化进一步反映老年期呼吸系统各器官随着年龄的增高，都在逐步发生生理、病理和解剖上的变化。了解老年人的这些变化，对预防和治疗老年性呼吸系统疾病具有现实意义。

呼吸系统相关疾病

感冒——它的影响可小可大

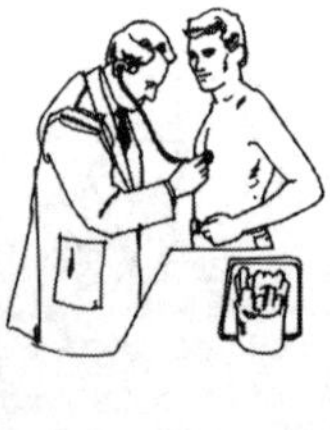

【感冒的含义】

感冒是指普通型感冒，祖国医学称“伤风”，是由多种病毒引起的一种呼吸道常见病，其中 30～50% 是由某种血清型的鼻病毒引起。普通感冒虽多发于初冬，但任何季节，如春天、夏天也可发生，不同季节的感冒的致病病毒并非完全一样。感冒病例分布是散发性的，不引起流行，常易合并细菌感染。

【感冒的症状】

感冒的潜伏周期一般是 1～4 天，症状多发生于固定部位，比如咽部。48 小时后症状开始有较大变化，此时出现明显的诊断指征。这些症状是由于发炎和鼻黏膜（内膜）肿胀引起的。如果没有更复杂的发展，症状会持续 2～4 天，包括：流鼻涕、打喷嚏、鼻塞、鼻窦充血引起面部疼痛、流泪、喉咙肿痛、发干，咳嗽、发烧、疲劳

【感冒的诊断标准】

临床诊断是必需的。感冒经常引起上呼吸道感染，例如，鼻、眼（鼻泪管）、咽和胸部的不适。导致喉头发炎（张开嘴可以看到咽部），疼痛咳嗽（气管炎）或者支气管炎的相关症状。

众所周知，鼻分泌物本来就包含各种类型的鼻病毒，所以实验室检查并不是确诊所必需的。大多数的感冒并不复杂而且是自限性的，会自己痊愈。

【感冒的危害】

感冒对于青壮年人来说，问题不大。但是对于小儿、孕妇、老年人、危重病人来说，是危险性很大的急性病，可以引起小儿肺炎、孕妇的流产，老年人的吸入性肺炎，危重病人的呼吸窘迫综合征等。对于这些特殊的人群，使用西药是危险的，而使用和风散是安全无毒的。在寒冷季节，不要吃得过饱；在温差大的地

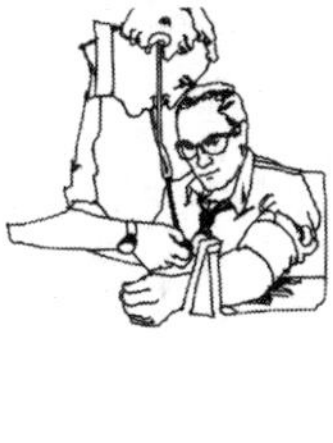

方，不要大汗出入；不要和感冒的病人面对面的接触，这样可以减少发病。有严重疾病的人群，比如，癌症、肝硬化、尿毒症等，更是要防止感冒的发生；否则就会低热不退，严重消耗体力，而迅速进入呼吸窘迫状态。

【感冒的防治】

对于感冒的预防应加强锻炼，调节饮食，提高自身免疫力。不要过度疲劳。避免到人多地方，减少传染机会。保持好的情绪。接种流感疫苗。

感冒实在是太常见了。所以很难保证不被传染。间隔给药或维持一定量的药物对预防感冒有一定的疗效，但却缺乏理论依据。治疗仅以缓解症状为目的，没有对感冒病毒敏感的抗生素。常用的治疗手段有服用止痛药（例如阿司匹林）、对鼻塞患者进行雾化吸入、服用热水缓解咳嗽等。止咳糖浆之类的药物收效甚微。患者应戒烟以免过度刺激黏膜。

至今尚无特效疗法，但免疫学方法对感冒有效。因此最近的研究重点多放在如何研制出能够缩短病程、限制疾病传播的药品上。但还未有切实成果。也有某些抗病毒药在临床上使用，但它们大多价格昂贵，而且即使不用药，感冒也不过持续 4 天左右。

小贴士：

☞感冒起于着凉。确实有不少人着凉后得了感冒，但引起感冒的真正祸首是传染性极强的感冒病毒，着凉不过是使人抵抗力下降，易受病毒侵袭的诱因。类似的诱因还有身体过度疲劳、心情郁闷、月经来潮等。所以，预防感冒不光要穿暖，还得注意休息，保持好的心情。

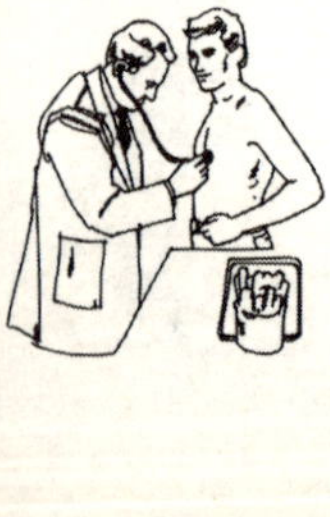

☞睡眠对治疗夏季感冒也颇有帮助，保证充足、良好的睡

眠，也是预防感冒不可忽视的重要举措。

☞高热头痛并非都是感冒的惯用语。但是，医生提醒：发热可不是一种简单的临床表现，它的病因非常复杂。有的发热令人觉得恐怖，特别是骤然高热（39℃以上），即使是医院，医生也要绞尽脑汁，费尽周折，才能找到病因。

☞研究表明，笑能增强细胞的抗感冒能力。因为笑，能降低扰乱免疫系统的某些激素的水平。

☞实验证明，一年四季坚持用冷水洗脸的人，很少患感冒。因为冷水可以刺激皮肤血管，加强人体抗寒防病的能力。

咳嗽——只要没有其他症状就没事儿

【咳嗽的含义】

咳嗽是人体的一种保护性反射动作。呼吸道内的病理性分泌物和从外界进入呼吸道内的异物，可借咳嗽反射的动作而排出体外。可是如为频繁的刺激性咳嗽而致影响工作与休息，则失去其保护性意义。

当呼吸道反复感染、理化因素（如异物、过热过冷的空气、刺激性气体、香烟等）或过敏因素的刺激下，支气管黏膜下腺体和杯状细胞增生肥大，分泌大量痰液，则此时就发生咳痰。

经常性频繁咳嗽，多见于慢性支气管炎等；阵发性咳嗽多见支气管哮喘，呼吸道异物等；晨间咳嗽多见于慢性炎症或吸烟者；夜间咳嗽多见于肺结核、百日咳、咯痰等。咯痰时，因病和病程不同，痰也不同，有的呈黄色、褐色或绿色，甚至痰中带血等。

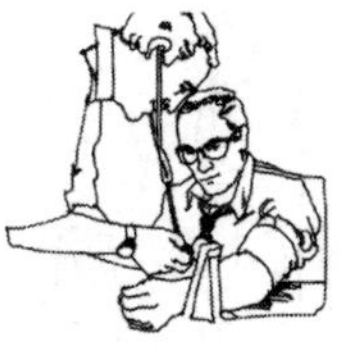

【咳嗽的症状】

引起咳嗽的原因很多，不同病因造成的咳嗽，其临床表现是不一样的。

干咳。只咳嗽而基本无痰称为干性咳嗽。这是由各种原因刺激呼吸道黏膜反射引起的，支气管炎、胸膜结核、胸膜炎等疾病也会引起干咳。

湿咳。咳嗽时有痰的为湿性咳嗽。多见于急性支气管炎、肺炎、支气管扩张、支气管哮喘等病。患者表现为呼吸困难，喉咙中痰声隆隆，既咳不出又咽不下，非常痛苦，有些人就用止咳药，其实这种做法欠妥。因止咳后会使痰液难以排出而滞留在肺泡或支气管腔内成为细菌的培养基，而且痰液中的毒素也会被人体吸收，使病情加重。

犬吠样咳嗽。婴幼儿患急性喉炎或痉挛性喉炎时，由于喉黏膜充血水肿使喉腔狭窄，会出现咳嗽和呼吸困难，咳嗽时发出犹如犬吠一样的声音，称为犬吠样咳嗽。此病严重时可因喉头充血水肿影响通气，甚至因缺氧而致死亡。

嘶哑性咳嗽。若孩子患有某些先天性心脏病，如室间隔缺损、动脉导管未闭或纵隔肿瘤压迫喉神经时会出现嘶哑性咳嗽。此外，声带炎症和息肉等疾病也可引起嘶哑性咳嗽。

【咳嗽的诊断标准】

对于不同的疾病，其诊断标准也是不一样的。

咽喉疾病

咽炎，咳嗽是刺激性干咳，咽部有瘙痒感及不适感。喉炎，干咳，因喉部瘙痒、灼热刺痛，作干咳以减轻症状。咽结核，咳嗽伴有结核病症状及咽痛、吞咽痛。喉结核，咳嗽严重，喉部疼

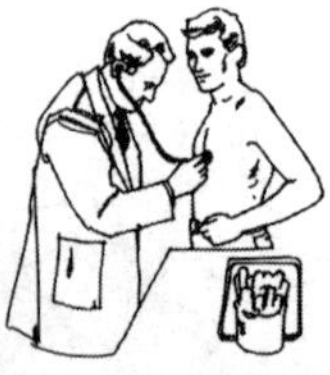

痛明显。

支气管疾病

支气管炎，咳嗽是支气管炎最突出症状，晴晨醒后较剧，也可在夜间加剧而影响睡眠，咯出脓痰。百日咳，初为阵发性痉挛性咳嗽，伴以深长的鸟啼样吸气声，此病有时迁延较久，甚至达一年以上。支气管扩张，咳嗽在晨间或变换体位时加剧。肺癌，多发于40岁以上男性，尤以长期吸烟者为甚，咳嗽和咯血是其最常见症状。

肺部疾病

肺结核，咳嗽伴咯血、咳痰、胸痛及结核病症状。肺脓肿，咳嗽、痰多〔脓痰有臭味〕胸痛、发热等状。肺真菌病，临床表现多无规律性，但均有咳嗽、咳痰。肺吸虫病，咳嗽、咯痰，痰多为白色黏痰，继发感染则呈锈色痰。慢性咳嗽、气短和胸痛。

【咳嗽的危害】

咳嗽只要没有其他症状，一般来说就没什么问题，但如果是长期咳嗽，除了是哮喘症状外，也是慢性鼻炎或肺部其他疾病症状，因此，咳嗽长达或超过3个星期，最好是去找医生，及早确认病情。

有关报告反映全球80个国家和地区的哮喘临床患病数据，并且估计，目前每20人中有一人是哮喘患者，实际人数可能达3亿人。而全球每250个死者中，有一个是哮喘造成的。

【咳嗽的防治】

当咳嗽和咳痰还只是初期阶段时，要积极预防，以防止病情进一步恶化。

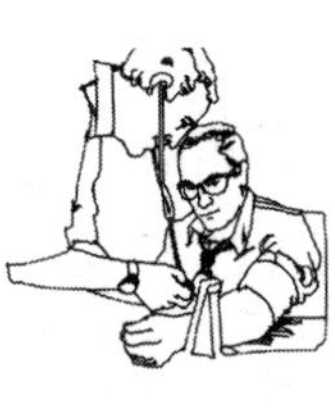

如果初有咳嗽或咳痰时，可进行一些简单的治疗，但最好是

别吃药，可以采用一些物理方法进行治疗：吸入暖湿的空气，暖湿的空气有助于化痰，如果你的痰浓稠不易咳出，使用热蒸气能帮助咳出此黏物；也可将浴室门窗关闭，打开热水让热气充散整个浴室，然后吸入此暖湿的水气；吸取热蒸气，用浴巾在浴缸上撑出一个帐篷，从浴缸吸取热蒸气对止咳很有效；不要太依赖祛痰剂，目前尚无科学证据显示有任何药能有效地化痰，多喝水是最佳的化痰方法。

咳嗽是多种疾病的征兆，如果自己用常规的小技巧无法控制咳嗽或咳痰，则应及时去医院就诊，通过各项检查来确定病情，从而进行有效根治，且不可自行吃药，或耽误太久，以免延误诊治时间，使病情恶化。

小贴士：

☞饮食保健。饮食要注重清淡、味道爽口。多吃些新鲜蔬菜如青菜、大白菜、萝卜、胡萝卜、西红柿等，可以供给多种维生素和无机盐，有利于机体代谢功能的修复。

☞黄豆制品含优质蛋白，能补充由于炎症时机体损耗的组织蛋白，且无增痰助湿之弊。还可适当增添少量瘦肉等富含蛋白质的食物。

☞在日常生活中为了避免咳嗽和咳痰，还要多喝水，以水化痰，但不能喝含有咖啡因或酒精的饮料。此外还要戒烟，并且要避免做二手烟民。

☞运动保健。多运动，经常可进行散步、慢跑、气功、登山等运动。这样可增强心肺功能，可有效防治咳嗽和咳痰。

☞注意休息和保暖，根据天气变化适量的增减衣物。保持良好的情绪。

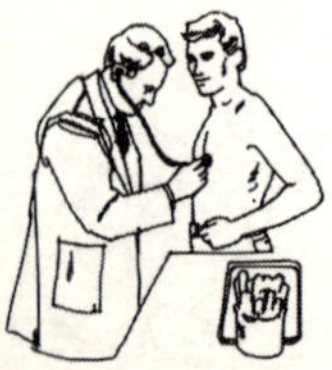

哮喘——千万不可低估它的严重性

【哮喘的含义】

哮喘是一种慢性病，以呼吸急促和喘息反复发作为特征，其严重程度和频率因人而异。患者一天或一周内可多次出现症状，并且对某些人而言，在身体活动期间或在夜间变得更为严重。在哮喘发作期间，支气管内壁肿胀，造成气道狭窄和减少进出双肺的空气流量。反复发作的哮喘症状通常造成失眠、白天疲劳、活动水平减弱以及旷课和旷工。与其他慢性病相比，哮喘的死亡率较低。

【哮喘的症状】

哮喘临床表现比较多样，可以发生于任何年龄。典型症状包括：咳嗽、喘息、胸紧、偶尔有痰产生、气喘，其困难程度从轻到重不等。

通常晚间症状加重，受到某些因素比如过度用力、天气寒冷和心理紧张的影响症状也会加重。使哮喘加剧的职业因素包括与昆虫、动物皮毛、油漆、清漆、塑胶物、环氧树脂、清洁剂和面粉等物质接触。对房屋内的灰尘颗粒过敏也可引起或加剧哮喘症状。婴儿和儿童的哮喘与遗传性过敏症（对环境中的过敏原超敏）和遗传性过敏湿疹有关。它倾向于影响那些有这类疾病家族史的患者。若疾病的首次发作出现在成人期——称为迟发性哮喘——则通常没有明显的过敏诱因。无论成人还是儿童的哮喘发作都可能是由于上呼吸道感染引起的。

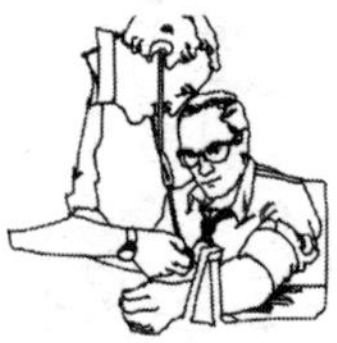

【哮喘的诊断标准】

对于大多数患者，哮喘的诊断主要依据病史来确定。通常要进行诊断性检查，比如使用气流计进行肺功能检查以测量最大呼气流量（PEFR）。检查时随着哮喘程度的加重呼气量不断下降。在医院里要进行其他复杂的肺功能检查以确诊哮喘，比如用力呼气量检查（FEV）。胸部 X 线检查通常显示正常，但是在发病期可以出现肺部充气过度的现象。X 线检查可排除心衰和气胸（肺部塌陷）的可能性。皮肤过敏性实验可以辨别是职业原因或是其他原因，比如对屋内的尘埃高敏引起的过敏。血液检查通过发现嗜酸性粒细胞计数（一种白细胞，其计数增高的程度随过敏原的不同而变化）升高也可以识别出过敏原。

【哮喘的危害】

哮喘是一种最常见的慢性疾患，每年全世界约有 10 万人死于该病。据统计，我国至少有千万以上患者，全世界有 1 亿 5 千万哮喘病人，近 10 多年来国际、国内哮喘患病率（尤其是儿童）及死亡率都有所上升，因此哮喘已成为严重的公共卫生问题而引起世界各国的极大关注。

由于哮喘的病因复杂，个体差异较大，其症状又以咳嗽、咯痰、喘息、呼吸困难为主，临床有不少患者常被诊断为复发性支气管炎、喘息性支气管炎、肺炎等。哮喘病人免疫机制低下，在外界过敏源的刺激下经常诱发，1 年内甚至可以反复多次急性发作，临床往往按细菌感染处置。有的病人喘息控制不满意，抗生素使用不断升级，不仅不能控制病情，还加重病人负担；有的虽合并应用激素及支气管扩张剂，气道阻塞现象改善，喘息症状暂时缓解，但缓解后的预防治疗却很少考虑，故哮喘反复发作，儿

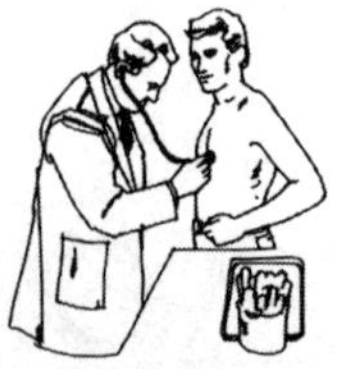

童因哮喘得不到控制而迁延至成年，成人则造成肺气肿、肺心病，严重影响患者身心健康。

【哮喘的防治】

患者及患儿家属应树立哮喘是可以被控制的信心，特别是儿童随着年龄的增长有很大机会自然痊愈（症状减弱或暂时消失）。有些患者低估了疾病的严重性，需要督促患者按时服药。对于发作较频的患者，应长期服药治疗，而对于那些只是偶见气促、喘息应一出现症状就马上进行早期对症治疗。

避开过敏原。过敏原包括春、夏季的花粉，与动物皮毛接触和吸烟。若发现天气寒冷和过度劳累可以引发患者哮喘，则也需要避免受它们影响。通过控制床和被褥上的灰尘可以使患者避免受到室内尘埃的影响。

脱敏注射法。一旦明确了过敏的原因，可以进行脱敏注射。

小贴士：

☞很多支气管哮喘的病人，由于担心受凉、感寒后哮喘发作，心理上处于紧张状态，而对体育锻炼有所顾虑，结果体质下降，反而发病增多。其实，体育锻炼对本病患者大有好处，病人可以根据自己的体质情况适当选择运动方式。例如：从夏天起坚持冷水洗脸、洗脚甚至洗擦全身；每天坚持慢跑，或打太极拳。

☞多吃高蛋白食物如瘦肉、肝、蛋、家禽、大豆及豆制品等，增加热量，提高抗病力。消化功能不好的人要少吃多餐。

☞多吃含有维生素A、C及钙质的食物：含维生素A的食物有润肺、保护气管之功，如猪肝、蛋黄、鱼肝油、胡萝卜、韭菜、南瓜、杏等；含维生素C的食物有抗炎、抗癌、防感冒的功能，如大枣、柚、番茄、青椒等；含钙食物能增强气管抗过敏能力，

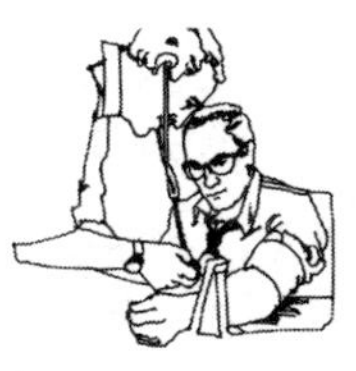

如猪骨、青菜、豆腐、芝麻酱等。

慢性支气管炎

——总也不会引起患者和家人的重视

【慢性支气管炎的含义】

慢性支气管炎是由于物理、化学因素，引起气管、支气管黏膜炎性变化，黏液分泌增多，临床出现咳嗽、咳痰和气急等症状。早期症状轻微，多在冬季发作，春暖后缓解；晚期炎症加重，症状长年存在，不分季节。疾病进展又可并发肺气肿、肺动脉高压及右心肥大，严重影响劳动力和健康。

【慢性支气管炎的症状】

本病以咳、痰、喘为主要症状。急性发作期与急性支气管炎的临床表现相似；慢性迁延期主要表现为咳嗽、咯痰、喘息；临床缓解期咳、痰、喘病情很轻，有的仅有轻度痰、喘或轻度咳嗽。本病与季节气候关系密切，一般是冬季寒冷季节易于发作，且病情较重；春暖花开之季逐渐缓解，炎热夏季多平安无事。吸烟以及烟尘环境可诱发或加重本病，戒烟或脱离烟尘环境病情即缓解，甚至有自然向愈者。

【慢性支气管炎的诊断标准】

临床上以咳嗽、咯痰为主要症状或伴有喘息，每年发病持续3个月，并连续两年或两年以上。（临床上虽有咳、痰、喘症状并连续两年或两年以上，但每年发病持续不足3个月的患者，若有明确的客观依据，如X线、肺功能等检查异常，也可诊断。

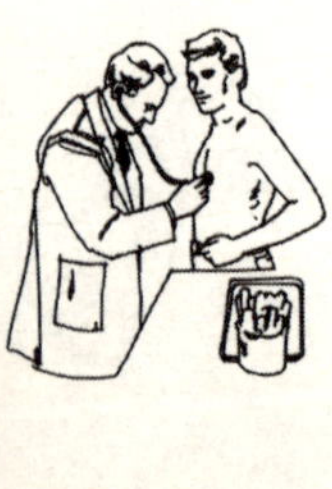

X线检查：可无异常或肺纹影增深、紊乱，两肺透亮度

升高。

肺功能检查：阻塞性通气功能障碍，表现为外围小气道阻力增加，如依赖性肺顺应性降低，最大呼气流量一容积曲线在75%肺容量时流速降低，第1秒用力呼气量（FEV_1）/用力呼气肺活量比值小于60%；最大通气量预计值小于80%，残气量不升高，弥散量正常。

必要时，可作动脉血气分析判断其预后。动脉血氧分压小于9.3kPa（千帕），动脉血二氧化碳分压大于5.4kPa，可疑有肺源性心脏病。

【慢性支气管炎的危害】

慢性支气管炎是一种严重危害身体健康的常见病，患病率随年龄增长而增高，50岁以上者为13%。在引起慢支急性发作的各种因素中，感染是最常见、最重要的因素，老年人由于全身和局部免疫力减弱，更容易反复发生感染。为控制感染，大量应用高效广谱抗菌药物，导致菌群失调、诱导细菌耐药，而发生耐药菌感染、霉菌感染。

【慢性支气管炎的防治】

预防慢性支气管炎有两层含义，一是无病早防；二是患病后采用各种手段，防止它向肺气肿方向发展或尽量减缓向肺气肿方向发展的速度。当急性支气管炎患者继发细菌感染时，应以控制感染为主，可用磺胺类、青霉素或红霉素等治疗，痰多时可给予祛痰药，如氨溴索、溴己新等。积极预防感冒。若支气管炎症状严重者，有条件的可先在家中进行氧疗，无条件的应立即去医院就诊。

发热时应多饮水，注意休息，体温高于38℃时服用退热药，

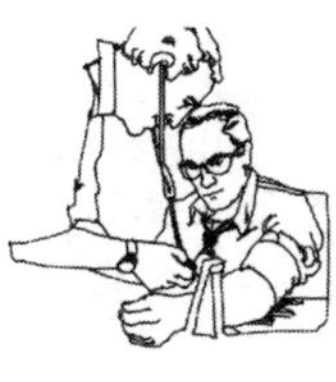

如阿司匹林、百服宁等。细菌感染时可选择抗菌药物，口服头孢菌素、大环内酯类药物等。有咳嗽、咳痰时可服用甘草合剂，急支糖浆、必嗽平、沐舒痰、咳嗽影响睡眠时可加用抗过敏类药物或可愈糖浆。患者有喘憋时，可加用支气管扩张剂如氨茶碱等。还可以以中药治疗，达到标本兼治的目的。或者采用灸法治疗，如对夜间咳嗽的病人，在睡前灸背俞穴，10 次为 1 疗程，往往效果比较好。

小贴士：

☞加强体育活动和耐寒锻炼，增强体质，预防感冒。

☞平常注意坚持用冷水洗脸、洗澡，可提高耐寒能力。

☞注意居室卫生，保持空气流通，温、湿度适宜，室内空气新鲜，避免呼吸道的理化性刺激（如冷空气、灰尘、刺激性气味等）。

☞平常应注意多休息，当慢性支气管炎急性发作时，患者则应卧床休息。

☞日常食物以软质易消化为主，多饮开水，发病时应调整好饮食，保证足够的能量摄入。还要戒烟、酒等刺激性食物。加强劳动保护，减少有毒物质接触。

肺结核——失而复现的白色顽症

【肺结核的含义】

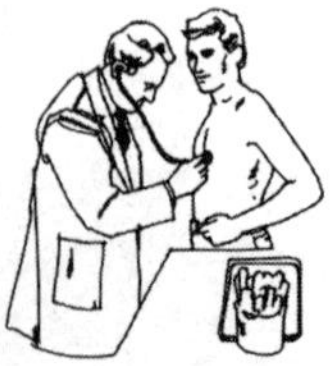

肺结核，是肺部感染结核杆菌引起的慢性消耗性疾病。就是过去人们所说的“虚劳”“痨病”，结核可扩散到全身，在组织内长期潜伏，在人体免疫功能低下时发病。20 世纪 80 年代初，肺结核曾被有效控制，但在90年代初又卷土重来，再度肆虐全球。结核病再次猖獗的一个重要原因与人类免疫缺陷病毒（HIV）感染与艾滋病（AIDS）严重流行有关。机体免疫功能下降常出现HIV利结核杆菌的双重感染。

肺结核的传染90%以上是通过呼吸道传染的，肺结核病人通过咳嗽、打喷嚏、高声喧哗、使带有结核菌飞沫（医学上称微滴核）喷出体外，健康人吸入后而被感染。

结核病是一种顽固的慢性疾病，一旦感染发病，若不及时、不规范、不彻底治疗，最终导致复发、恶化、产生耐药，形成难治性肺结核，形成慢性传染源，危害家庭、社会，最终因反复发作引发多种并发症而死亡。

【肺结核的症状】

本病初起病情多轻，微有咳嗽，疲乏无力。逐渐食欲不振，消瘦，痰中偶尔带血，咳嗽加剧，干咳少痰，或痰多黄白不一，午后两颧发红，低热，心烦，手脚心热，盗汗，失眠，口干多饮，时时咯血，甚至大咯血。男子梦遗失精，女子梦交，月经不调，甚至经闭。久病失治可发展为大骨枯槁，大肉陷下，骨髓内消，毛发焦枯，肌肤甲错，音哑气喘，面唇发紫，以至出现阴竭阳脱之危候。

【肺结核的诊断标准】

临床有长期咳嗽、咯血、低热、盗汗等症状。

痰液检查：痰液浓缩涂片抗酸染色和结核菌培养，找结核杆菌为重要依据。

血沉：开放性或活动性肺结核患者血沉增速，常大于30mm/h（毫米/小时）。

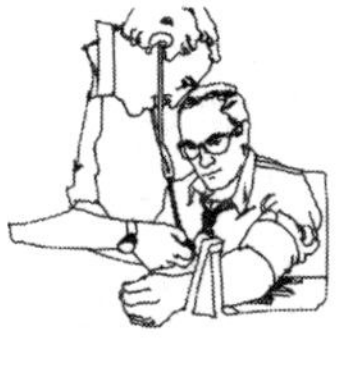

结核杆菌的基因检测：痰液等 PCR 检测阳性。

结核菌素试验：阳性。

X 线检查：可发现结核渗出病变，见云絮状阴影，密度较淡，边缘模糊不清。干酪性病变，可见密度较高，较均匀，边缘较清楚的斑块状阴影，常呈节结状或团块状。增生性病变，可见斑点结节状阴影，密度高，边缘清楚。纤维化病变，可见境界清楚、边缘锐利的粗条索状阴影或星状结节影。钙化病变，可见斑点、结节状影，密度致密，边缘锐利。空洞病变及结核球，见边缘清楚的圆形阴影等。

【肺结核的防治】

预防肺结核，要做好以下的一些预防措施：

加强卫生教育，使青年人懂得结核病的危害和传染方式。养成不随地吐痰的良好卫生习惯。对结核病患者的痰要焚烧或药物消毒。

要定时对青少年进行体格检查，做到早发现、早隔离、早治疗。除此之外，还要按时给婴幼儿接种卡介苗，以使肌体产生免疫力，减少结核病的发生。

发现有低热、盗汗、干咳嗽、痰中带血、乏力、饮食减少等症状要及时到医院检查。确诊结核病以后，要立即进行治疗。

初治病例可用异烟肼、链霉素和对氨水杨酸治疗 1 年半，或用异烟肼、利福平、链霉素和吡嗪酰胺治疗 9 个月。氨硫脲、吡嗪酰胺、丙硫异烟胺等可用于复治病人。由于有效化疗的进展，绝大多数病人不需做手术切除。仅极少数化疗无效的患者，可考虑外科手术治疗。

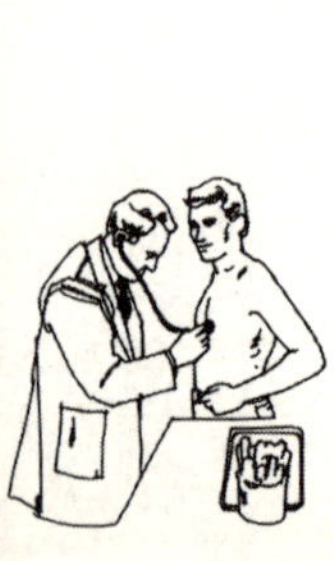

小贴士：

☞一日三餐，以高蛋白、多维生素饮食为主。如鱼、蛋、瘦肉、豆制品、菠菜、油菜、白菜、萝卜、木耳、蘑菇、梨、枇杷、桔子等。戒烟忌酒。

☞每日早晚开窗通风，室内保持空气清新，经常去室外树林或公园活动，多吸新鲜空气。睡眠充足、起居有规律，早睡早起，中午养成午睡的习惯。

☞中医认为忧悲伤肺，所以要防止情志忧伤。一定要保持乐观、心胸豁达，切忌忧虑悲伤，更勿生闲气。并且医生护士及其家人还要做好病人的护理，了解病人的生活需要和心理特征、病情的由来和经过，抓住病人的心理特点，做出相应的护理，满足生活的需要。

肺气肿——增强肺的功能就可远离它

【肺气肿的含义】

肺气肿是由于慢性支气管的炎症分泌物堵塞，使管腔变窄，妨碍气体排出，使肺泡内压力增高，导致肺小泡破裂，多个肺小泡融合成肺大泡，此称为慢性阻塞性肺气肿。另外，老年人随年龄增长，肺组织退行性变化，使组织萎缩，肺泡壁变薄，受到破坏，肺泡腔扩大，此称为老年性肺气肿。

【肺气肿的症状】

发病缓慢，多有慢性咳嗽、咳痰史。早期症状不明显，或在劳累时感觉呼吸困难，随着病情发展，呼吸困难逐渐加重，以致难以胜任原来的工作。慢支在并发阻塞性肺气肿时，在原有的咳

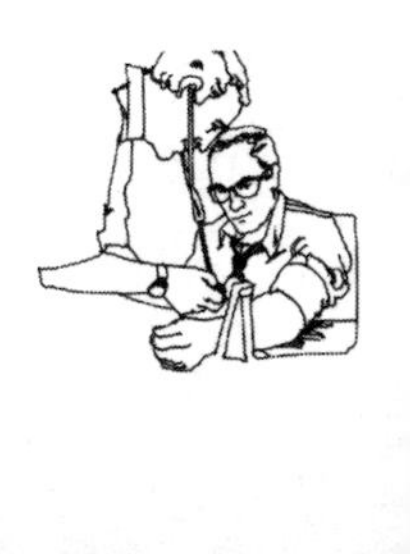

嗽、咳痰等症状的基础上出现逐渐加重的呼吸困难。当继发感染时，出现胸闷、气急，紫绀，头痛，嗜睡，神志恍惚等呼吸衰竭症状。肺气肿加重时出现桶状胸，呼吸运动减弱，呼气延长，语颤音减弱或消失，叩诊呈过清音，心浊音界缩小或消失，肝浊音界下降，心音遥远，呼吸音减弱。部分患者发生并发症：自发性气胸；肺部急性感染；慢性肺原性心脏病。

【肺气肿的诊断标准】

阻塞性肺气肿的诊断尤其是早期诊断比较困难，应结合病史、体征、胸部X线检查及肺部功能检查综合判断。凡有引起气道阻塞的疾病如气管炎、慢性支气管炎、支气管哮喘、肺结核等病史，气急逐渐加重，肺功能测验示残气及残气/肺总量增加，后者超过35%，第一秒用力呼气量/用力肺活量比值减低，小于60%，或最大通气量占预计值80%以下，气体分布不均，弥散功能减低，经支气管扩张剂治疗，肺功能无明显改善者，即可诊断为肺气肿。

【肺气肿的危害】

一般而言，肺气肿通常发生在支气管炎或哮喘患者的身上。男性患者比女性患者多，如果你吸烟，并且（或者）生活在空气污染的地方，你罹患肺气肿的机率就增高了。有些人由于其肺脏组织化学具有遗传性的缺陷，特别容易罹患肺气肿病。如果你的工作需要肺脏特别出力的话，你也很容易罹患肺气肿。例如，吹玻璃的工人、吹奏乐器的人就容易患这种病。如果你的气促情况愈来愈厉害，最后你可能会因呼吸衰竭而死亡。肺气肿也会使你容易罹患诸如肺炎等胸腔感染，有致命的危险。你还容易患气胸症。此外，由于血液无法顺利流过受损的小泡，使得将血液泵到

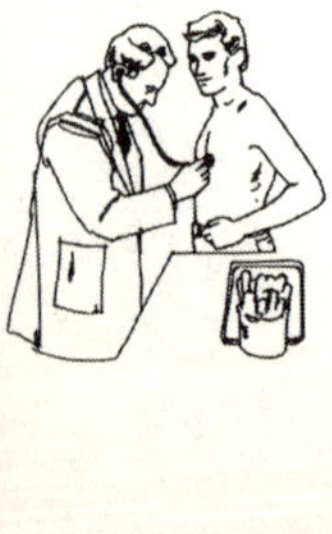

肺脏去的左侧心脏负荷加重，导致心力衰竭。

【肺气肿的防治】

肺气肿并不是什么“不治之症”，但是，单靠药物是无能为力的。由于肺功能受损，增进身体健康，加强抵抗力，是改善肺功能的根本措施。太极拳、柔软操、散步等，都能增进身体健康。患者能有计划、循序渐进、持之以恒的多年锻炼，既可减轻生理负担，又可提高心肺功能，对病体康复大为有益。实践证明，耐寒锻炼可提高身体抵抗力，患者亦应坚持始终。从春季开始，用双手摩擦头面部及上下肢暴露部位，摩至皮肤微红为止，每日数次。天气转暖时，改用湿温毛巾摩擦，每日二次。夏天用湿冷毛巾摩擦，每日二次。秋后改用冷水擦脸、冲鼻。翌年再照上述方法继续锻炼，坚持数年必有成效。其次是戒烟忌酒和进行腹式呼吸锻炼，每日二次。药物治疗以治原发病为主，用祛痰、支气管解痉药，必要时用抗生素控制感染。气急可服氨茶碱或麻黄素药物。

小贴士：

☞肺气肿病人在肺部感染时，一定要卧床休息，遵照医嘱积极抗炎，解痉平喘，按时服药。时补不可操之过急，原则上以祛邪为主。感染控制后可逐步调补，若平时体倦乏力，易患感冒，属肺气虚者，可选用黄芪，人参，防风，白术等以补益肺气。

☞注意营养，提高机体抵抗力。适当选用蛋白质含量较高又有丰富维生素的食品，如奶制品，蛋类，肉汁。平素饮食宜清淡，不宜过咸，并要定时定量。多吃蔬菜水果，少食海鲜之类，如海虾，黄鱼，带鱼等。还要戒酒戒烟。

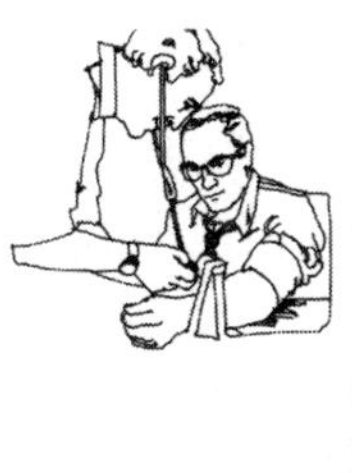

肺炎——80 岁以上老年人的第一死因

【肺炎的含义】

肺炎是指发生在肺实质的炎症，其病因主要为细菌、病毒、真菌、立克次体、衣原体、支原体、原虫等，物理因素、化学因素和免疫原性损伤亦可引起。临床上以细菌性肺炎为多见，包括肺炎球菌、金黄色葡萄球菌、克雷白杆菌、大肠杆菌、铜绿假单胞菌等肺炎。

可发于任何年龄，以儿童、老年最常见。年轻人以大叶性肺炎为多，老年人多患支气管炎。老年人肺炎发病率高，病死率也高。

【肺炎的症状】

典型的肺炎起病急骤，病人有高热、寒战，开始时有阵发性干咳，继而可有少量黏液痰。发病第 2 ~ 3 天时，则出现典型的铁锈色痰；随后痰变为黄色，呈粘脓性。如炎症波及胸膜，可有胸痛，且在咳嗽和深呼吸时加重。如病变靠近膈肌，可有下胸部或上腹部痛，易误诊为胆囊炎或阑尾炎。

部分病人因毒血症和缺氧影响，可有恶心、呕吐、腹胀、腹泻、便秘，甚至全身皮肤发黄，易误诊为胃肠炎或胆囊炎。如右下肺部病变广泛，呼吸面积减少，则可发生缺氧、气急和青紫。年老体弱、佝偻病、营养不良的小儿，常以支气管肺炎的形式出现。小孩发生肺炎时，因气急严重，常见鼻翼煽动。

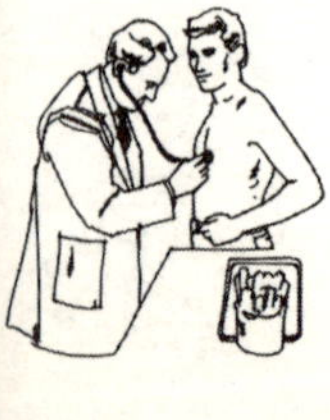

中毒性肺炎是指细菌毒素引起的中毒，多发生于患者抵抗力较差或细菌毒力较强时。这种肺炎较严重，并以周围循环衰竭为

主要表现，可突然发生休克、血压下降、少尿、四肢冰凉、紫绀、烦躁不安，神志模糊或昏迷，体温可能低于正常。这种情况常发生在肺炎早期，此时典型体征和X线征像可能尚未出现，病情变化迅速，必须及时抢救。

【肺炎的诊断标准】

血液一般检查：若为细菌感染，白细胞计数明显升高，常超过 $20 \times 10^9/L$，分类计数中性粒细胞增多，常超过0.8，往往与病情成正相关。

血沉：增速，可大于40mm/h。

痰涂片检查：可在多形核白细胞中见到革兰染色阳性双球菌。

冷凝集试验（CAT）：在支原体引起的肺炎病人为阳性，滴定效价常在1：32以上。

补体结合试验：在发病后10天可出现阳性（1：40～1：80）。

X线检查：采取X线胸透或摄全胸片，在发病早期，肺部仅见肺纹理增多的充血征象或局限于一肺段的淡薄、均匀阴影；实变时可见大片均匀致密的阴影，常于1周后开始消散。少数病变为机化性肺炎，X线表现为病灶外界不整，有条索向外延伸，内容不均匀，有致密的核心，常并发胸膜增厚。支原体引起的肺炎，肺部病变无特征性，单侧下叶分布多于两侧，上叶少见，常为斑片状或均匀的模糊阴影，从肺门向外延伸，亦可见肺周的灶性炎症。

【肺炎的危害】

肺炎是世界范围内的多发而严重的感染性疾病。联合国世界

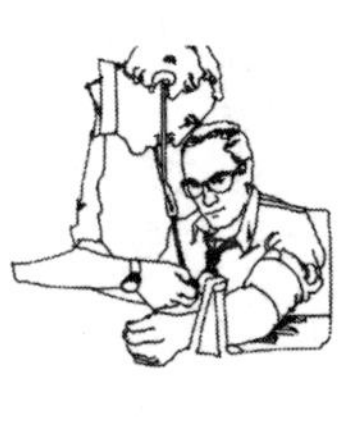

卫生组织在一份报告中指出，在全球引起发病和造成死亡的疾病中，下呼吸道感染（主要是肺炎）被列为第三位高危害疾病。我国在北京等9城市通过对60岁以上的老年人进行重点调查后，发现其在所患常见病中26%为肺炎，北京某医院的死因分析表明，肺炎为80岁以上老年人的第一位死因。国内外研究资料都说明肺炎危害大。

那么，哪些人容易感染肺炎呢？主要是体质较弱或患有慢性疾病得人。比如：60岁以上的老年人；反复发作呼吸道感染的儿童和成年人；患有慢性疾病的老年人，包括心脏病、肺部疾病、肾病、肝病、糖尿病患者、癌症患者；长期住院或卧床在家的伤残病患者；有酗酒习惯的人。以上这些人抵抗力低，免疫功能低，这就削弱了人体抵御感染的能力。呼吸道是人体永远敞开的门户，所以肺炎的感染首当为害。

【肺炎的防治】

预防呼吸道感染对于预防肺炎很有用，进行免疫接种是一种行之有效的好办法，它几乎适用于各种人群。在感冒流行季节，尽可能少去公共场所。如果出现以下一种或几种情况，应及时找医生：如呼吸比平时加快、呼吸声音粗大、呼吸有间断、吸气时胸廓凹陷、鼻翼扇动、发出哼哼声、不能喝任何液体，一喝就呛、皮肤呈青紫色等。应在医生的指导下针对早期的症状，合理的服药，不能随意服药。

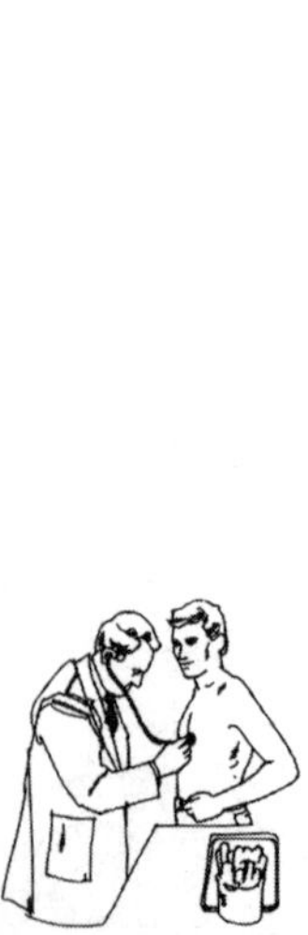

治疗肺炎，临床上主要是对症治疗，治疗肺炎前可将患者的痰做痰培养，分离病原菌，然后根据药敏试验选择抗生素，青霉素可以有效杀灭肺炎球菌；当胸痛或咳嗽严重者，可用止痛剂、镇咳和祛痰药；气急、青紫严重者，给予氧气吸入；中毒症状严重时，可给予激素治疗。并且对于肺炎病人来说，应注意观察患

者的全身状况和血压变化，发热期间，应卧床休息，吃容易消化的食物，多饮水，体温过高时，可在头部放置冰袋或冷水袋，或用温水、酒精擦身，用退热药时要特别谨慎，以免出汗过多，引起虚脱。

小贴士：

☞积极参加体育锻炼，以增强体质，提高抗病能力。

☞合理营养，在补充足量优质蛋白、维生素、微量元素食物的同时，适当多吃些滋阴润肺的食物，如梨、百合、木耳、芝麻、萝卜等。

☞注意居室卫生，居室应经常保持清洁，空气新鲜，阳光充足，温、湿度适宜，定期消毒。

☞注意根据中医“百病从寒起”、“风为百病之长”的理论，注意防病、防风保暖以防寒邪侵袭，引起感冒。

鼻炎——好好关爱你的呼吸通道

【鼻炎的含义】

鼻炎是指鼻腔黏膜和黏膜下组织的炎症。鼻炎的表现多种多样。从鼻腔黏膜的病理学改变来说，有慢性单纯性鼻炎、慢性肥厚性鼻炎、干酪性鼻炎、萎缩性鼻炎等；从发病的急缓及病程的长短来说，可分为急性鼻炎和慢性鼻炎。此外，有一些鼻炎，虽发病缓慢，病程持续较长，但有特定的致病原因，因而便有特定的名称，如变态反应性鼻炎（亦即过敏性鼻炎）、药物性鼻炎等。

【鼻炎的症状及诊断标准】

根据鼻炎的种类不同，鼻炎症状也有所不同。

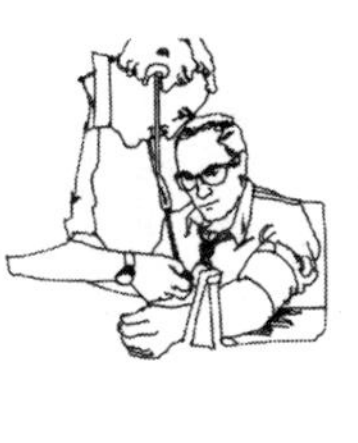

慢性鼻炎：鼻涕多为黏液性鼻涕。量可多可少。

急性鼻炎 急性鼻炎传统称为“伤风感冒”，但并非流行感冒，它是鼻腔黏膜的急性病症，发病时常并发咽喉及气管等呼吸道炎症，本病全年均可发生，但以冬春季为最多。

过敏性鼻炎：为流清水样涕，量较多，伴有打喷嚏，鼻痒感，可常年性发作，也可以季节性发作。过敏性鼻炎的病人可以伴有哮喘，尤其是小儿。

慢性鼻窦炎，多为黏液脓性分泌物，双侧或者单侧，伴有鼻塞，头昏，记忆力下降等。单侧的鼻窦炎要考虑牙源性鼻窦炎。

鼻息肉也可以出现流清水涕，感染时可以伴有流脓涕，可出现鼻塞，头昏，记忆力下降等。

【鼻炎的危害】

鼻子这个呼吸的主要通道直接与外界接触，是人体最容易受侵害的器官。人的鼻腔内温度一般在33℃，是病毒寄生的天然场所。鼻病毒是慢性鼻炎最主要的病因，是一种常见疾病，危害极大，给鼻炎患者工作、生活带来非常大的痛苦。鼻炎时间长了，治疗不及时，大部分可转化鼻咽癌。

鼻病毒引起感冒时病毒首先在鼻黏膜纤毛上皮细胞增殖，经2~3天潜伏期，出现局部黏膜上皮的炎症、水肿、充血、黏液渗出，发生了流鼻涕、打喷嚏等感冒症状。

有鼻炎的人经常易感冒、打喷嚏、流清鼻涕、发痒、通气不畅、出血、干燥、结痂、神经衰弱、头痛、头昏、引起咽喉肿痛，心律不齐，经常有流黄浓涕、绿色鼻涕等。

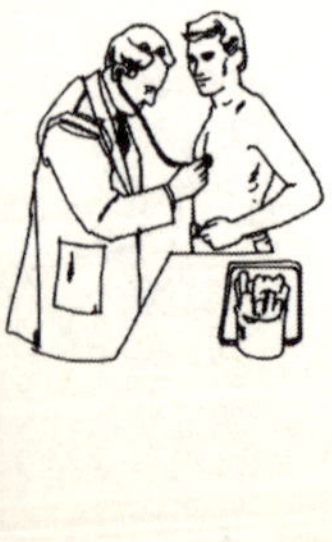

早上起床吐痰带有少量血丝；经常半边鼻孔通气不畅；当长期引起半边头痛和三叉神经痛；引起耳鸣或耳闭，听力减退；单侧视力受障碍或视力有所减退。如以上的症状时，所以有慢性鼻

炎的患者应提高警惕。

【鼻炎的防治】

在预防上，除了要做好日常生活保健外，还要注意积极防治可引起鼻炎的原发性病灶，如伤风、感冒，以及其他的细菌、病毒感染等，可有效预防鼻炎的发生。此外，还要注意当发生鼻炎时，应积极治疗，预防引发中耳、鼻窦、咽喉、气管、支气管甚至肺部的炎症及听力减退等疾病。

临床治疗鼻炎，常采用如下的方法：去除病因，并配合局部用药。局部可用呋喃西林麻黄碱或鼻眼净药水滴鼻。也可用针灸疗法。慢性肥厚性鼻炎可用下鼻甲电烙、激光、冷冻或黏膜下注射硬化剂。如鼻甲过于肥大，经上述治疗无效时，可用手术将肥大的部分切除。

小贴士：

☞平时应多吃新鲜的食物，或含蛋白质多的食物，如鱼、牛乳、蛋、大豆、肉等与谷类食物。禁忌食物有梨、西瓜、番茄、椰子、香瓜、橘子、哈密瓜、大白菜、白萝卜、冷饮、冰水、香烟、啤酒、及各种酒类。应该避免巧克力、核桃、鱼干、及人工加味加工食品。

☞日常生活中应做规律而渐进的运动，如登山、健行、跑步、韵律舞或打球等。但患者应注意避免过激运动，避免洗冷水澡、淋雨、早晨游泳、或冷天游泳，最好在体能较好时，及夏天午后才可游泳。

☞不过度疲劳或熬夜，尽量保持睡眠充足，睡觉时可以将枕头稍稍垫高头肩部，并注意睡觉房间的温度要适中，宁可偏热，不可太冷。

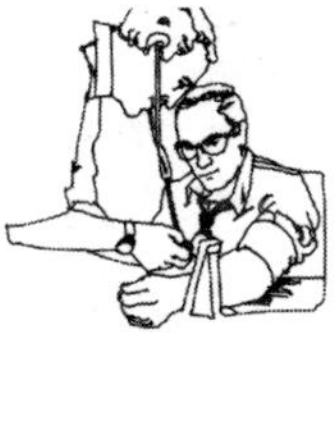

☞清晨洗脸时，可用毛巾或手指按摩鼻唇，这些机械的刺激按摩可使鼻周围血管充血，改善血液循环，保持正常温度，使之尽快地适应外界的气温，提高了鼻子的御寒能力。杜绝用手挖鼻的习惯，平时擤鼻涕，要逐个鼻孔擤，抠气不要太猛，以免将鼻内分泌物压入鼻周空腔鼻窦、鼻咽管等。

☞外界空气异常干燥，要多喝水，勤漱口，提高鼻咽腔，鼻腔的相对湿度。冷天早晨出门或骑乘机车、脚踏车，可带上口罩，保持口鼻的温暖湿润，减少干冷空气的刺激。

咽炎——容易让人忽视的小病

【咽炎的含义】

咽炎是指咽黏膜及其淋巴组织的炎症。主要可为急性和慢性咽炎。急性咽炎常为上呼吸道感染的一部分，多由病毒感染引起。主要致病病毒是柯萨奇病毒、腺病毒和副流感病毒。由细菌感染引起者，致病菌多为链球菌、葡萄球菌和肺炎球菌。病变可表现为急性单纯性咽炎和急性化脓性咽炎。急性脓毒性咽炎由溶血性链球菌引起，局部症状和全身症状以及病变都较严重，甚至发生脓毒败血症。急性咽炎反复发作可转为慢性，长期烟酒过度或受有害气体刺激也可引起慢性咽炎。慢性咽炎。多是由于急性咽炎反复发作，引起咽部黏膜充血、黏膜下淋巴组织增生，而致慢性咽炎。此外，有慢性鼻炎、鼻窦炎、慢性扁桃体炎、龋齿的病人；经常接触粉尘、化学气体；烟酒过度以及全身性慢性疾病等都可导致慢性咽炎。主要表现为咽痒、咽部微痛、咽干、异物梗感以及分泌物增多等咽部不适感。

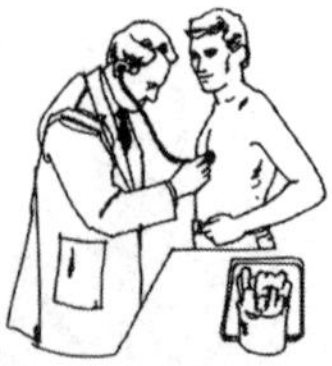

【咽炎的症状】

急性咽炎患者最初表现为咽部干燥、烧灼感，以后逐渐出现咽痛，吞咽时更明显，且伴有全身不适、头痛和轻度发热等症状。检查时可见咽部充血肿胀，扁桃体和咽部的其他淋巴组织也可红肿。

慢性咽炎患者常有咽部不适感，或疼、或痒、或干燥感、灼热感、烟熏感、异物感等；常出现刺激性咳嗽，晨起用力咳出分泌物，甚或作呕。病程一般在 2 个月以上，常因受凉、感冒、疲劳、多言等原因导致该病的发作。

【咽炎诊断标准】

检查时咽部慢性充血，加重。呈暗红色，或树枝状充血；咽后壁淋巴滤泡增生，或咽侧索肿大；咽黏膜增生肥厚，或干燥、萎缩、变薄，有分泌物附着。具备上述症状及 1 项或 1 项以上检查所见，即可诊断。

【咽炎的危害】

患急性咽炎时，除咽痛外，还可出现发热、怕冷、头痛、周身酸痛、食欲差、大便干、口干渴等全身中毒反应。有细菌感染时，白细胞升高，如咽痛剧烈，影响吞咽，造成体内应验、代谢失调，如反复发作，转为慢性；若感染向上蔓延，波及耳、鼻可导致急性鼻炎、鼻窦炎、中耳炎；向下发展，可侵犯喉、气管等，引起急性咽喉炎、气管炎、支气管炎。若致病菌及毒素侵入血液循环，引起全身并发症，如急症肾炎、脓毒血症、风湿病等，对全身危害极大。

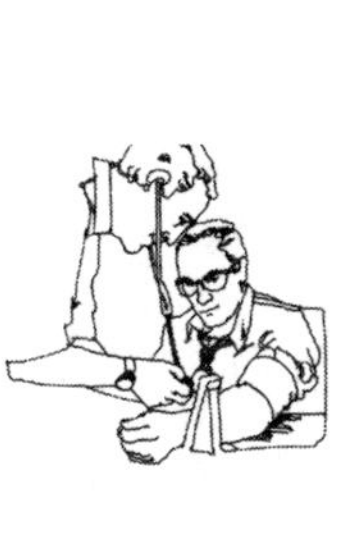

患慢性咽炎的人经常感到咽部不适，稍一受凉，劳累或讲话

多、较长时间不喝水，便觉咽痛，灼热加重，咽痒引起阵咳嗽，影响休息。若是干燥或萎缩性咽炎，则咽干明显，讲话和咽唾液也费劲，需频饮水湿润，甚至夜间也需饮水几次才适，只暂时缓解，很快咽干；有的表现咽部异物感，常作“吭咯”和吞咽动作。希望能将异物排除，而这些无效的清嗓动作只能加重，于是病人情疑自己咽部喉咙或食管里长了肿瘤，造成精神负担和压抑感。还有人咽黏膜增厚，淋巴滤泡增生，影响呼吸的通畅因而睡眠打鼾。炎性分泌物及细菌停留，可发生口臭，不仅影响别人，自己也十分苦恼。

【咽炎的防治】

在预防上，除了要做好日常生活保健外，还要注意积极防治上呼吸道感染，可预防慢性咽炎急性发作。咽位于口、鼻后下方，与口、鼻直接相连，口腔、鼻腔、鼻窦的慢性感染常因病毒、细菌、脓液等波及咽部黏膜而导致咽炎。因此，平时要注意口腔和鼻腔卫生，防治口、鼻和牙周疾病。

急性咽炎治疗时，可用银黄片、磺胺药或抗生素治疗。局部用漱口液或含片，儿童也可用温茶水漱口，能减轻咽炎的症状。也可用桔梗汤、六神丸、锡类散及咽喉灵丹等中药。慢性咽炎治疗时，应积极去除病因。局部可用漱口液、含片、冰硼散等吹喉药。如咽干，可用1%～3%碘甘油涂咽部。也可用针刺疗法。

小贴士：

☞平时要注意饮食卫生，保证身体营养平衡，少吃过热、过冷及辛辣刺激食物，保持大便通畅。长时间讲话后不要马上吃冷饮。

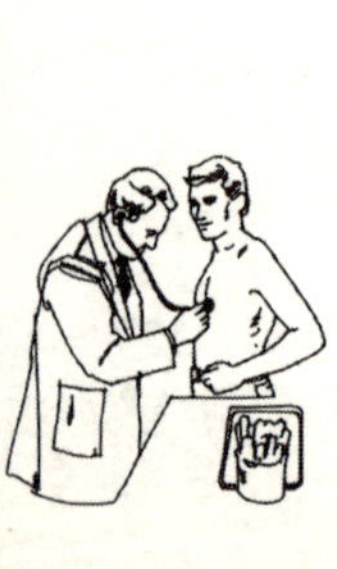

☞保持强健的体魄是防治咽炎最基本条件之一，平时生活中

注意锻炼身体，多进行室外活动，呼吸新鲜空气，接受阳光沐浴。常用冷水洗澡、擦身，能使人精力充沛，增强对冷热的适应能力，提高抵抗力。但要注意劳逸结合。

☞平时要注意休息，并注意天气的冷暖变化，随时增减衣服，活动出汗后不要马上到阴冷地方或吹风、冲冷水澡等。睡觉时应关上电扇，避开风口处。

☞在流感易发季节，尽量少去公共场所，以免相互传染。因职业要求讲话过多的人，应掌握正确的发声方法，避免高声喊叫。有粉尘或化学气体刺激的工作环境，要加强劳动防护。

☞日常生活中要注意保持良好的情绪，避免急躁、恼怒等不良情绪的发生。因为慢性咽炎疗程长，疗效慢，不容易完全治愈。病人常常失去治疗的信心，可鼓励病人树立战胜疾病的信心。

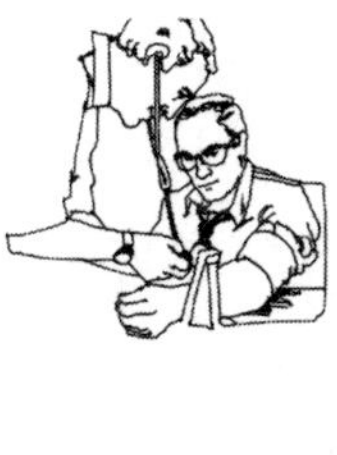

第三章　循环系统疾病健康指标与防治

循环系统健康指标

循环系统概述

循环系统是由一系列复杂的管道组成的，由于其中所含的液体成分不同，可分为，心血管系及淋巴系两部分。心血管系由心、动脉、毛细血管和静脉组成。在心血管系的管道内，缓缓流动着血液。淋巴系由淋巴管道、淋巴器官和淋巴组织组成，在淋巴管道内，流动着淋巴液。

心脏在这个系统中是推动血液循环的动力器官，起血泵的作用。动脉输送血液离开心到身体各部并反复分支，最后移行于毛细血管，引导血液回心，毛细血管连通于最小动脉与最小静脉之间，管壁极薄，具有渗透性，呈网状分布于全身各组织器官，血液在毛细血管流动缓慢。血液一部分液体（含有氧、营养物质）可以通过极薄的毛细血管壁到组织间隙内成为组织液，再与组织细胞进行气体交换和物质交换，含有代谢产物的组织液，除由毛细血管回收沿着静脉回流入心外，还通过淋巴系统回流入静脉，所以淋巴是静脉的辅助管道。

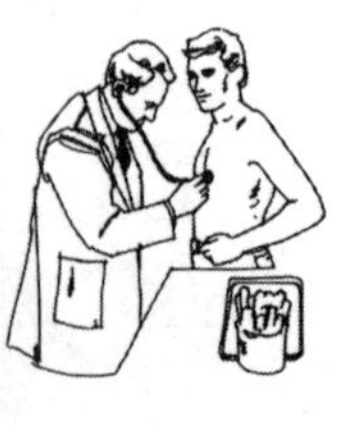

通过血液循环和淋巴循环，不断地把消化管吸收的营养物质，肺吸入的氧和内分泌腺分泌的激素输送到身体各组织细胞进行新陈代谢，同时将全身各组织细胞的代谢产物如：二氧化碳和尿素等分别送到肺、肾、皮肤等器官排出体外，从而保证人体生理活动正常进行。

氧气是碱性的，二氧化碳是酸性的。心脏、动脉、静脉、毛细血管是维持身体酸碱平衡、体温平衡的。

正常人的心脏和血压值

对于一个青壮年人来说，安静时心脏每分钟跳动 60 ~ 100 次，心脏每收缩一次排入动脉的血量，大约是 60 ~ 70ml。心脏每收缩一次排入动脉的心量被称为心搏量或每搏输出量；再乘上每分钟的心率，就是每分钟从心室排出的血液量，大约有 5 升左右，也称为心输出量。因为心输出量与机体的新陈代谢水平有着密切的关系，它随着性别。年龄和各种生理情况的不同而有差异，所以可作为检查机体健康水平的一个重要指标。

检测循环系统功能的另一个重要指标则是血压。血压就是血液作用于血管壁的压力，可分为动脉压、静脉压和毛细血管压三种类型。其中动脉压最高，是推动血液在血管内流动的动力。而我们在日常生活中所指的血压是指肱动脉的心压。

在一个心动周期中，动脉血压会随着心室的收缩与舒张而改变。心室收缩时，血压值最高，称为收缩压；心室舒张时，血压值降低，为舒张压；收缩压和舒张压的差称为脉压。一般来说，正常中年人的收缩压为 12 ~ 18. 6kPa（90 ~ 140 毫米汞柱），舒张压是 8 ~ 12kPa（60 ~ 90 毫米汞柱），脉压为 4 ~ 5. 3kPa（30 ~ 40 毫米汞柱）。

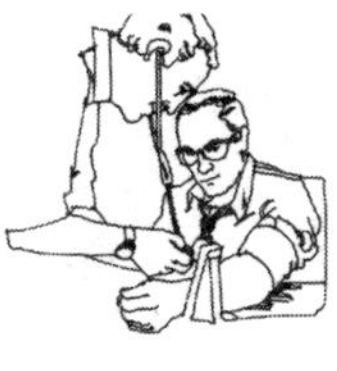

正常人的血压随年龄的增长而升高，收缩压比舒张压更明显。一般40岁以下的人，收缩压不超过140毫米汞柱，40岁以后每增长10岁，收缩压可升高10毫米汞柱，但舒张压的正常标准不变。当中年人的收缩压等于或者是高于140毫米汞柱，舒张压等于或高于90毫米汞柱，两项有一项经核实就可以诊断为高血压。

影响血压的因素很多，在剧烈活动、情绪紧张时，血压都会暂时升高；而在休息、娱乐、睡眠时，血压又会有所降低。此外，任何影响心脏收缩和动脉壁弹性改变的因素都可以影响血压变化，如心肌收缩力减弱时，心输出量减少，血压则降低；而血管壁弹性降低时则血压升高。

由于心脏节律性的收缩与舒张，会引起血管壁相应的有节奏的扩张与回缩的搏动，这也就是常说的脉搏。脉搏能够反映心率、心律、心脏收缩力和动脉管壁的状态，所以诊脉亦是了解人体循环机能状况的一个重要方法。

老年人循环系统特点

正常老年人心脏的大小，仍然同中年时相同或稍有变小。色泽稍深，心包脂肪增多，心内膜增厚，心瓣膜也随着增龄而变硬。双侧房室瓣也呈结带状改变，主动脉瓣根部增厚或钙化。瓣叶交界处粘连，瓣膜变形影响了瓣膜的正常活动，间接地影响了血液的力学变化。由于心肌细胞是不能分裂的细胞，已丧失了心肌纤维依靠剩余的心肌细胞纤维的肥厚而代偿。

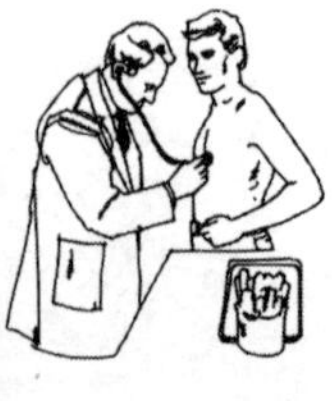

心肌的最大耗氧量与心血输出量几乎以相同的速度下降。这种下降，在一定的程度上受肥胖、活动减少或吸烟等因素的影响。心肌等长收缩和舒张期均延长。老年人的心率一般减慢，最大心率也随着年龄的增加而降低，不同性别与年龄之间无显著的差异。当心率因某种生理需要及情绪激动而加快，其恢复到正常的心律时所需要的时间也相应延长。71～80岁时与20～30岁相比，心血的输出量大约减少40%，每年约下降1%。心搏出量降低可能与年龄、体重及心率减慢有关，并不都意味着心肌功能容量的降低。

老年人常因肺气肿或驼背胸腔畸形，心音柔和而遥远。有10%的老人第一心音分裂，主动脉瓣区第二心音较响。有25%的老人可能听到第四心音，并不代表有病理意义。正常老年人的心电图QRS群与T波振幅随年龄增加而稍降低。心电轴则逐渐左偏。心电轴明显左偏者，其R波与T波的振幅可稍高。70岁以上的老年人心电图异常发生率显著增加，可达60%～87%。

循环系统的疾病对老年人的生命威胁是比较大的。但是，在了解了老年人循环系统的生理特点后就可以有的放矢地去防治它。比如，高血压与血管壁增厚而弹性降低有关，可以少摄食脂肪多的食物，适当进行身体锻炼，这样就可能有效地推迟和延缓动脉硬化的发生或避免其加重。如果已经息高血压病，就应坚持长期服用降压药，少吃盐，可以在一定的程度上控制病情，防止向坏血方向进一步发展。如有了心脏病，除适当服一些药外，并要注意防止饮食过量、过度疲劳、情绪波动等，就可以减少心功能不全的发生。所以，只要我们老年人能顺应自然规律，心胸宽广，精神健康，适当锻炼，早衰一定会预防和防止的，长命百岁一定会实现。

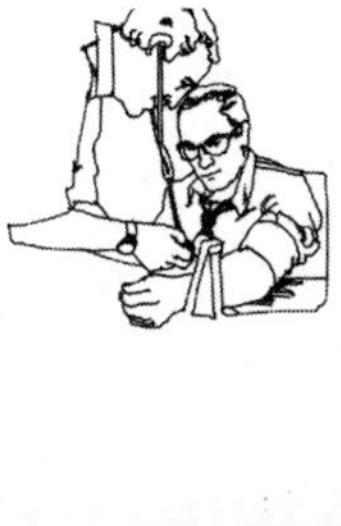

循环系统相关疾病

高血压——它一高，多个器官都跟着遭殃

【高血压的含义】

高血压是一种以体循环动脉压升高为主的全身性疾病，常伴有心、脑、肾等器官的病理性改变。多起于忧思郁怒，长期精神紧张以及不良刺激所产生的应激反应，使大脑皮层功能失调，皮层和皮层下中枢互相调节与平衡作用遭到破坏，血管舒缩功能紊乱，以致全身小动脉收缩，血压升高。中医则认为是由于情志失调，饮食不节，内伤虚损，导致阴阳失调而发病。

【高血压的症状】

高血压的症状有头胀、头痛、眩晕、耳鸣、心悸、失眠、烦躁易怒、眼赤、眼花、四肢麻木、血压在140/90毫米汞柱以上。有时还可有心前区不适，甚至心绞痛，或因过早搏动而引起的心悸。随着病程的进展，血压持久升高可有心、脑、肾等脏器受损的表现。其中尤以心脑血管并发症最为常见。该病的发病率随年龄而上升，35岁以后上长幅度较大，性别差异不大。

【高血压的诊断标准】

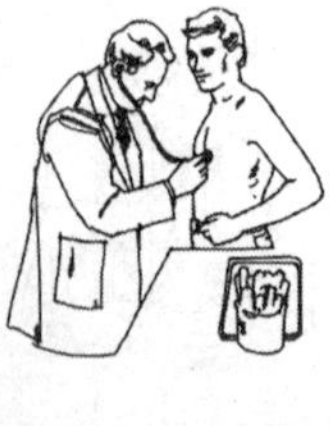

正常成人血压的收缩压≤18.6kPa（140毫米汞柱），舒张压≤12kPa（90毫米汞柱）；成人高血压为收缩压≥21.3kPa（160

毫米汞柱)，及（或）舒张压≥12.6kPa（95 毫米汞柱)；临界高血压：指血压值在上述两种情况之间。60 岁以上老年人收缩压≥21.3kPa（160 毫米汞柱)，而舒张压正常，即为老年单纯收缩期高血压。

需在不同时间测 3 次血压，方能确定有无高血压。对偶有血压高正常值者，宜定期重复测量以明确诊断。

【高血压的危害】

20 世纪 80 年代以来，来高血压的发病率在我国几乎增加了一倍，由高血压引发的心脑血管疾病的死亡率已排到所有疾病死亡率的第一位。高血压病严重地危害人们的健康和生命，它不仅是一个独立的疾病，同时又作为心脑血管疾病的重要危险因素，导致心、脑、肾、血管、眼底的结构和功能的改变和损害，引起相关疾病的发生。

高血压病人的全身小动脉处于痉挛状态，反复、长期的小动脉痉挛状态和血压升高使小动脉内膜因为压力负荷、缺血、缺氧出现玻璃样病变，随着病程的发展，病变涉及小动脉中层，最后导致管壁增厚、硬化、管腔变窄，呈现不可逆的病变。高血压促进小动脉病变，而小动脉病变后管腔狭窄又促进了高血压。

【高血压的防治】

预防高血压病，最有效的预防措施是发现病情及时诊治，当身体出现高血压病的某些症状时，如头胀、头痛、眩晕、耳鸣、心悸、失眠、烦躁易怒、眼花、四肢麻木等病症时，要及时到医院进行检查。检查时可通过血压测定、X 线、超声波心电图及眼底检查等。如果血压测定为成年人正常血压为收缩压≤18.6 kPa，舒张压≤12.0 kPa；收缩压≥21.3 kPa 或舒张压≥12.6 kPa 即可

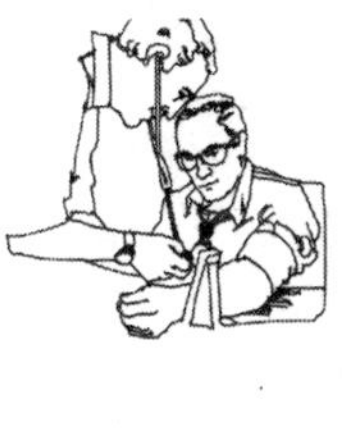

定为高血压。其他检查方法检查出的结果要合理地加以辩证，采取合理的治疗措施。对于需要立即降压处理的高血压急症，应在短期内给予降压，但应有一定的限制，一般不超过25～30%，不要求立即降至正常。

家中有高血压病人，要备血压表及听诊器，以便随时观察并记录血压的变化，检测血压可在晨起、睡前各作一次。平常生活中如果有突然头痛、恶心、呕吐时，家人要协助病人平卧，把头垫高，用湿毛巾敷在头部，立即测量血压。如果测量结果为血压升高，应到往医院就医。外出如感觉不适，应立即停止行动，就地坐下，防止跌倒或发生其他意外。

对于已患有高血压的患者，通常在进行治疗时，多采用中西药结合的治疗方法。在西药方面，一般选用的药物有利尿剂、β受体阻滞剂、钙拮抗剂、α受体阻滞剂、血管紧张素转换酶抑制剂等。要更换药物时，应在医生指导下换药，不要自行换药或停药。在中药方面，一般采用牛黄降压丸和杞菊地黄丸等药物。

小贴士：

☞饮食方面要清淡，避免吃得过饱。食用油要用含维生素E和亚油酸的素油，不吃甜食，多吃高纤维素食物以及鱼、虾、禽肉、脱脂奶粉、蛋清等。较肥胖的人应选择低热量的食物，选择低盐高钾饮食，每天的盐摄入量应严格控制在5克以下，尽量少吃或不吃腌制品。

☞钙可使血压下降，故高血压患者应多吃富含钙的食品，如黄豆、葵花子和牛奶等。多吃富含铁的食物，如豌豆、木耳等，除了降血压，还可预防贫血。

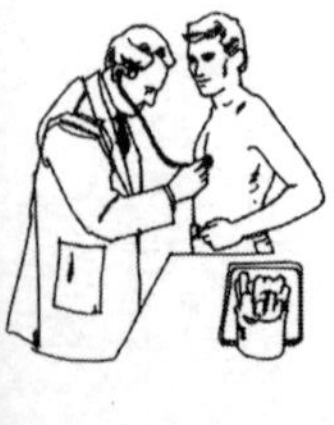

☞在生活中也要注意提高自己的生活情趣，培养一些业余爱好，如栽花、养鸟、钓鱼、欣赏音乐、吟诗作赋等，这些对于健

康人士或高血压患者来说都是很好的保健措施。

☞注意保持居室安静，注意天气变化，还要保持心情愉快、沉静，避免躁、怒等不良情绪的刺激

☞少量饮酒和戒烟。饮酒量与血压水平之间存在着剂量一效应关系。过度饮酒者（相当于每日饮用酒精度 58 度酒 100ml）或长期饮酒者的高血压患病率及平均血压值均升高。偶尔饮进少量低度酒者，对血压的水平影响未必严重，但经常大量饮酒的高血压病人，其血压常不易被降压药控制，提倡高血压病人在血压控制在较正常范围内时，偶尔日饮用低度（乙醇度在 38 以下）酒 20ml 以内，将促进病情的改善。吸烟可使血管长期痉挛，促使血压轻度上升，戒烟可使大多数病人的血压降低。

高血脂——管好你的嘴就能有效避免它

【高血脂的含义】

高血脂是由于脂肪代谢或运转异常使血浆中一种或多种脂质高于正常值就叫做高血脂，也被称为高脂血症。脂质不溶或微溶于水，必须与蛋白质结合以脂蛋白形式存在，因此，高脂血症通常为高脂蛋白血症，即血清脂蛋白浓度升高。目前已经公认高脂血症，包括高胆固醇血症、高甘油三酯血症及二者都高的复合性高脂血症。

【高血脂的症状】

单纯的高血脂症常常没有明显的自觉症状和体征，若血脂增高时间较长，脂质在血管内皮沉积而引起的动脉粥样硬化，产生头晕，头疼，头痛，冠心病，脑血管病和周围血管病变等。可出

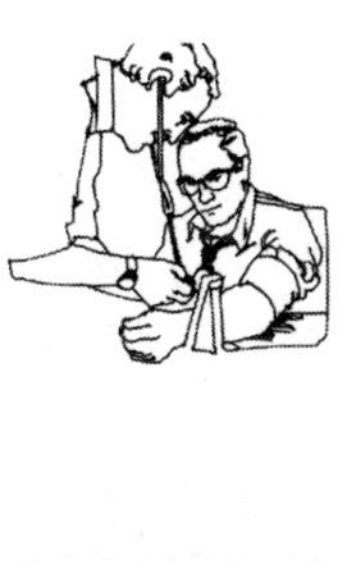

现相应的症状和体征，极少数患者可出现黄色瘤、角膜弓和脂血症眼底改变，但多发生于家庭性高血脂症患者。

【高脂血诊断标准】

高脂血症的标准是：

总胆固醇：正常值为2.6～5.7mmol/L。

三酰甘油：正常值为0.56～1.7mmol/L。

极低密度脂蛋白（VLDL）：因此物质以含三酰甘油为主，所以如其值升高，说明三酰甘油也高。

低密度脂蛋白（LDL）：因它以含胆固醇为主，主要代表了胆固醇的量，确时也以LDL胆固醇来表示，其正常值为2.5～4.1mmol/L。

高密度脂蛋白（HDL）：正常值为0.8～1.8mmol/L。它也含有一定量的胆固醇，但由于该脂蛋白中以蛋白质成分为主，在血中的密度也最大，当它升高时，对减少血液黏度、保持血液理化性质的稳定有好处。由于血液中LDL/HDL保持一定比例，如HDL高，则LDL相对要少。

高于上述这些范围就被称为高血脂。

【高血脂的危害】

高血脂对身体的损害是隐匿、逐渐、进行性和全身性的。早期的高脂血症多数没有临床症状，这也是很多人不重视早期诊断和早期治疗的重要原因。高血脂的直接损害是加速全身动脉粥样硬化，因为全身的重要器官都要依靠动脉供血、供氧，一旦动脉被粥样斑块堵塞，就会导致严重后果。动脉硬化引起的肾功能衰竭等，都与高脂血症密切相关。

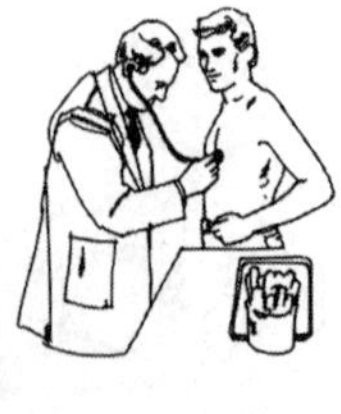

医学研究表明，高脂血症是脑卒中、冠心病、心肌梗死、心

脏猝死独立而重要的危险因素。此外，高脂血症也是促进高血压、糖耐量异常、糖尿病的一个重要危险因素。高脂血症还可导致脂肪肝、肝硬化、胆石症、胰腺炎、眼底出血、失明、周围血管疾病、跛行、高尿酸血症。

【高血脂的防治】

高脂血症在老年人中极为普遍，目前在中年人中也有多发的趋势，它已成为威胁现代社会人们生命的重要因素。为此，医学专家们发出忠告：高脂血症要早防早治。

高脂血症按病因分为原发性和继发性两种。原发性高脂血症的病因尚不完全清楚；继发性高脂血症系由其他疾病（如糖尿病、慢性肾病、痛风、酒精中毒等）所引起的。不论原发性或继发性高脂血症血脂升高，都与动脉粥样硬化的形成有密切关系，且还是诱发冠心病的重要危险因素之一。同时，与高血压、糖尿病、肥胖的关系也非常密切。因此，早期发现和积极防治高脂血症十分重要。

在高脂血症的防治上，除遗传、性别、年龄等不易改变的因素外，饮食、生活方式及环境是值得注意的因素。其中饮食因素是首要的，尽量避免食用白糖、水果糖和含糖较多的糕点及罐头等食品；减少动物脑、肝、肾、蟹黄、鱼子、蛋黄、松花蛋的摄入量。适量增加豆类食品、大蒜、茄子、香菇、木耳、海带、洋葱、山楂、芹菜、冬瓜、粗燕麦、苹果及含纤维较多的食物。

在调整饮食及改善生活方式疗效不佳或已有冠心病和周围动脉粥样硬化的病人，应给予药物治疗。调脂药物种类很多，可根据血脂异常的类型选用不同的调脂药物。对高胆固醇血症首选他汀类。他汀类药不但可以降低胆固醇和低密度脂蛋白胆固醇，而且还可轻度增高高密度脂蛋白胆固醇及轻度降低三酰甘油；胆酯

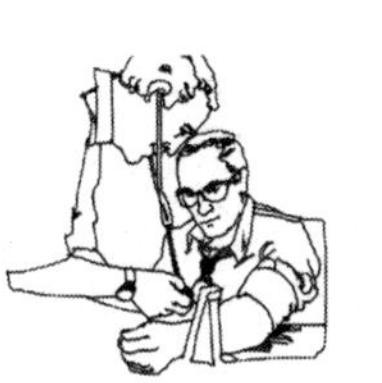

隔置剂足量可降胆固醇及低密度脂蛋白胆固醇，效果与他汀类相近，但不易耐受。

另外，对于继发性的，则应注意治疗引发高脂血症的原发疾病；绝经期妇女除上述药物外，雌激素替代疗法对调整血脂异常也有效。

小贴士：

☞多饮水。体内水分增多了，可冲淡血液，降低血液黏度，保持体内血液循环顺畅。

☞多吃新鲜蔬菜与水果。蔬菜与水果，除含有大量水分外，还含有丰富的维生素C及粗纤维。维生素C可降低血脂，粗纤维在肠道可阻止胆固醇的吸收，有利于降低血液黏稠度。

☞多食大豆食品。大豆含有丰富的卵磷脂，卵磷脂是一种强乳化剂，能使血中胆固醇颗粒变小，并保持悬浮状态，有利于脂类透过血管壁为组织所利用，可使血液中胆固醇下降，改善血液的黏稠度，避免胆固醇在血管内沉着。

☞少食动物内脏、动物脂肪及甜食。动物内脏及动物脂肪含有大量胆固醇与饱和脂肪酸，食之过多，可加重血液黏稠度，促使动脉粥样硬化形成。此外，还应合理调摄饮食，如晚餐不宜多食荤腥厚味食物。甜食摄入过多，能使血液中的三酰甘油升高，血液更黏稠，促使病变发展。所以，平时宜吃以素食为主的清淡饮食，粗细粮搭配。

☞消除忧虑，情绪乐观。情绪紧张或大怒时可使血压升高、血管痉挛、血流减慢，不利于疾病的恢复。

☞坚持体育锻炼。锻炼身体可促进血液循环，利于体内脂类代谢。

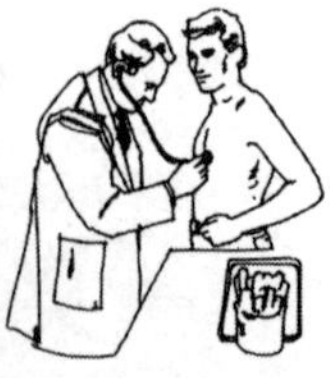

动脉硬化——无症状并不代表就没病

【动脉硬化的含义】

动脉硬化是动脉的一种非炎症性病变，可使动脉管壁增厚、变硬，失去弹性和管腔狭小。动脉硬化有三种主要类型：细小动脉硬化；动脉中层硬化；动脉粥样硬化。

细小动脉硬化是小动脉病变，主要发生在高血压病人。动脉中层硬化是中型动脉病变，常不产生明显症状，对人们危害性不大。动脉粥样硬化是动脉内壁有胆固醇等脂质积聚，看起来似黄色粥样，故称为动脉粥样硬化。

【动脉硬化的症状】

动脉硬化本身通常无症状但却可诱发：

胸痛——冠状动脉狭窄或阻塞易引发心肌梗塞或心绞痛，此痛在过劳时发作，休息时缓解：

腿部疼痛——主动脉阻塞可引起腿部疼痛，盆腔或肢体动脉阻塞也有此症状

腹部疼痛——供应小肠的血管受阻可引起餐后慢性疼痛（肠痛）或腹泻呕吐

中风症状——包括面部肌肉无力、肢体瘫痪、吞咽或言语困难、头痛、呕吐

背部剧痛——这是由于血液从肿胀的主动脉壁中渗漏出来（主动脉瘤）

【动脉硬化的诊断标准】

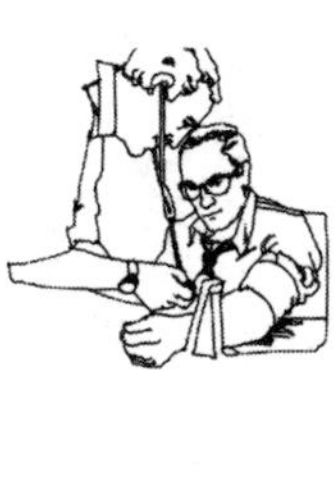

中年人血压升高，腿部用力时感觉绞痛或阵痛则暗示有动脉

硬化发生。临床检查显示脉搏不正常，心脏附近的大动脉听诊音不正常，血流不畅的区域皮肤发凉。

检查项目包括：

心电图、超声波检查、心回波描记、多普勒心回波描记、放射性核素研究、核磁共振、血管造影术（血管的X线检查）。

【动脉硬化的危害】

动脉硬化可造成各组织器官相应动脉硬化：

冠状动脉硬化：胸闷、气短、心绞痛、心律不齐、早搏、房颤心肌梗塞。

脑动脉硬化：眩晕、头痛、脑萎缩、老年痴呆、中风。

肾动脉硬化：肾脏缺血、产生顽固性肾脏高血压。

肠动脉硬化：腹胀、肠梗阻、便秘、便血、休克。

下肢动脉硬化：下肢痛疼、趾端坏死、截肢。

眼底动脉硬化：白内障、晶体混浊、失明。

内耳动脉硬化：耳鸣、突然失聪。

生殖系统动脉硬化：生殖发育不良、不孕、阳痿。

【动脉硬化的防治】

改变生活方式是预防和治疗动脉硬化的重要方法。生活方式的改变包括：饮食中应富含水果、蔬菜和鱼油，动物脂肪含量要低，注意锻炼和减肥。

动脉硬化患者要注意控制血压和血糖水平，如有必要可交替服用抗高血压药和胰岛素。若患者血脂水平持续过高可服用调血脂药如他汀类。移除阻塞块如探知某处有阻塞块可用如下方法治疗血管重建术一种血管手术过程，将一端配有小气球的导管插入由于脂肪组织堆积而变窄的动脉，气球会膨胀来清除堵塞物并使

动脉通畅。动脉内膜切除术。动手术切除因动脉粥样硬化阻塞而闭塞的动脉内层。搭桥。用健康的静脉建立旁路绕过狭窄的动脉。

小贴士:

☞白萝卜可以降低血脂、软化血管、稳定血压，能够防治高脂血症、脂肪肝、冠心病、动脉硬化等疾病。

☞合理的饮食对动脉硬化的预防是有效果的，避免食用量脂肪或胆固醇的食物。瓜果蔬菜、含维生素丰富的食物则应注意补充。

☞吸烟可引起血管硬化，长期大量饮酒可促使动脉硬化，所以应戒烟和少饮酒。

冠心病——不要被它的声东击西症状迷惑

【冠心病的含义】

冠心病又称缺血性心脏病，是指心脏冠状动脉粥样硬化使血管腔阻塞，导致心肌缺血、缺氧而引起的心脏病。冠心病在临床表现上复杂多样，常分六个类型：隐匿型、心绞痛型、心肌梗死型、心力衰竭型和心律失常型、猝死型。

【冠心病的症状】

冠心病的特点是心绞痛。原因是心肌急剧暂时缺血、缺氧。位于胸骨后面，呈压榨样窒息感。发作时脸色苍白、出冷汗、焦急、不想活动。疼痛历时 1 ~ 3 分钟。但是，有时冠心病却不表现这些症状，而是其他部位出现不适。常与口腔、耳鼻咽喉科和

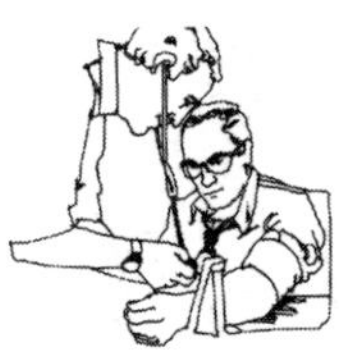

外科某些疾病相混淆，以致延误抢救，危及生命。现将鲜为人知的、但中老年人并不少见的、冠心病的“声东击西”症状介绍如下。

牙痛：突然牙痛，又查不出是哪个牙齿引起的，牙齿没有病损，用止痛药无效，伴有胸闷、不适，或大汗淋漓。

肩痛：当怀疑肩周炎或颈椎病，在左肩、左小臂内侧阵发性酸痛，与气候无关时。

腿痛：出现单侧腿痛、双腿痛、大腿痛或小腿痛，已排除脉管炎、静脉炎、神经痛。

心口窝痛：排除十二指肠溃疡、胃炎、胃黏膜脱垂、胆囊炎、胆结石、胆道蛔虫、胃憩室、息肉、胃癌。

耳鸣：冠心病患者早期都有不同程度的耳鸣现象，若频繁出现要警惕。

下肢水肿：用手指压小腿踝关节上面胫骨处皮肤，有凹下时，往往是心功能不全，导致静脉血液回流受阻的表现。

堵塞感：胸骨后有一球状物上移，到咽喉部停顿，有紧堵住咽喉或气管的感觉。

胃肠道症状：恶心、呕吐、上腹部痛、肠胀气、呃逆，排除急性胃肠炎、慢性胃炎、胃神经官能症。

左臂麻木：左臂轻微麻木酸胀、蚁爬感，继之运动不利，感觉减退而又找不到病因的。

【冠心病的诊断标准】

血脂及脂蛋白检查：总胆固醇升高，常大于6mmol/L；三酰甘油升高，常大于2mmol/L；脂蛋白升高，常大于250mg/L；高密度脂蛋白—胆固醇降低，常小于1.1mmol/L低密度脂蛋白—胆固醇升高，常大于3.1mmol/L；载脂蛋白A、载脂蛋白B升高。

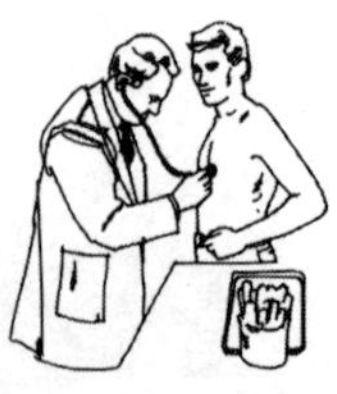

空腹血糖、餐后 2 小时血糖均可能升高。

全血黏度升高，血小板聚集率升高。

有典型心绞痛发作和心肌梗塞，而无重度主动脉瓣狭窄、关闭不全、主动脉炎，也无冠状动脉栓塞或心肌病的证据。

男性 40 岁、女性 45 岁以上的病人，休息时心电图有明显心肌缺血表现，或心电图运动试验阳性，无其他原因（各种心脏病、植物神经功能失调、显著贫血、阻塞性肺气肿、服用洋地黄、电解质紊乱）可查，并有下列三项中的两项者：高血压、高胆固醇血症、糖尿病。

【冠心病的危害】

就现阶段而言，心血管疾病已成为中国第一致死原因，而冠心病就是其中最主要的一种心脏病。冠心病自古有之，在上个世纪 20 年代所见不多，30 年代逐渐增多，50 年代在某些国家流行，近几十年来几乎达到猖獗的程度。据统计，每 100 位 40 岁以上的中国人就有 4 ~ 7 人是冠心病患者。冠心病除能造成死亡外，还可以造成胸闷、憋气、心绞痛、心肌梗死等。因而大大影响了人们的工作和生活。事实向人们告诫，冠心病正在或已经成为人类健康的大敌。

【冠心病的防治】

预防冠心病，首先要培养乐观的情绪，这是由于不良心理状态与冠心病的发作有着密切的关系。《黄帝内经》指出：“悲哀愁忧则心动，心动则五脏六腑皆摇”，这说明，精神情绪不佳会严重损伤心的功能。但喜乐地度，则又可使心神受伤。故应保持七情平和、情绪乐观，避免过度的喜怒、忧虑等不良情绪。对于生活中的重大变故，宜保持冷静的头脑，既不可漫不经心，又不

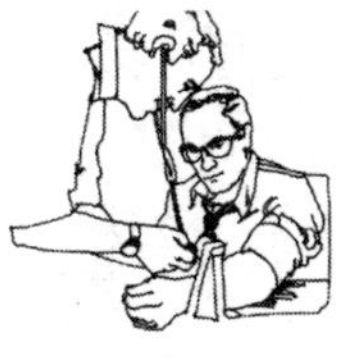

必操之过急，以保证稳定的心理状态。早在20世纪50年代，国外就有人注意一个人的个性特点，特别是行为反应模式与冠心病的发病相关：具有A型模式的人（有不可抑制的进取心，争取好胜的心、醉心于工作，常有时间紧迫感）在年龄、吸烟量、饮食条件与B模型模式（喜欢松散、悠闲生活、无时间紧迫感）相类似的情况下，冠心病的发病率为B型模式者的二倍，而A型模式者得冠心病后的复发率为B型者的5倍。而且凡死于冠心病者，A型为B型的3倍。

小贴士：

☞高血压是冠心病的重要危险因素，因此，控制膳食中高血压发病的危险因素，实际上就是预防冠心病。

☞多吃蔬菜、水果。因蔬菜、水果是维生素、钙、钾、镁、纤维素和果胶的丰富来源。食物纤维果胶能降低人体对胆固醇的吸收。

☞少量多餐，避免吃得过多、过饱，不吃过油腻和过咸的食物，每日食盐摄入应控制在3～5g。

心肌炎——它的发“炎”可不一般

【心肌炎的含义】

心肌炎是指由各种原因引起的心肌的局限性或弥漫性炎症。虽然某些心肌炎由于在终期可过渡为充血性或限制性心肌病，而被某些学者视为继发性心肌病，但在发病学上心肌炎毕竟是可区分的疾病类型。引起心肌炎的原因很多，诸如病毒、细菌、真菌、寄生虫、免疫反应，以及物理、化学因素等均可引起心肌

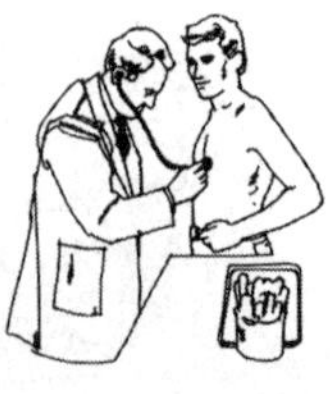

炎。根据病因心肌炎的其常见类型有病毒性心肌炎、细菌性心肌炎、寄生虫性心肌炎、免疫反应性心肌炎和孤立性心肌炎。

【心肌炎的症状】

青壮年发病较多，常先有原发感染的表现，如病毒性者常有发热、咽痛、咳嗽、呕吐、腹泻、肌肉酸痛等。大多在病毒感染1～3周后，出现心肌炎的症状，由于心律失常可致心悸因排血量降低而感无力。累及心包膜及胸膜时，胸闷、胸痛、亦可有类似心绞痛的表现。一般来说，轻者可完全无症状，重者心力衰竭或猝死。表现悬殊。根据临床表现可分为六个类型：①无症状型：感染后1～4周周心电图出现S－T改变，无症状。②心律失常型：表现各种类型的心律失常，心室性期前收缩最多见。③心力衰竭型：出现心力衰竭的症状及体征。④心肌坏死型：临床表现类似心肌梗塞。⑤心脏增大型：心脏扩大，二尖瓣及三尖瓣区收缩期杂音。⑥猝死型：无先兆，突然死亡。

【心肌炎的诊断标准】

因心肌炎的类型较多，本书只对病毒性心肌炎的诊断标准进行叙述，以供参考。

根据1999年中华心血管病学会拟订的成人急性病毒性心肌炎诊断参考标准，由病毒感染所致心肌炎，病程在3个月以内者成为急性病毒性心肌炎。因此，患者在上呼吸道感染、腹泻等病毒感染后3周内出现心脏表现，如出现不能用一般原因解释的感染后重度乏力、胸闷、头昏等症状时，可以怀疑为病毒性心肌炎，患者需到医院进一步进行诊断与治疗。

一般来说，心肌炎患者的体征有以下表现：

1. 心脏扩大：轻者心脏不扩大，一般有暂时性扩大，不久即

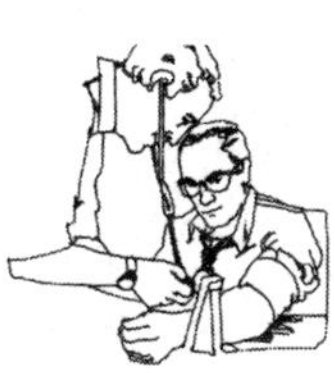

恢复。心扩大显著反映心肌炎广泛而严重。

2. 心率改变：心率增速与体温不相称，或心率异常缓慢，均为心肌炎的可疑征象。

3. 心音改变　心尖区第一可减低或分例。心音可呈胎心样。心包摩擦音的出现反映有心包炎存在。

4. 杂音：心尖区可能有收缩期吹风样杂音或舒张期杂音，前者为发热、贫血、心腔扩大所致，后者因左室扩大造成的相对性二尖瓣狭窄。杂音响度都不超过三级。心肌炎好转后即消失。

5. 心律失常：极常见，各种心律失常都可出现，以房性与室性早搏最常见，其次为房室传导阻滞，此外，心房颤动、病态窦房综合征均可出现。心律失常是造成猝死的原因之一。

6. 心力衰竭：重症弥漫性心肌炎患者可出现急性心力衰竭，属于心肌泵血功能衰竭，左右心同时发生衰竭，引起心排血量过低，故除一般心力衰竭表现外，易合并心源性休克。

【心肌炎的防治】

心肌炎患者应卧床休息，以减轻组织损伤，病变加速恢复。伴有心律失常，应卧床休息 2～4 周，然后逐渐增加活动量，严重心肌炎伴有心脏扩大者，应休息 6 个月至一年，直到临床症状完全消失，心脏大小恢复正常。

西医治疗主要是应用改善心肌细胞营养与代谢药物如辅酶 A、肌苷、细胞色素 C、三磷酸腺苷、辅酶 Q10、极化液，广谱抗生素，抗病毒药物，调节细胞免疫功能的人白细胞干扰素、基因工程制成的干扰素等，纠正心律失常、室性早搏用胺碘酮、心律平等。

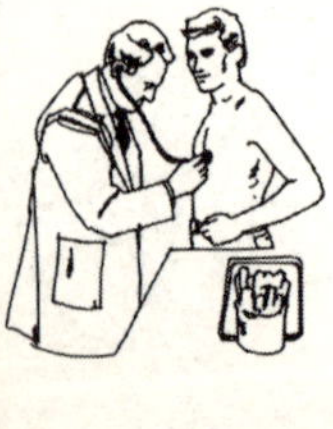

中医治疗需根据病毒性心肌炎病程的长短、临床表现不同的急性期、恢复期、慢性期及后遗症期的脉证及病机特点进行辨证

施治。

急性期的热毒侵心见发热身痛，鼻塞流涕，咽痒喉痛，咳嗽咯痰或腹痛泄泻，肌痛肢楚，继之心悸惕动，胸闷气短，舌质红，舌苔薄黄或腻，脉细数或结代。治宜清热解毒，滋养心阴。

在恢复期或慢性期，病毒性心肌炎日久迁延不愈或病情反复，临床表现兼夹证颇多，病机较为复杂，但总以正虚为主，治则当以扶正为主，或标本兼顾。

中成药配合治疗可用金银花露，每次 10～15ml，每日 3 次；或银黄口服液，每次 10ml，每日 3 次；或双黄连口服液，每次 2 支，每日 3 次；或板蓝根冲剂，每次 1～2 袋，每日 3 次；或玉屏风散，每次 12 克，每日 2 次，益气固表，用于病毒性心肌炎易于外感者；或生脉注射液，20～40ml 加入 5% 葡萄糖注射液中静脉点滴，每日 1 次，10～12 天为一疗程。此外，黄芪注射液、心达康（醋柳黄酮）片、银杏叶（白果）注射液及片剂均可根据需要配合应用。

心肌炎发病多为青少年，危害较大，应以预防为主。当感冒及发烧后出现心脏症状时，应及时就医，作出明确诊断，选择有效和适合自身特点的治疗方案及药物以取得最好的疗效。

小贴士：

☞心肌炎患者应提高对本病的认识与警惕。在病毒感染之后，如患者出现乏力、心悸、憋气、面色苍白等症状，要充分注意到有发生病毒性心肌炎的可能，应及时给予必要的检查。除全面体检外，还应进行心电图、X 线胸片、心肌酶、超声心动图、动态心电图等检查，以便及时确诊。

☞及时正规治疗。确诊后，治疗要及时、准确、正规。病情好转后，要定期随诊、复查，长期坚持治疗。

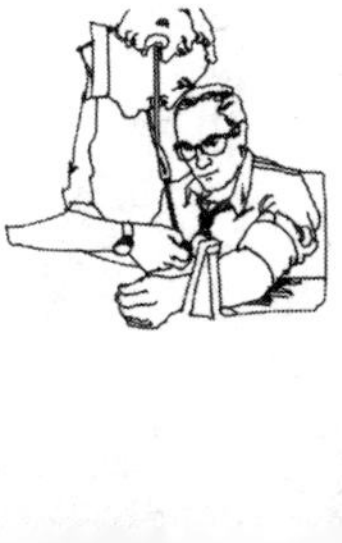

☞尽量注意休息。确诊后，应立即卧床休息，坚持一个月左右。对于疑似心肌炎患者，也应及早限制活动，定期随访观察。病情好转后，应逐渐增加活动量，避免剧烈运动及过度劳累。

☞饮食要注意均衡营养。合理饮食，保证足够的热量、蛋白质、各种维生素、矿物质及微量元素的摄入，切忌偏食、择食、饥饱无常或暴饮暴食。

下肢静脉曲张——小腿青筋蜿蜒曲张就是它

【下肢静脉曲张的含义】

下肢静脉曲张是指下肢浅静脉系统处于伸长、蜿蜒而呈曲张状态，多发生于持久从事站立工作或体力劳动的人。

下肢静脉曲张的主要原因有静脉壁软弱、静脉瓣缺陷以及浅静脉内压力升高。如长久站立工作、重体力劳动、妊娠、慢性咳嗽、习惯性便秘等，都可使瓣膜承受过度的压力，逐渐松弛瓣膜正常功能受到破坏。一般来说，下肢静脉曲张远期进展要比开始迅速，而曲张的静脉在小腿部远比大腿明显。

【下肢静脉曲张的症状】

下肢静脉曲张主要症状是，轻者可无症状，有些病人站立较久后自觉小腿沉重发胀容易疲劳。继发于深静脉炎的下肢静脉曲张病人，小腿近脚部的皮肤常有色素沉着、湿疹和慢性小腿溃疡。

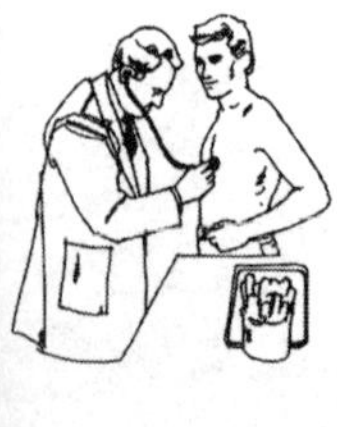

【下肢静脉曲张的诊断标准】

单纯性下肢静脉曲张诊断并不难，根据临床实践总结诊断标准如下。

有长期站立和使腹压升高病史，或下肢静脉曲张的家族史。患者下肢静脉明显迂曲扩张，站立时更为明显。深静脉通畅，大隐静脉瓣膜功能不全，可能有交通支静脉瓣膜功能不全。超声多普勒或静脉造影示大隐静脉迂曲扩张，瓣膜功能不全。可伴有色素沉着，溃疡，血栓性浅静脉炎，出血，溃疡等并发症。

【下肢静脉曲张的危害】

下肢静脉曲张除了影响腿的美观外，发病初期，患者多有酸胀不适和疼痛；后期受损静脉隆起，扩张迂曲，以小腿大隐静脉为重。

除了凸现的青筋外，静脉曲张还会令小腿颜色变深和疼痛，严重的会令皮肤表面发炎、溃烂、出血、足部水肿和夜间抽筋。病程长者常有皮肤萎缩、脱屑、瘙痒、色素沉着、皮肤和皮下组织硬结，甚至湿疹和溃疡形成，有时可并发出血及血栓性静脉炎。

【下肢静脉曲张的防治】

在预防上，病人若下肢高度肿胀、疼痛、高热、伤口出血，应及时到医院就诊给予处理。对于症状较轻病人，应尽量减少站立时间和减少下肢的负重，还应在使用弹性绷带时及时松解，以免影响血液循环。脊柱畸形，如驼背（弓形背）、脊柱侧突（背往向一侧偏斜）和两腿长短不一，也应及时矫正。此外，还应避免肥胖，肥胖会使腿部形态改变，应采取有效的措施积极减肥。

在治疗上，除要适当运动外，促进血液循环，必要时可选用下列方法：

压迫治疗法。穿弹性袜或利用弹性绷带包扎压迫以减少静脉

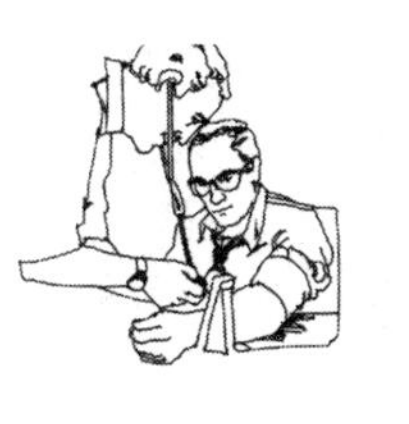

逆流及郁血现象，但购买医用弹性袜时要特别注意合身性，平时早晨一起床就马上穿，晚上睡觉时不必穿。

硬化剂治疗。把硬化剂注入静脉内，破坏内皮细胞引起的血管痉挛、发炎反应而形成的血栓、纤维化，而达到消除静脉曲张的目的。

手术治疗。手术方法包括大隐静脉高位结扎、静脉剥除法、穿孔静脉结扎或单纯静脉切除法，目的在去除曲张的静脉。手术后短期内仍要以弹性绷带包扎或穿弹性袜。

术后静脉曲张可能有复发的机会，所以容易发生静脉曲张的人要注意预防，就是要避免久站或久坐不动（无法避免者，可穿弹性袜），要有适当的运动。

小贴士：

☞生活中，防治静脉血栓形成的保健措施，首先要牢记两个高于，即坐位时脚高于臀部，卧位时脚高于胸脯，并屈伸踝关节，使血液回流曲张消失。

☞要科学饮食，荤素粗细搭配，每餐七分包、五谷杂粮不能少，并且还要多吃新鲜的蔬菜水果。

☞坚持体育锻炼，做增氧运动，避免久站久立。

☞平常注意不要穿平跟和后跟太高的鞋子，穿高跟鞋用脚尖行走时会影响小腿肚发挥肌泵的作用。

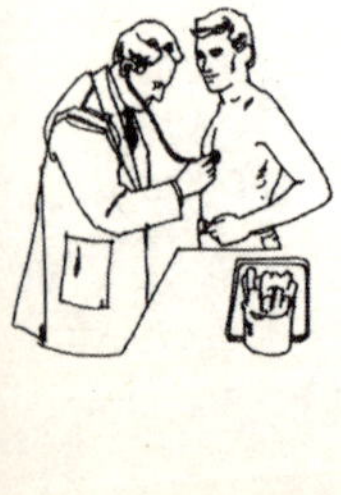

第四章　消化系统疾病健康指标与防治

消化系统健康指标

消化系统概述

消化系统包括口腔、咽、食管、小肠、大肠和肛门组成的消化道和与其相连的唾液腺、胰腺、肝脏及胆囊等消化腺体。

食物在消化系统中的消化过程可以分为物理性消化和化学性消化。

食物的消化过程始于口腔内，牙齿先将食物咀嚼成碎末，然后在舌头的搅拌辅助下，食物碎末与唾液充分混合。唾液中的淀粉酶可将食物中的淀粉初步分解为麦芽糖。

食物在口腔中咀嚼形成一个食团，食团由咽部进人食道，很快再进入胃。正常成年人的胃每天可以分泌胃液约 1500 ~ 2500ml。胃液中含有胃酸和蛋白酶，胃酸能杀灭食物中的部分细菌，蛋白酶则可以初步消化蛋白质。食团在胃里与胃液混合后形成了粥状的食糜，再进入小肠。

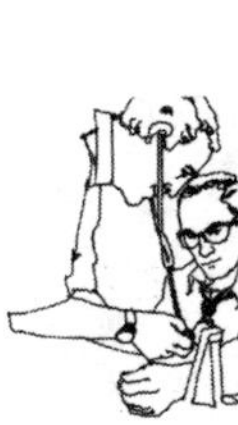

小肠是食物被消化吸收最完全的部位，正常的小肠每天分泌肠液约为 1000 ~ 3000ml。除肠液外，小肠内还有胰液、胆汁等消

化液。肠液、胰液中含有多种糖类、蛋白质、脂肪的消化酶，胆汁则可以帮助脂肪分解。在各种酶的作用下，食糜被分解成可溶于水又能被消化道吸收的小分子物质，如葡萄糖、氨基酸、甘油和脂肪酸等。

小肠是营养物质的主要吸收器官，所以小肠发生病变或被切除的病人会发生营养不良。食物到了小肠末端时，绝大部分的营养成分已经被吸收。大肠的功能只是吸收少量的水、无机盐和部分维生素，因此大肠被切除的病人可能出现腹泻稀便。

消化系统各器官特点及功能

食管

食管有蠕动、输送食物的功能。生理过程可分为口咽期（一期）、咽期（二期）和食管期（三期）。第一期是随意的，第二、三期反射性的。食团自食管下行至胃，是由食管纵行平滑肌与环状平滑肌有规律收缩所产生的蠕动来完成的。食管蠕动是一种反射性动作。收缩度以每秒 2 ~ 4 厘米的速度沿食管下行。成年人自吞咽开始至食团到达食管末端约需 9 秒钟。液体通过快，固体通过慢。食管下段与胃贲门相连。在正常情况下，它是阻止胃内容物逆流入食管的屏障。

老年人由于食管肌张力降低，蠕动幅度减弱，固体食物进入食管通过缓慢，有时会有阻塞感。还常因贲门弛缓，食管、胃连接处的高压区压力降低，食道排空延迟，而使食团通过贲门以后，容易与胃内带有酸性的食糜一起返流刺激食管黏膜，发生返流性食管炎。同时，也易引起食管裂孔疝、食管憩室等病。

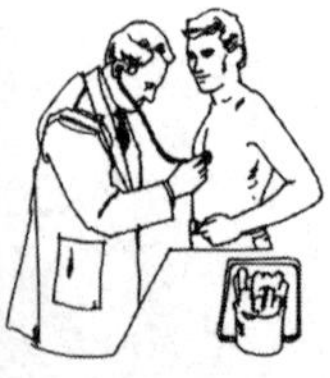

胃

胃是一个囊状器官，是消化道最膨大的部分。有贲门、胃底、胃体、胃窦和幽门。以贲门与食管相连，幽门与十二指肠相连。

胃的功能有三，一是贮存食物，二是使食物与胃液混合成为食糜，三是以最适于小肠消化和吸收的速度，逐渐地、少量地将食糜输送入小肠。胃壁有四层，即黏膜层、黏膜下层、肌层和浆膜层。胃黏膜和管状腺体分泌胃液，胃液含有盐酸和胃蛋白酶等成分，起消化作用。

老年人胃运动功能有一定程度的减弱，胃排空时间随年龄增长有所延长，因此常引起消化不良。同时随着年龄的增长及分泌细胞的衰老，有50%的老年人唾液淀粉酶、胃蛋白酶、胃酸分泌等有不同程度的减低，故老年人胃中无酸或低酸者增多，影响消化与吸收功能。而且，老年人胃黏膜易引起退行性病变，发生慢性萎缩性胃炎。胃黏膜血管的退行性病变是胃黏膜组织病理改变的基础。这是老年人全身性退行性病变在胃黏膜的一种表现，因此，慢性萎缩性胃炎也可谓是一种半生理半病理的衰老现象。

小肠和大肠

小肠全长5～6米，包括十二指肠、空肠和回肠。十二指肠起自胃的幽门，长约25～30厘米，末端连接空肠。空肠和回肠无明显界限分开。一般空肠占上方2/5，回肠占3/5，其末端接大肠。食物在小肠内受到胰液、胆汁和小肠液的化学作用，许多物质在此处被吸收入肌体。因此，食物通过小肠后，消化过程基本完成，只留下未经消化的食物残渣，从小肠进人大肠。食物在小肠内停留时间一般为3～8小时。消化后的食物主要在小肠吸收。老年人肠道粘液分泌减少，小肠黏膜中酶的活性减低，故对木糖、脂肪、维生素B1、维生素B2、叶酸、胡萝卜素及微量元素等吸收减少。

大肠分为盲肠、结肠和直肠，全长约1.3米。大肠主要吸收

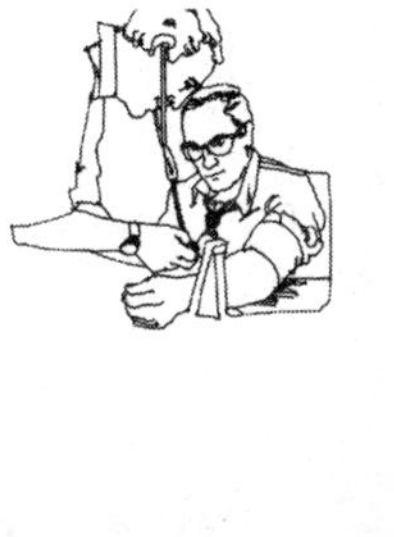

水分，每天约200ml的水被吸收，只有150ml左右随大便排出。

由于老年人小肠、大肠的肌肉萎缩变薄，张力差，食物通过缓慢，易患便秘、腹泻及缺血性肠炎、肠道肿瘤等疾患。

胰腺

胰腺为长条状腺体，在胃大弯的后面和下面，紧贴于腹后壁。胰腺可分头、颈、体和尾四部分。成人胰腺长约12～15厘米，宽约3～5厘米，厚1.5～2.5厘米，重约70～100克。胰腺为混合性分泌腺体，由外分泌的腺体及内分泌的胰岛两部分组成。外分泌腺体分泌胰液，正常人每天约分泌1000ml。胰液含有大量的消化酶类（如蛋白酶、脂肪酶、淀粉酶等）及重碳酸盐，能中和胃酸，消化食物中的碳水化合物、脂肪和蛋白质。胰岛的β－细胞主要分泌胰岛素，对糖的吸收、转化、储存、利用等至关重要。

老年人胰腺大小无明显改变，但P检证实主胰管及其分支多有扩张。显微镜检查常见有胰腺细胞萎缩、酶原颗粒减少、微小脂肪颗粒沉着。十二指肠镜逆行胰胆管造影变发现主胰管的口径随年龄增长而增加，且伴有不同程度的胰管不完全狭窄。70岁以上老年人的胰腺多有纤维化及局灶性脂肪沉积。胰泌素试验表明老年人的胰液分泌率和碳酸氢盐分泌量均有降低；在输注促胰酶素后，脂肪酶、淀粉酶和胰蛋白酶的分泌量亦有减少。由于胃排空延迟和胰腺分泌功能减退，故老年人对脂肪的吸收有一定困难。钙的吸收也明显降低，但不能肯定是否与维生素D缺乏有关。由于胰腺发生纤维化，使胰岛遭到破坏，胰岛素分泌减少，因此老年人容易发生糖代谢延缓，甚至出现不同程度的糖尿病。

肝脏

肝脏是人体最大的实质性腺体，约占体重的2.5%。在成年男性，肝脏平均重量为1400～1600克；在女性，其平均重量约

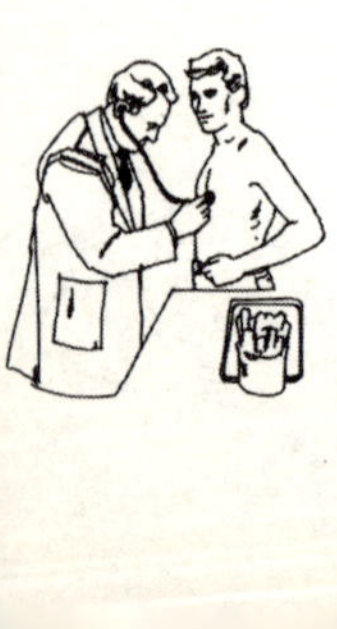

1200～1400克。老年人的肝脏改变，首先是重量减轻，50岁以后肝脏重量占体重的比值逐渐下降，90岁时仅占1.6%左右。

肝脏的生理生化功能很复杂，人体所需的许多重要物质，都必须经过肝脏进行十分复杂的化学处理后才能利用。老年人肝功能检查结果比年轻人的异常度高，常规肝功能检验如血清胆红素、碱性磷酸酶和转氨酶，以及白蛋白、运铁蛋白、凝血酶原和合成等，随着年龄增长而有不同程度的改变。许多药物在肝脏的代谢也受到影响，发生药物副作用也较年轻人多见，且药物性肝损害的程度也较年轻人严重。

胆囊

胆囊是一个梨状袋，长9厘米，其容积约为50ml。以胆囊管与胆总管相连。胆总管的上方是肝总管，分成右肝管与左肝管伸入肝脏右叶与左叶。肝脏每日分泌约800～1000ml的胆汁，在胆囊内被浓缩成1/10～1/4。

胆汁的主要功能是胆盐，可以乳化肠道内三酸甘油酯，为消化吸收作准备；胆盐也参与钙和脂溶性维生素的吸收作用；胆汁还帮助某些药物和毒物由胆道排入肠道，通过肠肝循环从大小便排出体外。随着年龄增长还可出现胆囊黏膜及肌层弹力纤维增生；奥狄氏括约肌的黏膜、腺体也出现纤维化；元细胆管分泌胆固醇增加，改变了胆汁中的脂质成分；胆固醇的饱和程度和胆汁形成结石的潜在能力，也随着年龄增长而增加，使胆囊炎、胆石症发生率明显增高。

肝功能正常值

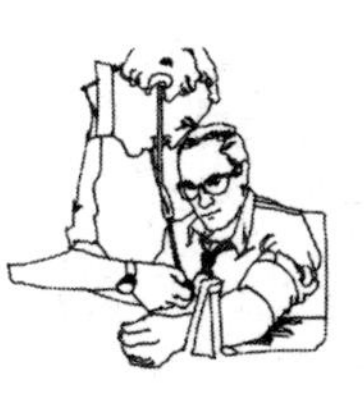

总胆红素定量 TBIL 1.7～17.1μmol/L

直接胆红素 DBIL 0～6μmol/L

谷丙转氨酶 ALT 5 ~40u/L

谷草转氨酶 AST 5 ~40u/L

γ－谷氨酰转肽酶 γ－GT（GMT）5 ~54u/L（简易重氮试剂法：0 ~40u/L）

乳酸脱氢酶 LDH 109 ~300u/L（速率法）

碱性磷酸酶 AKP（ALP）35 ~125u/L（速率法）

胆碱性酯酶 CHE 4.2 ~9.8ku/L（速率法）

麝香草酚浊度试验 TTT 0 ~6 马氏单位

黄疸指数 4 ~6 单位

血清总蛋白 TP 60 ~80g/L

白蛋白 ALB 35 ~55g/L

球蛋白 GLB 20 ~30g/L

白/球比值 A/G 1.5 ~2.5：1

胆固醇 CHO 3.1 ~5.7mmol/L

甘油三酯 TG 0.23 ~1.24mmol/L

凝血酶原时间 PT 11 ~14 秒

凝血酶原活动度 PTA 80 ~100%

肌酐 Cr 44 ~133μmol/L

尿素氮 BUN 1.79 ~7.14mmol/L

血糖 GLU 3.89 ~6.11mmol/L

甲胎蛋白 AFP 50μg/L

免疫球蛋白 G IgG 12.87 ±1.35g/L

免疫球蛋白 A IgA 2.35 ±0.34g/L

免疫 IgM 1.08 ±0.24g/L

补体 3 C3 1.14 ±0.27g/L

补体 4 C4 553 ±109mg/L

T 淋巴细胞亚群 CD3 0.56 ~0.76%

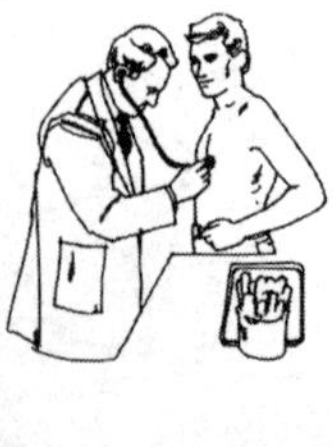

CD4 0.38～0.52%

CD8 0.22～0.32%

消化系统相关疾病

慢性胃炎——胃病中能经常和它相遇

【慢性胃炎的含义】

慢性胃炎是由多种不同病因引起的胃黏膜的慢性炎症。其实质是胃黏膜上皮受到反复损害后，由于黏膜的特异再生能力，以致黏膜发生改建，且最终导致不可逆的固有胃腺体的萎缩，甚至消失，是临床上的一种常见病和多发病。

【慢性胃炎的症状】

慢性胃炎的临床表现无特异性。有些患着无症状和体征。多数患者有上腹隐痛、食后饱胀、食欲不振及嗳气等，症状时轻时重。可反复间歇或长期存在。上腹部可有轻度压痛，少数病人症状较重，全身乏力，瘦，面色苍白，检查可发现贫血。胃黏膜重度糜烂者，可发生黑粪或大便潜血阳性。慢性胃炎分浅表性胃炎、萎缩性胃炎、肥厚性胃炎三种。

浅表性胃炎。饭后上腹部不适，有饱闷及压迫感，嗳气则舒，或有恶心、呕吐、吐酸及一时性胃痛。

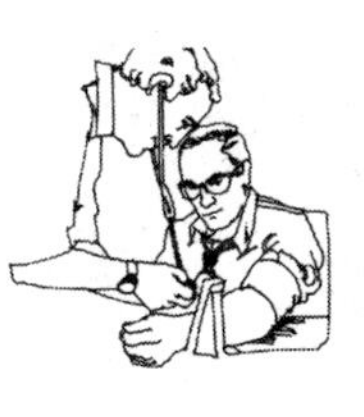

萎缩性胃炎。食欲减退，饭后饱胀，上腹部钝痛以及贫血、消瘦、疲倦和腹泻等全身虚弱的表现，胃酸及胃蛋门酶分泌

减少。

肥厚性胃炎。顽固性上腹部疼痛，有饥饿感和吐酸，类似溃疡病，但疼痛无节律性，食物和碱性药物能使疼痛缓解。亦可表现为反复上消化道出血，胃酸分泌增加。

【慢性胃炎的诊断标准】

血液一般检查：贫血患者可见红细胞计数降低，血红蛋白降低。

胃液分泌功能测定：慢性浅表性胃炎患者，胃酸分泌大致正常或轻度降低。慢性萎缩性胃炎的病变局限时，胃酸可正常或降低，病变范围弥散时，可见胃酸、胃液明显降低。

胃蛋白酶：慢性浅表性胃炎正常，慢性萎缩性胃炎常减少。

胃泌素：慢性萎缩性胃炎时升高。

抗胃壁细胞抗体：慢性萎缩性胃炎时阳性。

免疫球蛋白A：常升高，大于4g/L。

幽门螺杆菌培养或检测：阳性，且其感染程度与炎症程度相关。

人表皮生长因子：升高，胃液检测常大于800μg/L。

胃脱落细胞检查：可以及早发现癌前病变，甚至细胞。

X线钡餐检查：慢性浅表性胃炎时，胃窦黏膜变粗，胃窦大弯或小弯倒呈锯齿状，张力强，常呈收缩状。慢性缩性胃炎时，胃黏膜纹变细或消失。

胃镜检查：慢性萎缩性胃炎时，黏膜颜色由正常红色转为灰白、灰绿色。早期可见黏膜内小血管，后期可见黏膜下大血管。慢性浅表性胃炎时，可见受黏膜充血、水肿、出血或糜烂。有时，萎缩性胃炎，浅表性胃炎病变并存。

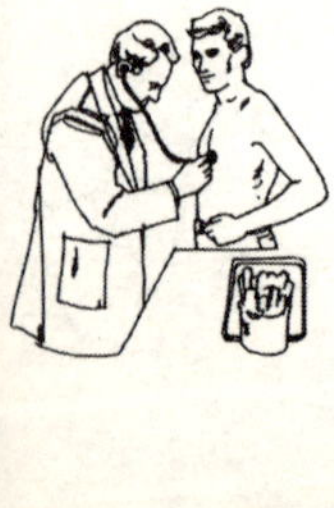

胃黏膜活组织检查：可确诊慢性萎缩性胃炎和慢性浅表性

胃炎。

【慢性胃炎的危害】

慢性胃炎对人体健康的危害是很大的，可以影响人体对营养的消化和吸收，时间长了会出现消瘦、乏力、食欲不振等症状。慢性胃炎多数病人的愈后情况还是良好的，但是如果慢性浅表性胃炎患者不注意调理和治疗，少数病人会发展成慢性萎缩性胃炎，而在慢性萎缩性胃炎的患者中有极少数会发展成胃癌。

【慢性胃炎的防治】

患有慢性肝病、糖尿病、胆道疾病时，可使胃黏膜局部防御功能降低、胃功能紊乱而发生胃炎。另外扁桃体炎、鼻窦炎、龋齿感染等造成的带菌分泌物下咽，常可使胃黏膜屏障功能降低，诱发胃炎。所以注意上述疾病的控制治疗，对预防慢性胃炎也是十分重要的。

慢性胃炎目前还没特效疗法，有症状时可进行以下治疗。去除致病因素，如戒烟酒，避免对胃黏膜有刺激的药和食物，如胃镜检查发现胆汁反流明显者，可应用胆酪胺和胃复安。

缺乏或低胃酸者可给予1%稀盐酸、胃蛋白酶合剂、胰酶或多酶片，高胃酸者可服用胃舒平、雷尼替丁、法莫替丁等组胺H2受体拮抗剂，腹痛发作时可给予阿托品、普鲁本辛等。

消化不良者可给予胃黏膜保护药如硫糖铝等。低胃酸或缺乏胃酸时，常使胃内细菌繁殖，故可短期选用不易吸收的抗菌药物口服，如痢特灵、链霉素等。此外香砂养胃丸、陈香露和猴菇菌片等中成药对改善腹痛、腹胀、嗳气、恶心、呕吐等症状也有效。

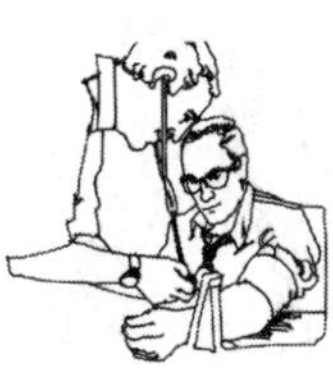

小贴士：

☞日常生活中除了避免暴饮暴食，过度烟、酒、茶、油腻、粗糙及刺激性食物外，急性胃炎患者的饮食注意应以流质食物为主，或采用柔软、少渣、少油腻、容易消化的食物，而且要少量多餐。若伴有肠炎或腹泻，膳食中应少用或不用蔗糖，以免产生或加重肠胀气，同时还应禁食一些生的蔬菜、水果以及粗纤维含量较多的食物。

☞体育锻炼能促进胃肠蠕动和排空，使胃肠分泌功能增强，消化能力提高，有助于胃炎的康复。所以在日常生活中，要适当的参加一些运动，如散步、慢跑、跳舞等，但要注意不要参加剧烈的劳动和运动项目，并且在运动或劳动后，不要马上进食，应先休息一会儿。

☞生活有节，起居有常，忌生活无规律及过度劳累，注意适当的休息。

☞精神紧张是慢性胃炎的促进因素，应予避免。心情上的不安和急躁，容易引起胃黏膜障碍和胃机能障碍，所以应尽可能地避免情绪上的应激反应，解除紧张的情绪，平时做到遇事不怒，事中不急不愁，保持心情舒畅，对胃炎的康复极有好处。

消化性溃疡——青壮年人对它可要小心些

【消化性溃疡的含义】

消化性溃疡主要指胃溃疡和十二指肠溃疡，十二指肠溃疡以十二指肠球部溃疡最多见。

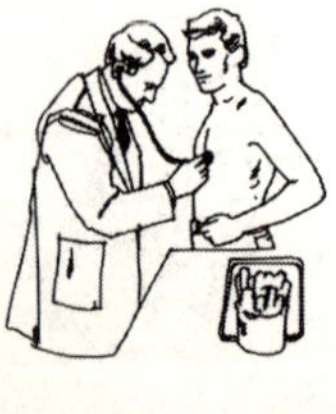

消化性溃疡的产生有两方面的原因。一方面，是由于胃和十二指肠黏膜的自我保护能力被破坏。如经常进食粗糙、刺激性食

物和服用阿斯匹林、强的松、酒精等，以及反流的十二指肠液，都可以损害胃黏膜屏障而使胃和十二指肠的自我保护能力下降。此时，具有消化蛋白质作用的胃酸和胃蛋白酶就很容易穿透胃黏膜屏障，消化侵蚀自身的胃或十二指肠黏膜，形成溃疡。另一方面，由于各种原因引起胃酸和胃蛋白酶分泌增加，此种情况下，即使胃和十二指肠黏膜的自我保护能力正常，也应付不了过量的胃酸、胃蛋白酶的侵蚀，易形成溃疡。如遗传因素或胃泌素瘤，或过度的精神紧张和不良情绪，可直接引起迷走神经兴奋，增加胃液分泌，使胃酸和胃蛋白酶分泌增加。幽门螺杆菌感染，是导致消化性溃疡发生和反复发作的又一个重要因素。幽门螺杆菌常常寄生于胃黏膜，它通过引起胃黏膜自我保护的屏障作用下降和刺激胃酸分泌增加这两种机制引发消化性溃疡。

【消化性溃疡的症状】

消化性溃疡症状以腹痛为主，疼痛常限于上腹部，呈慢性、周期性和节律性的特点：

节律性疼痛　疼痛呈隐痛、灼痛或钝痛。有时在进食、呕吐或服用制酸药后，疼痛可暂时减轻或消失。有时仅有上腹不适感，与饥饿感不易区分。疼痛与饮食密切相关，十二指肠溃疡的患者多在饭后 3 ~ 4 小时疼痛，甚至出现半夜疼痛。而胃溃疡患者的疼痛多发生在饭后半小时至 1 小时，因此，十二指肠溃疡患者常以进食来暂时解除疼痛，而胃溃疡病人则害怕进食后出现疼痛。此外，常有泛酸、嗳气、口水增加等症状。

溃疡病的常见并发症有上消化道大量出血、穿孔、幽门梗阻和癌变。少量出血者有黑粪，同时伴有头晕和乏力；大量出血可有呕血、黑粪或便血，且伴有面色苍白、冷汗、晕厥甚至休克。急性穿孔时患者突感上腹剧痛，有时可放射至肩部，有呕吐，腹

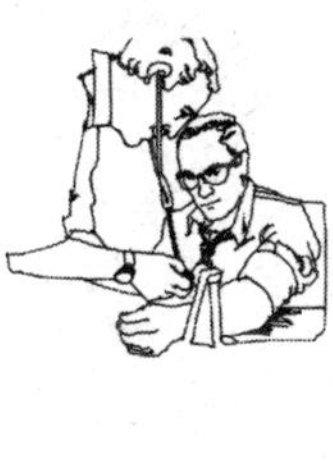

壁肌肉紧张如板状，脉搏细速、面色苍白、冷汗。幽门梗阻常发生于晚上，患者感到腹部胀痛，呕吐大量有酸败气味的宿食，呕吐后可感轻松，有时腹部可见膨胀的胃型，并有蠕动波，振动上腹时有振水音。

【消化性溃疡的诊断标准】

X 线钡餐造影和胃镜检查可确诊本病。溃疡是在胃或肠壁上形成的一个凹陷，X 线检查称之为“龛影”；胃镜下可见黏膜凹陷，底部有一层黄色或白色的坏死苔，周边充血水肿，甚至有渗血。如果胃溃疡的直径大于两厘米或溃疡形态不好，基底僵硬、黏膜变脆，则可能是恶性溃疡（癌）或容易转变成溃疡型癌，需要特别注意，经常复查。另外，胃液分析可呈胃酸偏高；活动性溃疡时，大便中常出现潜血。

【消化性溃疡的危害】

本病对人体影响较大，时间较长，易致癌前变及癌变。并且溃疡病在急性期时，炎性水肿如在幽门附近，可因水肿及痉挛而导致暂时性幽门梗阻，严重时可引起出血或穿孔。

【消化性溃疡的防治】

预防消化性溃疡，需要从以下几方面进行：

避免使用加重溃疡的药物，如强的松、阿司匹林、利血平、咖啡因、肾上腺皮脂激素等。

及时治疗相关疾病，如胃泌素瘤或多发性内分泌腺瘤、甲状旁腺功能亢进症、Meckel 憩室、Barrett 食管等疾病常可伴发消化性溃疡，应予及时治疗。

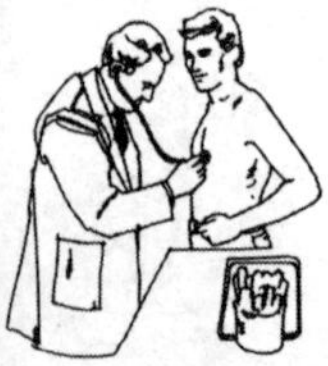

合理用药。HP 相关性胃十二指肠溃疡，在应用降低胃酸药

物的同时，给予有效的抗菌药物，根除 HP 感染也是预防溃疡复发的重要环节。

预后。消化性溃疡经药物治疗后达到症状缓解、溃疡愈合，仍需要继续给予维持量的药物治疗 1～2 年，对预防溃疡复发有积极意义。

治疗消化性溃疡的目的是缓解症状、促进溃疡愈合、预防复发和避免并发症。

药物治疗常用的药物有制酸剂，如雷尼替丁、奥美拉唑（洛赛克）；抗胆碱能药（解痉止痛），可选用普鲁本辛、颠茄合剂或阿托品等；抗菌药物如庆大霉素、小壁碱（黄连素）、诺氟沙星等。

并发症的治疗大出血时，绝对卧床休息，对焦虑和烦躁者可肌内注射地西泮（安定）或苯巴比妥钠，止血可选用西咪替丁（甲氰咪呱）加入液体 500ml 中静脉滴注，还可加用抗血纤溶芳酸、安络血、止血敏等，内科治疗 24 小时无效或伴其他并发症或出血停止不久又再次大出血者应手术治疗。急性胃肠穿孔，应立即手术治疗。幽门梗阻，因瘢痕挛缩所致者应手术治疗，因痉挛、水肿引起者应卧床休息，禁食并输液以维持水、电解质及酸碱平衡，选用抗酸剂及抗胆碱药物，并于晚睡前抽洗胃 1 次以减轻胃的压力。

小贴士：

☞日常生活中，生活要有规律，避免劳累和精神刺激，注意保暖。

☞溃疡病的发作期应注意休息，疼痛剧烈合并出血时要卧床。

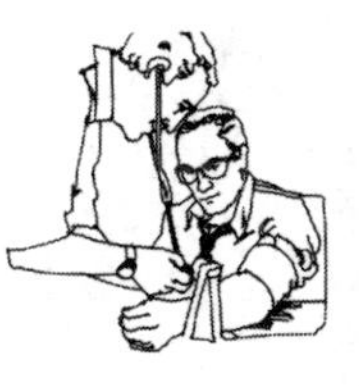

☞长期忧郁可造成对胃黏膜的损害，因此要树立乐观情绪，

消除焦虑。

☞饮食要定时定量、少食多餐，每日可进食4~6次，以吃易消化富有营养的食物为主，并保证摄入足量的维生素类及蛋白质。

☞忌食粗糙刺激性食物，如酒、咖啡、酸辣、油煎、豆类食物、浓缩果汁。还可准备一些饼干、烤馒头片等食品，以便疼痛时食用。

胆囊炎——这个梨状的小东西直接关系到肝脏的健康

【胆囊炎的含义】

胆囊炎是指胆囊发生的急性或慢性炎症。急性胆囊炎是由于胆管阻塞、化学刺激和细菌感染引起的急性胆囊炎性改变，临床上表现为急性右上腹痛，并向右肩胛放射，伴恶心、呕吐、发热。慢性胆囊炎大部分是由胆囊结石所引起，少数为胆囊管狭窄、扭转或胆囊存留伤寒杆菌所引起。

【胆囊炎的症状】

急性胆囊炎症状:

腹痛。2/3以上患者腹痛发生于右上腹，也有发生于中上腹者。腹痛多局限于右肋下胆囊区，右肩胛下区也可有放射性疼痛。老年人因对疼痛敏感性降低，有时可无腹痛症状。

恶心呕吐。60%~70%的患者可有反射性恶心和呕吐，严重者可呕出胆汁，并可造成脱水及电解质紊乱。

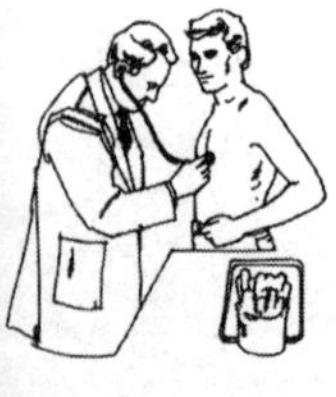

全身症状。80%患者可有中度发热。当发生化脓性胆囊炎时，可出现寒战、高热及烦躁、谵妄等症状，严重者可发生感染

性休克。

体征。多呈急性病容，呼吸表浅而不规则。严重呕吐者可有失水及虚脱征象。

20%患者可有轻度黄疸。严重病例可出现周围循环衰竭征象。腹部检查可见右上腹部稍膨胀，腹式呼吸受限，右肋下胆囊区有腹肌紧张、压痛及反跳痛，墨菲征阳性。

慢性胆囊炎症状：

许多慢性胆囊炎患者可持续多年毫无症状。本病的主要症状为反复发作性上腹部疼痛，腹痛多发生于右上腹或中上腹部，并向右侧肩胛下放射。

【胆囊炎的诊断标准】

血液一般检查：在急性胆囊炎和慢性胆囊炎急性发作时，白细胞计数升高，常大于 $15\times10^9/L$。如胆囊有坏死或穿孔时，白细胞计数常在 $20\times10^9/L$。

尿胆红素检查：如伴有黄疸时，阳性。

粪便蛔虫卵：胆道蛔虫症，可为阳性。

胆红素测定：总胆红素、直接胆红素升高。

酶学检查：丙氨酸氨基转换酶、天冬氨酸氨基转移酶、γ-谷氨酰转移酶、碱性磷酸酶、脂肪酶、淀粉酶、醛缩酶、亮氨酸氨基肽酶、乳酸脱氢酶、腺苷脱氨酶、5-核苷酸酶均可升高。

X线检查：慢性胆囊炎时，X线腹部平片可能显示胆石、肿大的胆囊、胆囊钙化或胆囊区可疑阴影等。胆囊造影可发现胆石及胆囊缩小或变形、胆囊浓缩、收缩功能不良等征象。

B超检查：慢性胆囊炎时，可探查出肿大或缩小的胆囊、胆囊收缩功能不良、胆囊粗糙增厚、较大的胆石等情况，有诊断参考价值。

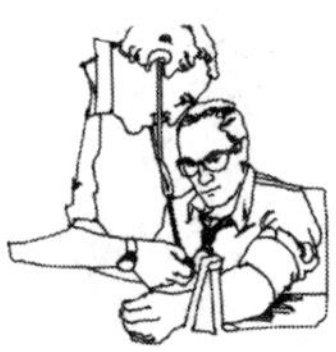

【胆囊炎的危害】

大量临床资料表明，急慢性胆囊炎和胆结石是胆囊癌发病的诱因，胆囊长期受慢性炎症和胆结石内胆酸、胆碱的刺激，容易使胆囊黏膜发生癌变。而且胆囊直接关系到肝脏的健康，因此，胆囊炎、胆结石患者必须及时有效的治疗。

【胆囊炎的防治】

预防胆囊炎或防止胆囊炎的进一步恶化，常采用的预防措施有以下几种：

积极治疗原发病溶血性贫血和肝硬变等，这些疾病可诱发胆囊胆色素类结石，所以如患有这些疾病应积极治疗。

积极治疗肠蛔虫症和胆道蛔虫症发现肠蛔虫症后，应及时服用驱虫药，以免蛔虫钻入胆道，如果已患有胆道蛔虫症，更应积极治疗，以防日久发生胆色素结石。

保持胆囊的收缩功能对长期禁食使用静脉内营养的病人，应定期使用胆囊收缩药物，如胆囊收缩素等，这样可防止胆汁长期淤滞。

肝外胆管的损伤性狭窄　胆管狭窄可导致狭窄上方胆管内的胆汁停滞，形成胆色素结石。因此，在行上腹部手术时，尤其行胆囊切除或胃大部切除时应避免伤及肝外胆管。

女性激素 有胆囊炎病史或爱吃高脂肪饮食的中年妇女，在采取避孕措施时最好不选用口服避孕药。更年期不滥用和长期服用雌性激素类药物。

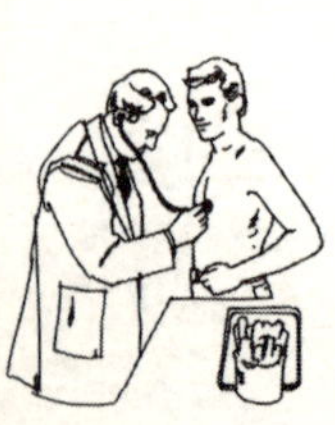

急性胆囊炎的治疗有非手术治疗和手术治疗。病情较轻的患者可用解痉止痛药，如阿托品、异丙嗪等。对于伴有结石的患者则需手术治疗。慢性胆囊炎常需多次检查或进行胆囊造影才能确诊，因其有恶变的可能，故对伴有结石或反复发作的病人需手术切除。

小贴士：

☞在饮食上，应禁食脂肪类食物，还要少食多餐，不要饱餐。此外，还应食用高碳水化合物流质饮食，如米粥、面糊等。含有丰富胆固醇的食物如动物内脏、蛋黄等均应少吃，但植物油脂有利胆作用，在不存在总胆管梗阻时，或胆囊炎胆石症静止期均可食用，不必限制。

☞多参加体育活动，各种锻炼身体的体育项目都可以参加，但必须持之以恒，只有这样才能使身体逐渐强壮，增强机体的抗病能力。

☞如果一个人长期精神紧张、抑郁，就可使胆汁流通不畅，胆囊内胆汁淤积，胆汁成分之间比例失调，促使结石生成。所以在日常生活中要注意保持良好的情绪，遇到不开心的事情要学会自我调节，避免大喜、大悲等不良的情绪。

肝炎——绝对流行并且是尽人皆知

【肝炎的含义】

肝炎是肝脏受到损害，出现肝功能异常的肝脏炎症性疾病的统称。肝炎导致肝脏功能不同程度的损害，并出现以消化道为主的一系列症状。引起肝炎的主要原因有病毒感染、药物或化学性毒物、酗酒和全身性传染病等因素。其中以病毒性肝炎最常见。病毒性肝炎是由肝炎病毒所引起，目前主要有甲、乙、丙、丁、戊5种类型，具有传染性强，传播途径复杂，流行面广泛，发病

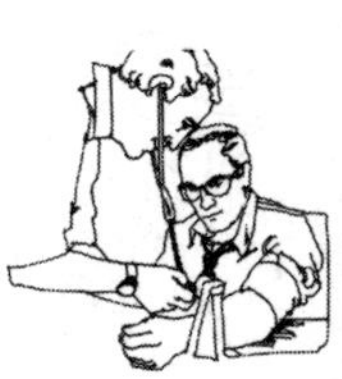

率高等特点。

【肝炎的症状】

肝炎的主要症状有：食欲下降，乏力，低烧，肌肉或关节痛，恶心、呕吐，腹痛。

体征上表现为：肝脏轻度肿大，可触及质地较软或中等硬度的肝脏，或有压痛、叩击痛。有些病例可无任何体征；巩膜或皮肤黄染，比消化道症状出现晚。急性重症肝炎或演变成慢性肝炎时，有些病例可出现肝病面容，表现为面色黯黑、黄褐无华、粗糙、唇色暗紫等；还可引起颜面毛细血管扩张，蜘蛛痣及肝掌，有些病人可有脾肿大。

【肝炎的诊断标准】

各临床类型肝炎的诊断依据：

1. 急性肝炎：

急性无黄疸型肝炎：应根据流行病学资料、症状、体征、化验及病原学检测综合判断，并排除其他疾患。

a. 流行病学资料：密切接触史指与确诊病毒性肝炎患者（特别是急性期）同吃、同住、同生活或经常接触肝炎病毒污染物（如血液、粪便）或有性接触而未采取防护措施者。注射史指在半年内曾接受输血、血液制品，及消毒不严格的药物注射、免疫接种、针刺治疗等。b. 症状指近期内出现的持续几天以上的，无其他原因可解释的症状，如乏力、食欲减退、恶心等。c. 体征指肝肿大并有压痛、肝区叩击痛，部分患者可有轻度脾肿大。d. 化验主要指血清 ALT 活力增高。e. 病原学检测阳性。

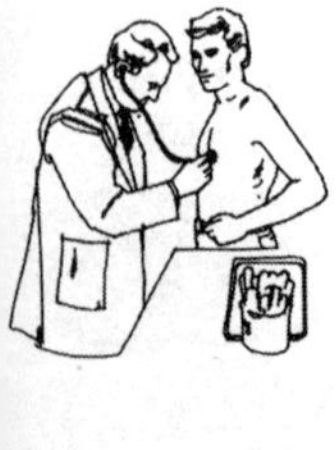

凡化验阳性并且流行病学资料、症状、体征三项中有两项阳性或化验及体征（或化验及症状）均明显阳性，并排除其他疾病

者可确诊为急性无黄疸型肝炎。

凡单项血清 ALT 增高，或仅有症状、体征，或仅有流行病学史及 b、c、d 三项中之一项，均为疑似病例。对疑似病例应进行动态观察或结合其他检查（包括肝活体组织检查）做出诊断。疑似病例如病原学诊断为阳性，且除外其他疾病可以确诊。

急性黄疸型肝炎：凡符合急性黄疸肝炎诊断条件，且血清胆红素 >17.1μmol/L，或尿胆红素阳性，并排除其它原因引起之黄疸，可诊断为急性黄疸型肝炎。

2. 慢性肝炎：

既往有乙型肝炎、丙型肝炎、丁型肝炎或 HBsAg 携带史或急性肝炎病程超过半年，而目前仍有肝炎症状，体征及肝功能异常者可以诊断为慢性肝炎。发病日期不明或虽无肝炎病史，但影像学、腹腔镜或肝活体组织病理符合慢性肝炎改变，或根据症状、体征、化验综合分析亦可作出相应诊断。为反映肝功能损害程度临床可分为：

轻度：（相当于原 CPH 或轻度 CAH）：病情较轻，症状不明显或虽有症状、体征，但生化指标仅 1～2 项轻度异常者。

中度：相当于原中型（CAH）。症状、体征、实验室检查居于轻度和重度之间者。

重度：有明显或持续的肝炎症状，如乏力、纳差、腹胀、便溏等。可伴有肝病面容、肝掌、蜘蛛痣或肝脾肿大而排除其他原因且无门脉高压征者。实验室检查血清 ALT 反复或持续升高，白蛋白减低或 A/G 比例异常、丙种球蛋白明显升高，凡白蛋白≤32g/L、胆红素 >85.5μmol/L、凝血酶原活动度 60%～40% 三项检测中有一项达上述程度者即可诊断为慢性肝炎重度。

【肝炎的危害】

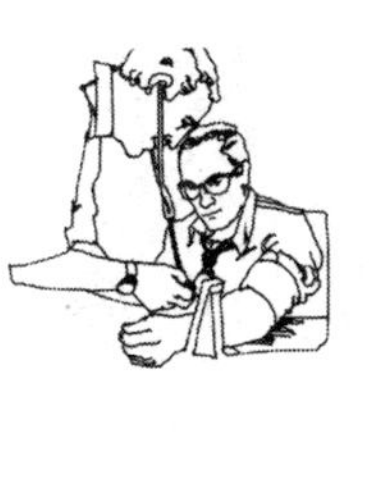

肝炎在世界各地均有发病和流行。近几十年来，由于社会人

口剧增，城市人口密集，社会人际效频繁，生活节奏加快，使病毒传染机会增多。抗生素的发展和使用，使细菌的感染和传播得到有效的控制，而病毒感染机会则相对增多。这些，都导致了病毒性肝炎的发病率有不断上升趋势。世界卫生组织（WHO）统计全球被乙肝病毒（HBV）感染的人大约20亿，其中3亿为慢性携带者。这些患者中25%病情严重，可最终死于肝硬肝化和肝癌。亚洲是乙肝地方性高流行区。在中国乙肝病毒感染人群占人口的10%之上，约1.2亿人携带乙型肝炎病毒，每年还有50－100万的新发病例，数量相当惊人。全国每年有30万人被肝病夺去生命。由此可见肝炎对人类健康危害之大，故有人称："肝炎是威胁全民健康的杀手。"

【肝炎的防治】

甲型肝炎的主要传染源是急性病人和亚急性临床感染者，甲型肝炎病毒（HAV）主要从肠道排出，通过日常生活接触而进口传染。甲型肝炎潜伏期为2～6周，平均一个月。

乙型肝炎的传染源是急性和慢性乙型肝炎病人以及病毒携带者，急性病人从潜伏期末至发病后66～144日，其血液内多具有传染性，由于传染期短，作为传染源的意义不如慢性肝炎病人和病毒携带者大。乙型肝炎病毒（HBV）通过输血、血浆、血制品或使用病毒污染的注射针头、针灸用针、采血用具、血透仪等血源传播，也可通过母婴和性接触传播。乙型肝炎潜伏期为6周～6个月。

丙型肝炎传染源是慢性丙型肝炎和丙型肝炎病毒（HCV）或抗HCE阳性无症状携带者，丙型肝炎主要通过输血而引起，目前吸毒者共用注射器而多见，丙型肝炎的潜伏期（输血后）30～83天，平均52.1天。

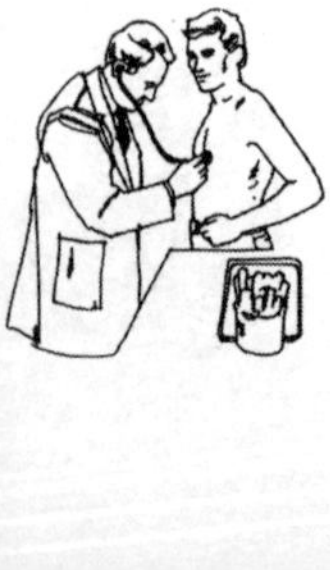

丁型肝炎传染源主要是急、慢性丁型肝炎病人和丁型肝炎(HDV)、HBV携带者，实验动物模型如黑猩猩、土拨鼠等也可作为传染源。丁型肝炎的传播途径与乙型肝炎相似，主要是输血和血制品，日常生活接触也有可能被传染。急性丁型肝炎由HDV与HBV同时感染所致，潜伏期为6～12周。

戊型肝炎的传染源为戊型肝炎患者和隐性感染者，戊型肝炎病毒经口感染。潜伏期一般为15～75天，平均约6周。

预防肝炎一定要控制传染源，切断传播途径并进行疫苗预防。甲型肝炎灭活疫苗和减毒活疫苗接种预防甲型肝炎。乙型肝炎疫苗接种预防乙型肝炎。已经接种过乙型肝炎疫苗者，半年后复查乙型肝炎表面抗体，如无抗体者，需要再次接种乙型肝炎疫苗。但丙型、丁型、戊型肝炎病毒疫苗目前尚在研制中。

肝炎无特殊疗法，儿童期一般肝炎，通过休息，合理的生活作息制度，饮食疗法和支持疗法，大多数病人都能痊愈。

休息。急性期要卧床休息，待症状明显减轻时至恢复期可适当活动，但要避免疲劳。

饮食。根据病情、病期、营养状况及食欲等情况适当掌握。半流质或一般饮食，富于各种维生素，如食欲允许可适当增加蛋白质，少油腻，但也不要过分限制脂肪，不必强调吃糖，呕吐或不进食者可补液。

忌用损害肝脏的药物，少用安眠药，必要时用水合氯醛或得眠宁。

体弱消瘦，面色苍白，营养不良者给以维生素B_1、B_2、C、B_{12}等或肝注射液，胎盘球蛋白或丙种球蛋白等。

对症治疗。

中医中药治疗。

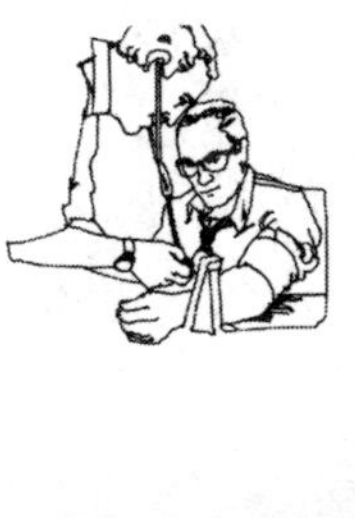

小贴士：

☞肝炎病人要绝对禁止饮酒，因为酒精可以直接损害肝脏，使肝细胞坏死，即便肝炎治愈后，也以不饮酒为好。

☞肝炎病人吃糖贵在适量，碳水化合物以占每天所需总热量的50～70%为宜。

☞肝炎合并胆囊炎或胆石症的病人，要适量控制脂肪摄入，每天少于40克，病情严重者禁止食用肥腻食物，以免发生胆绞痛。

☞一般肝炎病人无需低盐，即使因肝炎发展为肝硬化腹水的患者，也不宜采用低盐饮食，更不可忌盐。

☞肝炎病人合并脂肪肝者，应给予高蛋白饮食。因为只有蛋白质才能将堆积在肝细胞中的脂肪转变为脂蛋白，帮助运出肝脏以利康复。

脂肪肝——饮食不节，它就会找上你

【脂肪感的含义】

脂肪肝是肝内脂肪蓄积过多的病症。肝脏是人体重要的消化器官，对脂类的消化、吸收、代谢等起着重要的作用。正常情况下，肝脏含有少量的脂肪，约占肝脏重量的4%～7%。当在某些异常情况下，肝内脂肪含量增加，超过10%时，即为脂肪肝。由于生活习惯、饮食结构等多种因素的影响，我国脂肪肝发病率有逐渐增加的趋势，肥胖、酗酒、糖尿病、药物中毒、妊娠、肝炎病毒或其他病原体感染等，都可引起脂肪肝。虽然脂肪肝通常被认为是良性病变，但个别患者有可能发展为肝硬化。

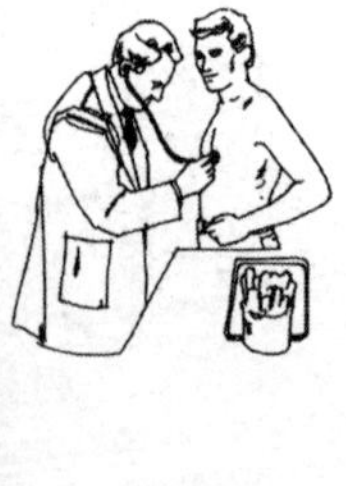

【脂肪肝的症状】

脂肪肝临床表现缺乏特异性，很多患者临床上可无症状。随着病情的发展，会逐渐出现轻微症状。起初只感有些精力不继，工作后易疲劳；进而食欲减退，肝区不适或有轻度胀痛，有些病人恶心、嗳气、腹胀、头晕、腰酸等。个别患者可伴有舌炎、口角炎、口腔炎、闭经、阳痿。极少数患者可发展成肝硬化而出现黄疸、腹水、下肢浮肿。少见的急性脂肪肝患者则与急性、亚急性肝坏死病人之症状十分相似，例如可见重度黄疸，可觉明显肝痛，呕吐咖啡色的胃内容物，精神淡漠，并伴有全身出血倾向，甚至昏迷。

【脂肪肝的诊断标准】

本病的诊断主要根据酗酒、肥胖、糖尿病、慢性肝炎、营养不良等不同病史，难以用其他病解释的临床表现，血脂、血浆蛋白及肝功能酶学等实验室检查，尤其是 B 超强回声表现和 CT 等，进行综合分析判断，但肝穿刺活组织检查仍是确诊的可靠方法。

【脂肪肝的危害】

脂肪肝如不及时治疗或治疗不合理，常可发展为肝纤维化或肝硬化。贮积在肝细胞内的脂肪，可引起肝细胞的变性，坏死和炎症反应。导致肝纤维的增生，重者可使肝脏生态系统失去平衡，肝内小叶结构改建，形成假小叶及结节，至终形成肝硬化。因此肝纤维化是脂肪肝发展的重要病理特征，是进一步发展为肝硬化的重要环节。酒精性脂肪肝一旦出现中央静脉周围纤维化，就可迅速发展为肝硬化。酒精性脂肪肝平均每年有 10% 发展为肝硬化，肥胖性脂肪肝 25% 有程度不同的肝纤维化，每年有 1.5%

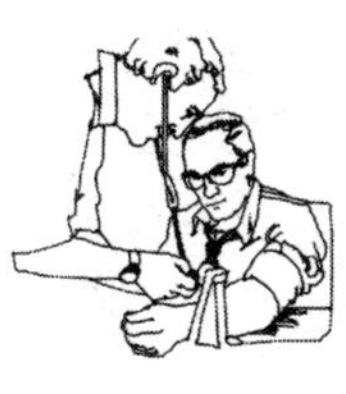

~8% 发展为肝硬化。肝硬化是一种癌前状态，两者有十分密切的关系，据报道，国内肝硬化患者中有 30% 的人并发有肝癌，慢性嗜酒者中，有 20% ~30% 的发展为肝硬化，其中有 10% 发生肝癌。由此可见，脂肪肝与肝癌有一定的关系尤其是酒精性脂肪肝关系更为是密切。脂肪肝及其基础疾病对人们的生活质量和寿命有一定影响。肥胖和糖尿病所致脂肪肝虽无生命危险，但随着病程的进展和原发病的加重，其病死率明显升高。生活质量下降，寿命缩短。脂肪肝所致的肝纤维化和肝硬化的长期发展也会影响人们的生活质量和生存时间。

【脂肪肝的防治】

脂肪肝是可以避免的，即使发现有脂肪肝征象，也可阻止其发展，并能逆转，达到较好的恢复乃至完全治愈。在预防脂肪肝中，以下一些措施是至关重要的：

调整饮食结构，主食宜以糖类为主，尽量减少精白米、精白面粉，应适量多配一些粗、杂粮混食。

择选肉类食品，应以鱼类、家禽、兔肉等为主，减少过量食用肥腻的猪肉，尤其是猪内脏（如猪大肠等）要限量。牛、羊肉含脂量亦很高，只宜适量食用。

保持均衡营养，每日都应该进食一定量的新鲜蔬菜和水果，这样可得到较全面的营养素成分。创造条件经常食用一些豆制食品，这在预防脂肪肝的发生上具有重要意义。

力戒高浓度酒精的酒类饮品，绝对禁忌酗酒，因为酗酒对肝细胞的损害是极其严重的，常为脂肪肝的直接致病因素之一。

不同年龄组的人者应保持适量的体育锻炼，尤其是中老年人要特别注意这一点，加强体育锻炼，不仅可使全身功能协调，而且还有助于消耗体内过多的脂肪。

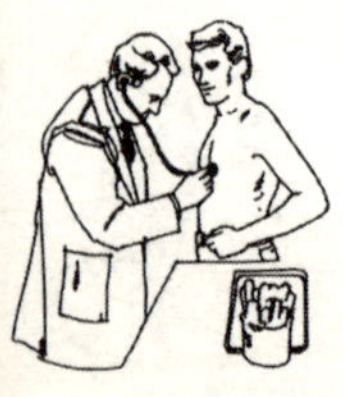

如若患有高脂血症、肥胖症、急性肝炎、慢性肝炎、糖尿病，及因治疗某些疾病服用激素类药物等时，应积极、主动地根治这些病症，因为此类病症及服用激素常可引发或导致脂肪肝。

脂肪肝的治疗主要从去除病因、调整饮食、中医药治疗三方面入手。某些祛脂药物如胆碱、蛋氨酸、维丙胺等有一定作用，但目前对此疗效尚不十分肯定，且副作用较多，故一般慎用。

祛除病因。寻找并消除病因是治疗脂肪肝的根本方法。如酒精性脂肪肝主要在于戒酒；糖尿病性脂肪肝在于积极地治疗糖尿病；肥胖性脂肪肝在于有效控制体重；营养失调性脂肪肝在于调整营养物质的供给。同时要避免各种对肝脏有毒性的药物。大多数轻度脂肪肝在除去致病因素后即可获得好转。

调整饮食。这是脂肪肝治疗的重要一环。特别是营养失调性脂肪肝，不可营养过度，也应避免营养缺乏。一般脂肪肝饮食需高蛋白、适量脂肪和糖类；肥胖性脂肪肝应从节制饮食入手，同时加强适当的运动锻炼，冰淇淋、糖果之类少食，可多食豆类食物；营养不良性脂肪肝应予高蛋白膳食及足够的糖类及脂肪，但由于消化腺分泌不足，只能逐步增加摄入量。

此外，还有中医中药食疗等，如枸杞子、葛根、马兰等有保肝去脂作用，可多食用。蔬菜中有去胀作用的有大蒜、芹菜、紫菜、香菇、海带等，在日常生活中可增加这类食物的食入量。

小贴士：

☞小儿脂肪肝最常见的病因就是饮食不合理，即营养过剩造成过度肥胖的儿童而出现脂肪肝，过度肥胖的儿童有20～30%患有不同程度的脂肪肝。调查还发现，凡过度肥胖儿65～80%喜肉食，更易导致脂肪肝。因此，家长在此方面要多加关注。

☞脂肪肝患者必须保持大便通畅，防止习惯性便秘，以利毒

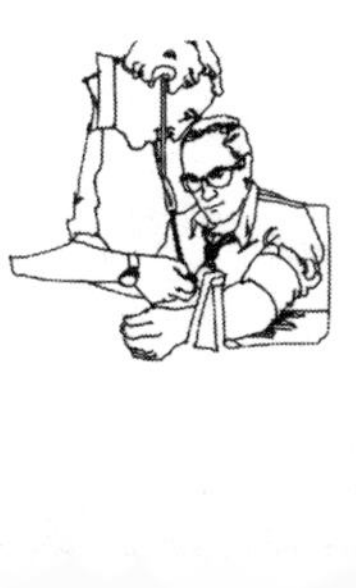

性物质从体内排出，减轻肝脏的负担。

☞正在自我疗养的肝病患者可以有目的地选择有利于自己的色彩和环境。对于脂肪肝患者来说，经常到户外走走，欣赏一下大自然秀美的风光，可以辅助病情的治疗。

肝硬化——和它“形影不离”，肝功能就会大打折扣

【肝硬化的含义】

肝硬化是由不同病因引起的慢性肝病在发展过程中的后期阶段。病变弥漫分布。基本病理变化主要是肝实质性变性坏死，纤维结缔组织增生，假小叶形成，导致肝脏逐渐变硬。后期可阻碍门静脉回流，导致门脉高压症。临床表现为肝功能不良、门脉高压以及多系统损害。病因以病毒性肝炎较多见，此外有寄生虫、营养不良、乙醇中毒等，部分病例与自身免疫有关。根据病因、病理或临床表现，一般分为结节性肝硬化与胆汁性肝硬化，以结节性肝硬化较多见。

【肝硬化的症状】

肝硬化的起病及演变过程差异较大，多数较缓慢，病情亦较隐匿，可潜伏 3 ~5 年或更长，少数因大片肝坏死而发展较快，3 ~6 个月便可形成肝硬化。因肝脏有较强的代偿功能，所以在肝硬化形成的前几年往往并无明显的症状与体征，部分病人仅在健康查体、腹部手术时才被发现。临床上一般将肝硬化分为肝功能代偿期和肝功能失代偿期，两期的界限常不清楚。

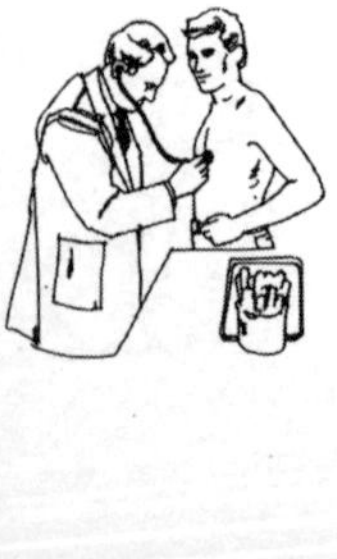

代偿期：

症状较轻，缺乏特异性。可有乏力、恶心，食欲不振、腹胀

不适、上腹痛及腹泻等，其中乏力和食欲不振出现较早，且较突出。上述症状多呈间歇性，因劳累或伴发病而出现，经休息或治疗后可缓解。

失代偿期：

症状显著而突出，主要为肝功能减退和门静脉高压所致的临床表现，可有全身多系统症状，如消瘦乏力，活动后极易疲倦，面色黧黑晦暗，面容憔悴，皮肤干枯粗糙，食欲明显减退，甚至厌食、恶心、呕吐，上腹部胀饱不适，腹水和胃肠积气。脾肿大，静脉曲张等。

男性患者有性欲减退、睾丸萎缩、毛发脱落、乳房发育，女性患者有月经失调、闭经、不孕等。此外，患者面、颈、胸、肩背、上肢等部上腔静脉引流区域可见蜘蛛痣和（或）毛细血管扩张，这是由于体内雄、雌激素平衡失调所致；手掌大鱼际、小鱼际和指端部位出现红斑，称为肝掌，一般认为与雌激素增多有关。另外由于肝脏对醛固酮和抗利尿激素的灭活作用减弱，可导致钠水潴留，尿量减少，出现浮肿，促进腹水的形成并加重。

【肝硬化的诊断标准】

血液一般检查：肝硬化失代偿期常有轻重不等的贫红细胞计数和血红蛋白减少。脾功能亢进时，白细胞和血小板计数减少。

尿液一般检查：早期一般无变化，有黄疸、腹水时，可出现胆红素和尿胆原增加。有时可见到蛋白尿、管型尿和血尿。

肝功能检查：血清胆红素有不同程度升高。丙氨酸氨基转移酶、天冬氨酸氨基转移酶早期正常或轻度升高，后期有轻度、中度升高。血清蛋白降低，球蛋白升高，血清蛋白/球蛋白比值降低或倒置。凝血酶原时间在早期正常，后期有不同程度延长。

出凝血时间检查：延长。

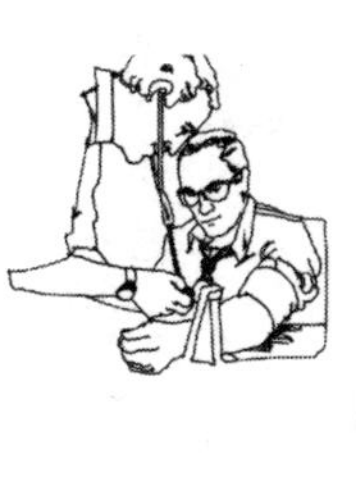

其他生化检验：碱性磷酸酶、碱性磷酸酶同工酶2、乳酸脱氢酶同工酶5、单胺氧化酶、鸟氨酸氨基甲酰转移酶亦升高。α球蛋白、γ球蛋白升高，铜蓝蛋白、血氨升高，α_1微球蛋白降低。总胆固醇明显降低，磷脂升高，前β脂蛋白降低，高密度脂蛋白-胆固醇降低，过氧化脂质升高。血管活性肠肽升高，常大于150μg/L；环鸟苷酸升高常大于8mmol/L；甘胆酸升高，常大于2.0μmol/L。

免疫学检查：T细胞数降低，血清IgG、IgA、IgM均升高。

腹水检查：多为漏出液。

B超检查：肝超声检查可显示肝脏大小、边缘、肝内回声及血管趋向的改变及腹水情况，常显示分隔波、中高波、波型呆滞等。B超检查还可显示脾脏肿大情况。

X线检查：常做钡餐检查，了解有无食管和胃底静脉曲张及曲张程度。食管静脉曲张时，可见虫蚀样或蚯蚓状充盈缺损，纵行黏膜增宽；胃底静脉曲张时，可见菊花样充盈缺损。

【肝硬化的危害】

在肝硬化早期，患者的症状和体征均较轻微，肝功能检查可能仅有轻度异常。肝硬化发展到一定程度之后，则进入肝功能失代偿期，患者会出现食欲下降、消瘦乏力、腹痛、腹泻、牙龈出血、鼻出血、发烧、黄疸、脾肿大、腹壁静脉曲张、腹水等种种体征。

更为严重的是，肝硬化的并发症对患者有很大的威胁。首先是上消化道大出血，多是由于肝硬化导致肝门静脉高压，食管胃底静脉曲张，当受到粗糙食物、化学物质或腹内压升高等因素刺激时，曲张的血管极易破裂，发生大出血。其次是腹水、自发性细菌性腹膜炎。第三，发生肝性脑病。肝昏迷和肝肾综合征、肾

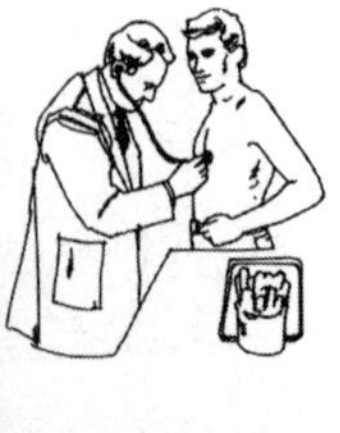

功能衰竭。这些并发症预后极差，是造成肝硬化患者死亡的重要原因。第四，肝癌常常继发于肝硬化的基础上，目前有些观点认为肝硬化是肝癌的癌前病变。另外，肝硬化患者脾功能亢进，机体免疫功能减退，加之门一体静脉间侧支循环的建立，增加了感染微生物的机会，因而容易发生支气管炎、肺炎、腹膜炎、胆道感染等。由于患者抵抗力降低，这些感染无异于雪上加霜，使患者的生命受到严重威胁。

【肝硬化的防治】

在日常生活中，对于病毒性肝炎、长期营养缺乏、长期饮酒、慢性肠道感染等患者，必须严密随访观察，以期早期诊断。此外，还要预防感染，平常尽量避免出入公共场所。无论患什么病，都应遵照医生的指示服药，勿私自服用成药。对于日常生活中的身体变化应特别注意，对于原因不明的肝肿大，特别是肝质地坚实、表面不光滑者，必须立即送医院进行诊治。

肝硬化的治疗是综合性的，在治疗过程中，首先要注意避免劳累，受凉等，给予高热量、高蛋白低盐饮食，补充维生素 B、C、E 等。保护肝脏，可用护肝药品，如维生素和消化酶类。抗肝纤维化，则可使用秋水碱，中药丹参、黄芪等也具有抗纤维化的作用。对于有腹水的患者，可限制钠、水的摄入，增加钠、水的排出，还可用利尿剂，如安体舒通、呋塞米等药物进行治疗，并且也可使用反复少量输血的方法进行治疗。当出现门静脉高压症时，则可行手术治疗法。

小贴士：

☞生活中，以低脂肪、高蛋白、高维生素和易于消化饮食为宜。做到定时、定量、有节制。在肝硬化出现的早期，可多吃豆

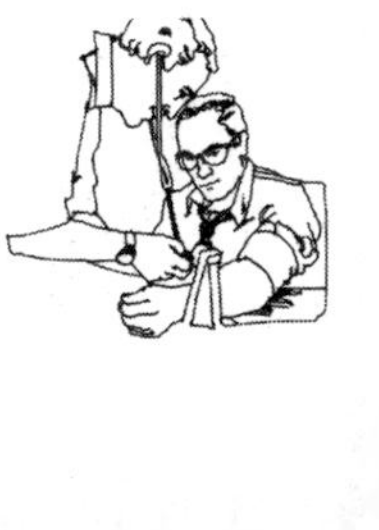

制品、水果、新鲜蔬菜，适当进食糖类、鸡蛋、鱼类、瘦肉。当肝功能显著减退并有肝昏迷先兆时，应对蛋白质的摄入适当控制，提倡低盐饮食或忌盐饮食。

☞日常生活要有规律，注意环境卫生，并且要特别注意休息，在代偿期的患者不应过劳，而失代偿期的患者，则应卧床休息。只有这样，才能保护肝脏。

☞怒伤肝，此为第一大忌。另外，忧郁、思虑、悲伤等情绪均可导致肝气郁结。所以在日常生活中，无论是健康人士还是患者，都要保持良好的情绪，避免大喜、大怒和大悲等，并且还要有战胜疾病的信心，积极配合医生治疗，这样才能使身体早日康复。

胆石症——肚子里长石头可不是闹着玩的

【胆石症的含义】

胆石症是指胆道系统（包括胆囊及胆管）的任何部位发生结石的疾病。本病的发病率在西方较高。发病年龄多在中年以上，女性多于男性。其临床表现取决于结石是否引起胆道感染、胆道梗阻以及胆道梗阻的部位和程度。

【胆石症症状】

胆石症的临床表现很大程度上取决于胆石的大小、性质、动态及所在部位等。

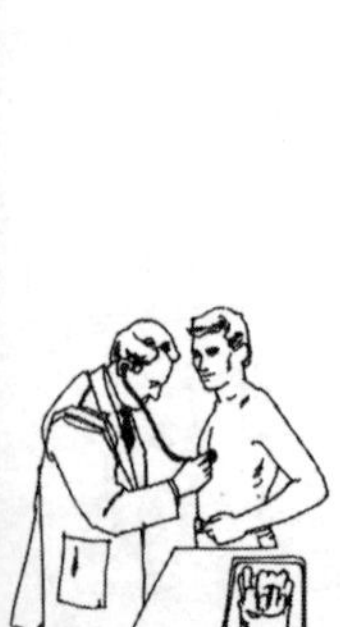

胆石症可反复发作，有时可持续数十年。胆囊结石可无症状或间断性右上腹闷重钝痛感。当结石阻塞胆囊管时即发生疼痛并向右肩放射。常伴有恶心，呕吐、发热。可诱发急性胆囊炎。胆囊肿大常可扪及并有触痛。X线检查可现结石。

胆总管结石除有上述症状外，还因结石阻塞胆总管而发生黄疸、疼痛、寒战和发热，并可发生化脓性胆管炎，还可并发急性胰腺炎。肝细胞严重损害时可影响凝血因子的制造，可有出血倾向，甚至发生纤维性变导致胆汁性肝硬变。胆道造影可见胆总管增粗或透亮区。

【胆石症的诊断标准】

实验室检查：胆石症的急性期可有血象改变，白细胞计数可升至（10～20）$\times 10^9$/L，中性白细胞增多，血清黄疸指数和胆红素可能升高。

X线检查：胆石症的确诊常赖于X线检查。在胆石症中约10～15%病例的胆石含钙盐较多，不透X线，仅用普通平片摄影即可显出暗影。如平片检查无阳性发现，可在急性期缓解后进一步用不透X线的含碘对照剂进行X线胆囊造影术，以衬出透光的结石阴影。X线胆囊造影术不能清楚地显示胆管，可在病情允许的情况下进行X线胆管造影术。

B超检查：B型超声扫描是非侵入性检查方法，能很好地显示肝内和肝外胆管胆囊有无扩张和有无结石，是近来普遍采用的诊断方法。

其他经皮肝穿刺胆道造影术、经纤维十二指肠进逆行胰胆管造影术等检查方法。

【胆石症的危害】

胆结石最主要的危害有：

有时结石因体位的转动或进食油腻性食物，引起胆囊收缩迫使结石阻塞胆囊管，引起急性胆囊炎。常出现胆绞痛，胆囊积

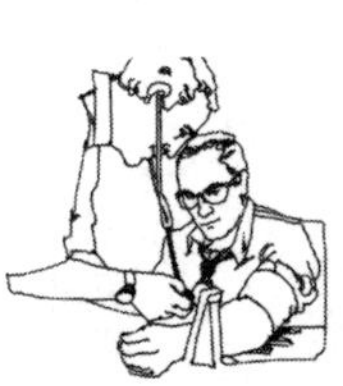

脓，甚至坏死、穿孔、弥漫性胆汁性腹膜炎，休克而危及生命。在我国，50%～80%的胰腺炎由胆石症引起。胆石性胰腺炎往往是十分严重的出血或坏死性胰腺炎，而且许多胆囊结石合并胰腺炎的病例常常在切除胆囊后便不再复发。这就充分说明胆石病与胰腺炎的发病确有关系。胆结石导致胆囊病变通过内脏交感神经的兴奋，使心脏冠状动脉痉挛，以致冠状动脉血流减少，从而发生心绞痛，称之为“胆－心综合征”。

有研究显示，有胆囊结石病人罹患胆囊癌的危险性是无结石者的6～15倍；结石的大小与胆囊癌的发生率也密切相关，有40%的胆囊癌患者结石大于3厘米，12%小于1厘米，且直径3厘米以上者发生胆囊癌的危险性要比1厘米以下的高10倍；结石时间长短亦与发生胆囊癌同样相关，胆囊结石长期存在往往会引起胆囊萎缩、钙化，而钙化性胆囊或瓷样胆囊中约有20～60%的患者发生胆囊癌。

【胆石症的防治】

从医学上说，慢性胆囊炎的病人常合并有胆结石。预防胆石症，首先要注意饮食调节，少进高胆固醇饮食。有人认为，我国北方中年妇女胆石症增多的原因与妊娠期和产后大量食用鸡肉和猪肉有关，多吃含维生素A的水果和蔬菜，如胡萝卜、菠菜、苹果等，有利于胆固醇代谢，可减少结石的形成。讲究饮食卫生，可以免除或减少肠道蛔虫病；加强运动和锻炼，可增强胆囊舒缩功能；尽早发现胆囊炎，积极治疗胆道感染，这一切均对预防胆结石症有益。

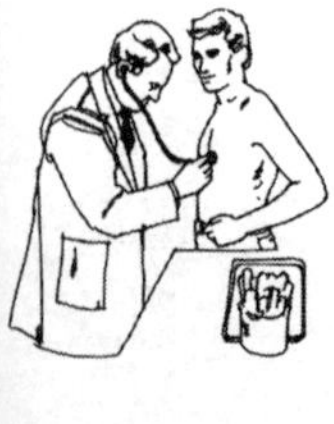

肥胖与高血脂病人，适当应用降血脂药，也是预防胆结石症的一种方法。慢性胆囊炎、胆结石症的治疗方法很多，可服用利胆药去氢胆酸片、胆酸纳及鹅去胆酸片均有一定的作用，应用消

炎利胆片也有一定的效果。有人建议应用金钱草、茵陈各30克，煎水作茶饮，1个月为1疗程，有排石利胆的功能。当慢性胆囊炎急性发作时，要禁食、输液，有效地止痛，还要选择适当的抗生素。当内科治疗无效或有一定的外科指征时，应积极争取手术治疗。

小贴士：

☞充分供应必需脂肪酸，维生素C和蛋白质食物，合理安排餐次，防止热能入超和中年发胖。

☞胆石症重在预防，发现有肠道蛔虫症者，要及时彻底地进行驱虫治疗。

☞若胆石症患者处于静止期，饮食可如正常人，但应注意避免酒、油腻食物以及疲劳和精神刺激，以减少诱发胆绞痛的机会。发作期应给清淡饮食甚至禁食，给予输液、抗炎、解痉止痛等处理。

☞当胆石症伴有严重感染或胆囊息肉等时，应劝其接受手术切除胆囊。

便秘——这个“秘密”要解开可费点劲

【便秘的含义】

便秘是一种很常见的临床症状，便秘是指便次太少，或排便不畅、费力、困难、粪便干结且最少。正常时，每日便次1~2次或2~3日一次，但粪便的量和便次常受食物种类以及环境的影响。许多患者的排便3次/周，严重者长达2~4周才排便1次。有的每日排便可多次，但排便困难，排便时间每次可长达30分

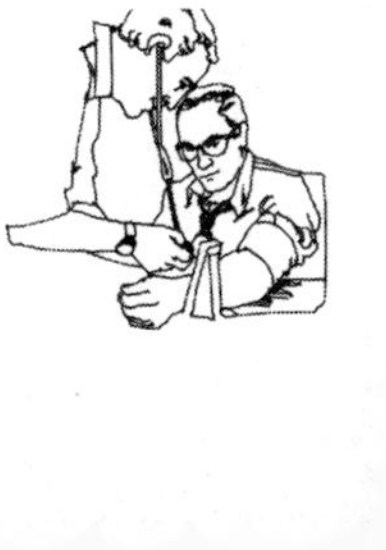

钟以上，粪便硬如羊粪，且数量极少。

【便秘的症状】

便秘的主要症状为：排便频次减少，一般少于每周二次，粪便干结，排出的粪便有时呈羊粪状，排出困难并有痛苦，或者虽有大便，但排便不畅。这是因为粪块在直肠内停留过久可以形成粪嵌塞，直肠黏膜因受压而产生炎症，排泄少量黏液稀便，次数频繁，但排便不畅，并伴有里急后重，此时易将便秘误诊为“腹泻”，应注意鉴别。

【便秘的诊断标准】

鉴于正常人群中排便次数的个体差异较大，因而对便秘作出确切的诊断标准并非易事。有人将排便费力和粪便干结定为便秘，但多数学者认为还应包括排便次数减少，即每周少于3次。

【便秘的危害】

长期的便秘带来的危害不可忽视。首先，受害的是消化系统。最恼人的是肠胃向口腔散发的不良气味而造成的令人尴尬的口臭。腹胀、腹痛及食欲减退是主要症状，严重的便秘还可能造成肠梗阻。

便秘还可以引起头痛、失眠、注意力不集中、疲乏、营养不良等。而便秘最直接的伤害是造成肛裂、痔疮等疾病。有些人长期的腰骶部或臀部、大腿后侧酸痛不适找不到病因，其实就是便秘引起的。长期便秘还会使面部痤疮加重，皮肤粗糙生黑斑。

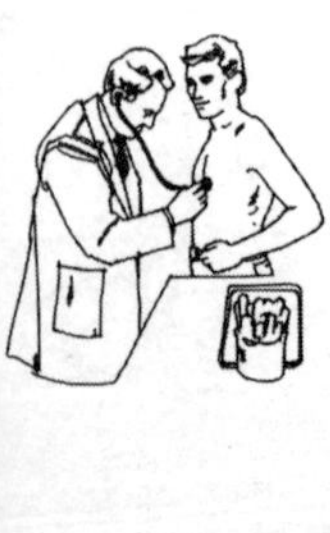

便秘为大肠癌的发生提供了很好的物质基础。由于人们饮食中脂肪、蛋白含量的增加，肠道中一部分尚未被消化的脂肪、蛋白质在一些厌氧菌的作用下可产生一些化学致癌物质及毒性产

物，便秘使这些毒素不能及时排出体外，肠黏膜与这些毒物接触的时间越长，发生癌症的机会就越多，所以说，便秘是诱发大肠癌的重要因素之一并非耸人听闻。

便秘也是人们日常生活中常见的一个内科症状，较多的粪便在肠腔滞留过久，大量水分被肠壁吸收后，可致粪便干燥、坚硬，不易解出，称为便秘。

【便秘的防治】

便秘可能为某种疾病的症状，要及时治疗，警惕引发更严重的后果。清洁肛门与直肠注意在便后应用水冲洗肛门，如果有条件者还可选择喷枪用自来水便后冲洗肛门，若排空不全时可用低压灌进肛门少许水，像漱口式清除积便。

排便避免用力。有些便秘者由于排便困难，在排便时奋力地排便，这不是明智之举，并且这样做还可能引起痔疮及肛门破裂，还可使肛门口窄化，使便秘更严重。并且还可引发血压升高、心跳减缓等症状，且有些年长的便秘患者甚至从马桶上昏倒，有时可能造成骨折。所以有便秘症状时，患者可选择每日2~3次胸膝位跪姿，可使下垂的乙状结肠或横结肠上移，调整乙直交角及脾曲使之角度变钝以利排便，不要用力排便，应想办法缓解便秘症状，严重时要求助医生。

此外，对于功能性便秘者除了在饮食、排便习惯、体育锻炼上应注意外，如粪便硬结，并停滞在直肠内近肛门口处，可用手指将大便逐块挖出，解除病痛。

治疗便秘时，对有器质性病因的患者，应做相应的病因治疗，并且还可进行对症处理。

药物治疗。治疗初期可给予轻泻剂，但强泻剂或灌肠应尽量少用和慎用。粪便干燥或年老体弱者，可应用润滑性泻剂，如甘

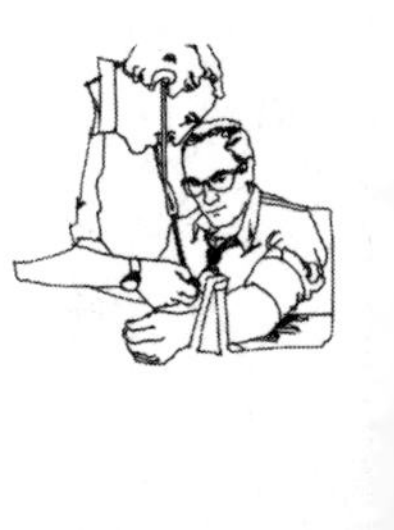

油、石蜡油等。粪便干燥而体质较好者，可应用稀释性泻剂，如硫酸镁、镁乳或氧化镁等，但注意泻剂一般不宜经常使用，如上述治疗无效时，可应用温盐水灌肠。

也可用刮痧、按摩等缓解症状。

小贴士：

☞日常饮食应多食含纤维素高的蔬菜与水果，蔬菜中以茭白、韭菜、菠菜、芹菜、丝瓜、藕等含纤维素多，水果中以柿子、葡萄、杏子、鸭梨、苹果、香蕉等含纤维素多，所以便秘者应多食用这些食物。

☞为防治便秘或是减轻便秘症状，还应摄入大量的水分，因为水分具有软化粪便，促进排便的作用，成人至少每天要喝 6 杯水，8 杯更好。

☞平常注意合理的锻炼身体，如散步、慢跑、勤翻身、腹部按摩等。如作腹部按摩可从右下腹开始向上、向左，再向下顺时针方向按摩，每天 2～3 次，每次 10～20 分钟，甚有效果。

☞坚持每日定时排便，可以形成良好的条件反射，是防止便秘最重要的措施。对于便秘患者开始可能不能每日正常排便，但仍要每日定时去厕所，一般 3～4 日后就可以产生效果。

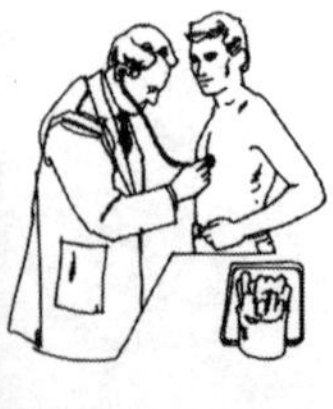

第五章　内分泌系统疾病健康指标与防治

内分泌及代谢系统健康指标

内分泌系统概述

内分泌系统是由胚胎中胚层和内胚层发育成的细胞或细腻群(即内分泌腺体)。它们分泌微量化学物质—激素—通过血液循环到达靶细胞，与相应的受体相结合，影响代谢过程而发挥其广泛的全身性作用。内分泌系统与由外胚层发育分化的神经系统相配合，维持机体内环境的平衡、为了保持平衡的稳定，内分泌系统间有一套完整的互相制约，互相影响和较复杂的正负反馈系统。使在外条件有不同变化时，与神经系统共同使内环境仍能保持稳定，这是维持生命和保持种族延续的必要条件。任何一种内分泌细胞的功能失常所致的一种激素分泌过多或缺乏，均可引起相应的病理生理变化。

内分泌疾病的功能类型

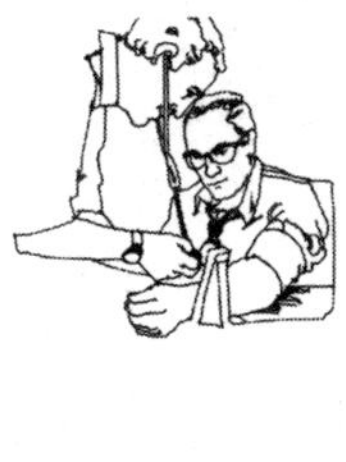

人体有许多内分泌腺体，它们都可以发生这样或那样的疾

病，从功能上说可分为 2 大类。

1. 功能亢进（即功能过高）。功能亢进是分泌的激素太多了，超过了正常人体所需要的量，如生长激素分泌过多就发生巨人症，身高达 2 米以上。功能过高的病理基础往往是由于内分泌腺体发生了肿瘤，这种肿瘤大多数是性的，也有少数是恶性的；也可以是腺体没有发生肿瘤，只是增生，增生就是指分泌这种激素的细胞增多了，功能增强了。

如巨人症就是由于垂体生长激素瘤引起的，有了这种肿瘤，就大量地，不加限制地制造生长激素，分泌到血液，促进人体不断生长。这里再提一下一种少见的情况，身体某些器官本身不属于内分泌系统，但在发生肿瘤时可分泌内分泌激素，引起类似于某种内分泌腺体分泌过多激素的相同疾病。如有的肺癌可分泌促肾上腺皮质激素，促使肾上腺皮质分泌过多肾上腺皮质激素，产生皮质醇增多症（柯兴综合征）。

2. 功能低下。功能低下是分泌的激素太少了，不能满足正常人体需要，如胰岛素分泌过少就出现糖尿病，雄激素过少就会影响性发育，丧失生育能力。功能过低的原因及病理基础较多，如手术切除了某个内分泌腺体，放射治疗损伤了某个腺体，腺体内部出血、缺血或发炎等引起直接损伤，也可以是内分泌腺的不具有内分泌功能的肿瘤太大，压迫了正常的组织，使之丧失了分泌能力；某些遗传上的缺陷也可造成功能过低，如先天性甲状腺缺如。

内分泌失调的八种危害

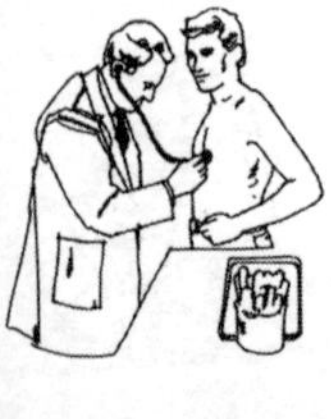

1. 乳房肿块：乳房内形成可以触及的、边界不清、没有包膜的肿块。30 岁以上妇女患病率高达 38. 8 ~49. 3%。

2. 子宫肌瘤：主要指胞宫、胞脉、胞络以及冲任脉等部位，发生结块或伴有疼痛的疾患。发生率占育龄妇女的 20～25%。

3. 黄褐斑：常对称发生于面部，呈淡褐色或淡黑色。中青年女性的患病率为 28.2%，其中约有 27.5～31% 的患者，同时患有子宫肌瘤、乳房肿块、卵巢囊肿或其他妇科病。

4. 月经不调：月经的周期、经量、经色、经质改变，是子宫肌瘤最主要的症状。

5. 肥胖：肌体脂肪组织中甘油三酯的过度储存，与内分泌有很大关系。

6. 不孕：子宫肌瘤的患者中，约有 20～30% 可能因此不孕。

7. 痛经：常发生在下腹部的痉挛性疼痛，多发于年轻女性。

8. 闭经：女子年龄 18 周岁，尚未初潮，或已行经而又中断达 3 个月以上。

男性更年期内分泌系统的变化

内分泌系统在更年期的变化比较显著，其中最重要的是性腺。男性最大的性腺器官，就是睾丸。睾丸组织自 30～50 岁以后就逐渐有退行性改变，表现为曲细精管基底膜增厚，部分曲细精管闭塞，透明样变，精子数量减少等。但产生雄激素的间质细胞则位于曲细精管之外，其变化则不完全与曲细精管改变同步，其功能衰退较女性缓慢。虽然随着年龄的增高，睾丸可萎缩、变软，睾酮的分泌尽管有所下降，但较平缓，从而使性腺与下丘脑，垂体之间的关系有较为充分的重新调整机会。故男性更年期因性腺与内分泌功能失调致严重症状者较少，此为其原因之一。

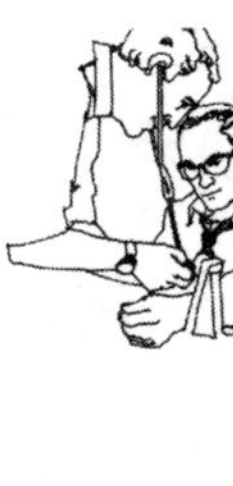

此外，人至中年后期，甲状腺、肾上腺以及胰岛、胸腺等内分泌功能也都有不同程度的改变，但一般说来，与维持生命有关

的促肾上腺皮质激素、肾上腺皮质激素的变化不大，而三碘甲状腺原氨酸（T3）、游离T3、有活性肾素则随增龄而有缓慢减少趋势。中年人血中生长激素（GH）的基础水平与年轻人相比虽无明显改变，但年轻人在深睡时正常出现的GH释放峰至中年以后则不再出现，而且GH对精氨酸或胰岛素引起的低血糖反应减弱。以上证据足以说明，随着增龄，GH的释放和活力亦在逐步下降。

女性内分泌查检项目

90%以上的女性都有过内分泌失调的状况，像脸上长斑、白带异常、月经不调等。事实上，内分泌失调是女性性激素紊乱，通常检查内分泌就是通过血液检查女性性激素分泌是否处于相对正常的水平。

性激素水平受下丘脑、垂体和卵巢的影响，下丘脑是“最高司令部”，它释放一定量的激素（如产生性腺素释放激素），对下级（垂体）发出指令，垂体也会发出信号，调节下级腺体。对于卵巢来说，这信号就是垂体分泌的促卵泡激素和黄体生成素，在哺乳期还会产生催乳素。

因此，内分泌检查实际上就是看这些激素（包括黄体生成素、促卵泡素、催乳素、黄体脂酮素和雌激素）水平分泌是否正常。

在女性内分泌检验单中，我们可以看到LH（黄体生成素）、FSH（促卵泡激素）、PRL（催乳素）、PROG（黄体脂酮素）、E2（雌激素）这几项指标。

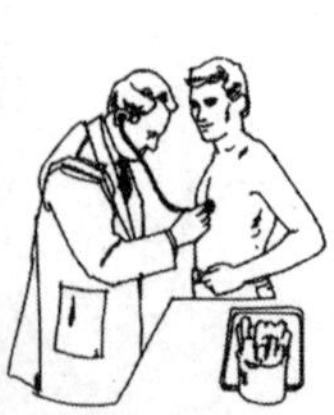

黄体生成素和促卵泡激素主要是促进卵泡发育和排卵，检测值过高，可能停经或不孕症；

催乳素过高，可能是脑垂体肿瘤和甲状腺低下；

黄体脂酮素过低，则表明垂体和卵巢功能低下，无月经或排卵、妊娠异常；

卵巢瘤或妊娠都可能表现为雌激素水平过高，如果偏低，则可能是发育不良、脑下腺低能症和卵巢衰竭引起。

内分泌及代谢系统相关疾病

糖尿病——对它既要重视又要藐视

【糖尿病的含义】

什么是糖尿病？西医叫做甜性的多尿，中医叫做消渴，就是消瘦加上烦渴。实际上糖尿病从医学的角度上来看是一个环境因素和遗传因素两个因素长期共同作用的结果。它是一种慢性的全身性的代谢性疾病。说到慢性即得了以后好不了，说到全身性即全身各处都受影响，说到代谢性疾病即很多代谢紊乱，不止是血糖不好，而且血脂、血压包括电解质、包括急性并发症的时候还有一些酸中毒、水的代谢紊乱、全身代谢紊乱。

1999 年世界卫生组织给糖尿病下了这样一个定义：糖尿病一词是描述一种多病因的代谢疾病。特点是慢性高血糖。是伴随因胰岛素分泌或作用缺陷引起的糖、脂肪和蛋白质代谢紊乱。

【糖尿病的症状】

多饮、多食、多尿和体重减轻。疲乏无力、性欲减退、皮肤

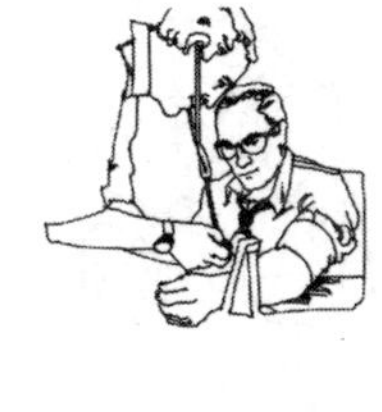

瘙痒、阳痿、便秘、腹泻、心悸出汗、视物模糊、多发及难浮性疖肿、足部破溃等。

糖尿病早期大多数无明显体征，久病患者有感染、心血管病、肾脏病、眼病、神经系统皮肤、关节、肌肉等并发症出现相应的体征。用通俗的话讲，糖尿病的临床表现包括两个方面，一个就是血糖高、尿糖多造成的三多一少，即吃得多、喝得多、排尿多，体重减少。另外一个就是并发症造成的症状，如糖尿病肾病、视网膜病变等。

【糖尿病的诊断标准】

1999 年世界卫生组织新公布的标准：

①有糖尿病症状并且随意血糖≥11. 1mol/L；

②空腹血糖≥7. 0mol/L；

③葡萄糖耐量检查 2 小时血糖≥11. 1mol/L；

符合上述标准之一的患者，在次日复诊时仍符合三条标准之一者为糖尿病患者。

【糖尿病的主要类别】

主要分类如下：

1 型糖尿病：产生和分泌胰岛素的胰岛 B 细胞受到破坏，患者体内胰岛素绝对缺乏。

2 型糖尿病：在体内的胰岛素不能发挥应有的作用（称为胰岛素抵抗）的基础上出现胰岛素产生、分泌过程缺陷。

特殊类型糖尿病：已经知道明确病因的糖尿病，包括基因突变糖尿病、药物所致糖尿病及其他疾病导致的糖尿病等。

妊娠糖尿病：妊娠妇女发生的糖尿病。

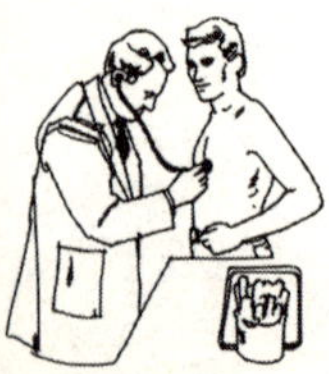

【糖尿病的危害】

糖尿病对人类健康有极大危害，而且这种危害往往是在不知不觉中发生的。一位糖尿病患者如果平时不注意必要的检查和正确的治疗，一旦发生了糖尿病的急性并发症，或者不可逆转的糖尿病慢性并发症，那就后悔晚矣。有不少糖尿病患者因对此病无知，而付出沉重的代价。

糖尿病的危害主要表现在以下几个方面：

糖尿病急性并发症，可直接危及患者的生命；糖尿病的慢性并发症，包括大血管、微血管及神经并发症，可能使人们的健康水平和劳动能力大大下降，甚至造成残废或过早死亡；控制不良的糖尿病儿童的生长发育可能受到严重影响，造成身材矮小，发育延迟。

对于糖尿病患者来说，糖尿病本身并不可怕。值得警惕的是由于长期高血糖造成的糖尿病并发症。因此，患者对糖尿病要能够既重视它，又藐视它，树立起战胜疾病的坚定信念，坚持长期控制，克服各种对糖尿病治疗的不利因素，掌握自我防治措施，在医生正确指导下积极配合治疗，这样就能延缓和减少并发症的发生，病人可以保持正常的工作及生活，并与正常人一样长寿。

【糖尿病的防治】

对于糖尿病的预防，有 4 个要点：

多懂一点。即对糖尿病的知识多懂一点，对其危害多懂一点，对其防治措施多懂一点。

少吃一点。就是让摄取的总热量少一点，不只主食要少吃，而且副食，特别是高热量的副食也要少吃。不要认为吃就是福，有时吃也能吃出麻烦来，要适当地吃，科学地吃，有道理地吃，

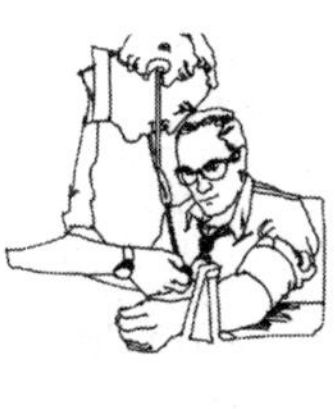

不能胡吃乱吃。

勤动一点。要经常保持一定的运动量。这样控制了饮食，再加上增强了锻炼，体重就不至于过胖。我们已经知道，肥胖是造成糖尿病的重要因素，不肥胖，得糖尿病的机会就会减少。英国有一句谚语说：“腰带越长寿命越短”。所以控制体重是很重要的一条。关于肥胖，还有一点必须提醒大家。肥胖可分为两种类型，一种叫做苹果型肥胖，体型像个苹果，是圆的，肚子特别大，四肢则较细，也叫中心性肥胖。这种肥胖者的脂肪都堆积在心脏、胰腺、肝脏和肾脏周围，对身体影响很大，容易得糖尿病、冠心病和高血压。苹果型肥胖在男性较为常见，女性也有。另一种叫做梨型肥胖，脂肪主要堆积在臀部和大腿，这种肥胖对健康的影响稍微小一点。当然还是以不胖为好。如果你有苹果型肥胖，腰围很粗，就更得注意加强身体锻炼。

放松一点。这是指心理调节方面的问题。一个好的心态对糖尿病的预防也是有其积极作用的。因为吃得多、锻炼少容易引起血糖升高，各种心理不平衡会进一步加强胰岛素抵抗，促使糖尿病的发生。有这种情况，也许你原来还得再过两年才会得糖尿病，只因为一次大的精神刺激，很长时间愁眉不展，可能很快就得糖尿病了。

糖尿病的三级预防：

糖尿病的预防应构筑三道“防线”，医学上称之为三级预防。

一级预防是指最大限度地减少发生。糖尿病是一种非传染性疾病，虽有一定的遗传因素在起作用，但起关键作用的是后天性的生活因素和环境因素。饮食中一定要注意热量摄入适当、低糖、低盐、低脂、高纤维、维生素充足。

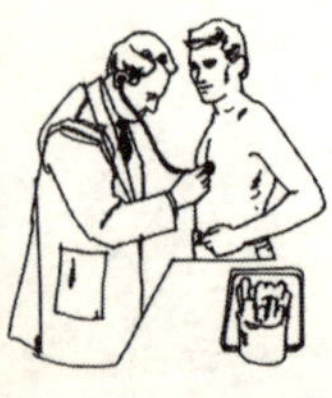

二级预防是早期发现糖尿病人并进行积极的治疗。应该将血糖测定列入中老年人常规的体检项目，即使正常者，仍要定期测

定。如有皮肤感觉异常、性功能减退、视力不佳、多尿、白内障等异常感觉，一定要仔细检查，以期尽早诊断，争得早期治疗。

三级预防的目的是延缓糖尿病慢性合并症的发生和发展，减少其伤残和死亡率。要对糖尿病慢性合并症加强监测，做到早期发现。早期预防和治疗是其要点。早期并发症在一定程度上是可以治疗的，甚至可被消除，功能恢复正常。中、晚期疗效不佳，乃至不可逆转。有效的防治能使病人长期过接近正常人的生活。

小贴士：

☞很多糖尿病患者认为，饭吃得越少对病情控制越有效。事实上，通过检查发现，这样做会出现四肢乏力，大汗淋漓，血糖过低，非但不能有助于治疗，反而会给病情雪上加霜。

☞无论动物油还是植物油都是脂肪，只要是脂肪就属于高热量食物。如果不控制脂肪就容易超过每日所规定的总热量，使体重增加而影响血糖的控制。

☞注意副食中微量元素的补充。人体中的铬对糖代谢有重要影响，副食中的牛肉、蘑菇含有活性铬，有利于糖尿病患者的治疗。

☞少食多餐既可保证胰岛负担，又能保证营养的吸收和利用。

(糖尿病患者在保持主食控制量的基础上，蔬菜可以多吃，含脂肪、蛋白质食物宜适量食用。

肥胖症——“体积”过大，身体会吃不消的

【肥胖症的含义】

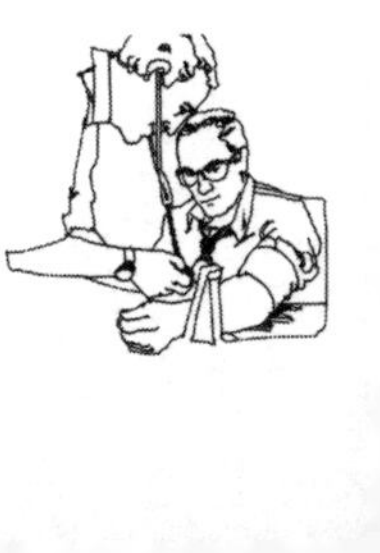

肥胖症是指因神经一内分泌系的调节失常，进食热量多于人

体消耗量而以脂肪形式储存体内，使体重超过标准20%。当前，肥胖症与糖尿病及其他相关疾病的关系已经逐渐成为一个国内外的热点。20世纪80年代以来，肥胖症的患病率逐渐上升。肥胖者多有胰岛素抵抗，并常与糖尿病、血脂异常、动脉粥样硬化、高血压等集结出现，是糖尿病、心血管疾病的独立危险因素。专家认为，肥胖症是日趋严重的流行病，如不及早控制，将成为全球性的重要健康问题。因此，运用药膳治疗肥胖症具有重要的意义。

【肥胖症的症状】

肥胖症的主要症状是脂肪沉积和由此引起的多种疾病和代谢的改变。不同病因所造成的肥胖，其脂肪沉积的量和分布的部位也有所不同。单纯性肥胖的脂肪沉积主要在腹部、臀部和背部，其中以腹部最显著；库欣综合征主要表现为向心性肥胖；男性性功能减退者，其脂肪主要沉积在臀部、大腿和乳房。肥胖病人怕热多汗，由于横膈抬高，呼吸运动和血液循环受影响，经常出现呼吸困难。由于脂肪过多，导致负担过重，体力下降，加上肺泡换气氧化不足，易出现缺氧和二氧化碳潴留，临床上出现嗜睡状态。

肥胖者由于体内糖和脂肪代谢的改变，易合并糖尿病和血脂异常。当肥胖得到控制和好转时，糖尿病和高血压常有显著改善。肥胖病人由于胆固醇的合成和排泄增多，胆结石的发生率为正常人的数倍；肥胖者由于血脂异常，易发生动脉粥样硬化以及冠心病；重度肥胖症患者，由于脂肪沉积过多，胸、腹活动受限，引起呼吸浅表，肺泡通气不足，动脉血含氧量下降，称肥胖一通气不足综合征。肥胖症患者常伴有肝大、脂肪肝、骨关节炎等，肥胖产妇易发生先兆子痫和难产，肥胖儿童易出现膝内翻、

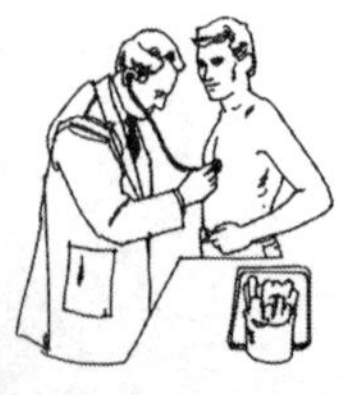

膝外翻、扁平足等。

【肥胖症的诊断标准】

世界卫生组织将体重指数（BMI）作为判定肥胖的尺度。其具体方法是：

体重指数 - 体重（kg）/身高（m）的平方

正常的体重指数应为 18.5～24.9；体重指数在 25～29.9，为超重（肥胖前），超过 30 为肥胖。其中体重指数在 30～34.9，为Ⅰ级肥胖；体重指数在 35～39.9，为Ⅱ级肥胖；体重指数在 40 以上，为Ⅲ级肥胖。

在应用体重指数评价身体肥胖程度时，应注意：

体重指数不适合评价儿童的肥胖程度。

对于肌肉较发达的人，特别是训练有素的运动员，往往存在着“肌肉超重”，而并非真正意义上的超重。因为其身体内并无过多的脂肪，尽管其体重指数超过正常标准，但其体重仍然在“安全”范围内。

临床上除根据体征及体重外，可采用下列方法诊断：皮肤皱褶卡钳测量皮下脂肪厚度。人体脂肪常用测量部位为三角肌外皮脂厚度及肩胛角下。成人两处相加，男性≥4cm，女性≥5cm 即可诊断为肥胖。X 线片估计皮下脂肪厚度。

【肥胖症的危害】

肥胖症不仅影响体形美，还可以导致严重的身体不适，如气喘、疲劳、失眠、下腰痛、髂关节和膝关节疼痛、消化不良、抑郁症。肥胖症的危害还表现在导致多种合并疾病，如糖尿病、冠心病、高血压、胆石症、脂肪肝、睡眠呼吸暂停综合征、下肢水肿、蜂窝织炎、静脉血栓、肿瘤（女性乳腺癌、卵巢癌，男性大

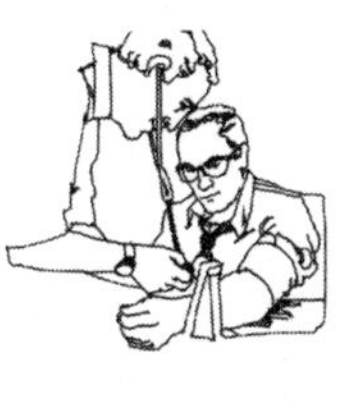

肠癌、前列腺癌）等疾病。尤其是当体重超过正常值30%以上时，患病的可能性更大。由于多种合并症的出现，可使患者的病死率增加，平均寿命缩短。

据有关资料表明，肥胖症患者发生糖尿病是正常人群的4倍，其中肥胖达10年的病人约1/3发生糖尿病；体重超过正常标准30%者，糖尿病患病率较正常体重者增加7倍；而体重超过正常标准50%者，糖尿病患病率则会比正常体重者增加10倍之多。

而且，肥胖症对儿童的危害尤甚。肥胖的男孩因脑垂体后叶脂肪堆积，会导致生殖器发育障碍，成人后甚至会失去生育功能。有些肥胖儿童会伴有肺通气不良综合征，出现长期低血氧、精神怠倦、嗜睡等症。肥胖的儿童由于血液生化成分的改变及脂肪在神经系统的堆积，还会导致智商下降，不仅会影响儿童的身心发育和智力发育，还会影响寿命。

肥胖的危害，还在于其会降低人们的生活质量。肥胖病人往往怕热、多汗、易疲劳，皮肤皱褶处易患皮炎以及静脉曲张。严重肥胖症患者行动迟缓，走动困难，稍微活动就会心慌气短，以致影响正常生活，严重的甚至丧失劳动能力。人体脂肪过多，还会影响体内性激素的平衡，男性表现为性功能低下、阳痿，女性表现为月经异常、不孕等。由于肥胖症患者行动及反应迟缓，也易遭受各种外伤、车祸，从而引起骨折或扭伤等。

肥胖的最大危害，是它将会大大缩短人们的寿命。据报道，超重10%的45岁男性，其寿命比正常体重者要缩短4年；成人体重如超过标准体重的40%，就有早逝的危险性。据美国生命保险协会进行的调查，如果标准死亡率为100，那么，超重25%的肥胖者的死亡率为128%，超重35～40%的死亡率则会高达151%。

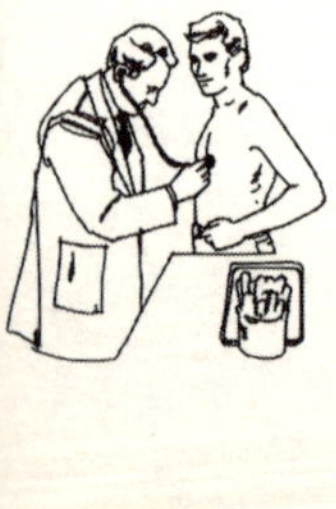

【肥胖症的防治】

预防肥胖应注意以下几点：

提高认识。充分认识肥胖对人体的危害，了解各年龄阶段易发胖的知识及预防方法。

饮食清爽。采取合理的饮食营养方法，尽量做到定时定量、少甜食厚味、多素食、少零食。

加强运动。经常参加慢跑、爬山、打拳等户外活动，既能增强体质，使体形健美，又能预防肥胖的发生。

生活规律。养成良好的生活规律是很有必要的，每餐不要太饱，合理安排和调整好自己的睡眠时间。

心情舒畅。良好的情绪能使体内各系统的生理功能保持正常运行，对预防肥胖能起到一定作用。

治疗肥胖症以控制饮食及增加体力活动为主，不能仅靠药物，长期服药不免发生副作用，且未必能持久见效。轻度肥胖者，仅需限制脂肪、糖食糕点、啤酒等，使每日总热量低于消耗量，多作体力劳动和体育锻炼，如能使体重每月减轻 500 ~ 1000g 而渐渐达到正常标准体重，不必用药物治疗。中度以上肥胖更须严格控制总热量，女性患者要求限制进食量在 5 ~ 6.3MJ（1200 ~ 1500 千卡）/d，如超过 6.3MJ/d 者，则无效。男性应控制在 6.3 ~ 7.6MJ（1500 ~ 1800 千卡）/d，以此标准每周可望减重 1 ~ 2 磅。食物中宜保证适量含必需氨基酸的动物性蛋白（占总蛋白量的三分之一较为合适），蛋白质摄入量每日每公斤体重不少于 1g。脂肪摄入量应严格限制，同时应限制钠的摄入，以免体重减轻时发生水钠潴留，并对降低血压及减少食欲也有好处。此外限制甜食、啤酒等如前述。如经以上饮食控制数周体重仍不能降低者，可将每日总热量减至 3.4 ~ 5MJ（800 ~ 1200 千卡）/d，但热

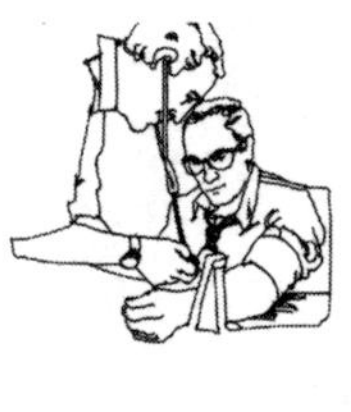

量过少，病人易感疲乏软弱、畏寒乏力、精神委顿等，必须严密观察。据研究，饮食治疗早期蛋白质消耗较多，以致体重下降较快而呈负氮平衡，当持续低热卡饮食时，发生保护性氮质贮留反应，逐渐重建氮平衡，于是脂肪消耗渐增多，但脂肪产热量约10倍于蛋白质，故脂肪组织消失量明显少于蛋白质组织量，而蛋白质相反合成较多时，反可使体重回升，这是人体对限制热卡后的调节过程，因此饮食治疗往往效果不显著，在此情况下，宜鼓励运动疗法以增加热量消耗。

当饮食及运动疗法未能奏效时，可采用药物辅助治疗。药物主要分为六类：食欲抑制剂——中枢性食欲抑制剂、肽类激素、短链有机酸；消化吸收阻滞剂——糖类吸收阻滞剂、脂类吸收阻滞剂；脂肪合成阻滞剂；胰岛素分泌抑制剂；代谢刺激剂；脂肪细胞增殖抑制剂。上述多类药物有的已较成熟，有的尚处研究开发阶段。常用的药物有苯丙胺、芬氟拉明、氯苯咪吲哚等。

小贴士：

☞专家们认为，引起肥胖的原因除了遗传、脂肪细胞功能状态、运动状态、饮食习惯等因素外，心理因素也是导致肥胖的“元凶”之一。人的下丘脑有调节摄食活动的神经核，它的兴奋性高，进食多，就易发胖；反之，则不易发胖。

☞啤酒含有14种维生素、17种氨基酸，1L啤酒产生的热量，相当于七八只鸡蛋的热量，故有“液体面包”之称，多饮就会造成热量过剩，作为脂肪储存于皮下，同时，啤酒中的啤酒花可抑制胃黏膜，促进食欲，使人进食量增加，从而使人发胖。

☞与平时相比，近来总是感到疲劳，多活动一会儿就气喘吁吁，汗流满面。如果找不到原因，就很可能是肥胖逐渐来临。

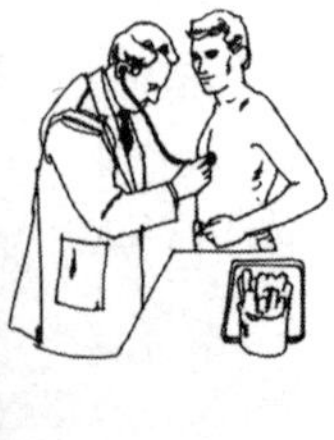

☞水能妨碍人体内的脂肪燃烧，增加脂肪的储存，倘若不是

糖尿病、尿崩症，也不能排除是肥胖的预兆。

（肥胖症患者不宜摄入过多的盐分，因为盐会潴留水分，使体重增加。

痛风——关节炎发作的典型标志

【痛风的含义】

痛风为由于遗传性或获得性嘌呤代谢障碍，血尿酸升高引起的人体组织损伤的一组疾病。主要表现为急性关节炎反复发作，以拇指关节、脚趾跟部关节多见，造成关节变形。在耳廓及关节处形成痛风石。有的患者同时伴有肾结石、痛风性肾病。痛风可在创伤、手术、饮酒、饥饿、感染、暴食等情况下诱发。若单纯性血尿酸升高，无痛风症状者称高尿酸血症。

【痛风的症状】

痛风病的主要症状表现为：关节病变。急性发作，时多于夜间或凌晨突然发作，以第一拇趾关节受累最多见，其次为踝、膝、腕，局部红肿、热痛、难忍；缓解期，局部隐痛不适、肤色变深、关节肿胀畸形或有结石形成（多见于外耳、患关节）；肾损害。患者往往伴有肾病变，如肾结石、肾炎、肾硬化、肾功能衰竭、尿毒症等；骨关节变。关节软骨、骨质破坏。诊断该疾病可根据典型的临床表现，及实验室检查和治疗反应等进行确诊。

【痛风的诊断标准】

血钙、血磷测定：血清钙降低，常小于2. 25mmol/L。血清磷升高，常大于1. 62mmOl/L。但两者在原发性骨质疏松症时，并

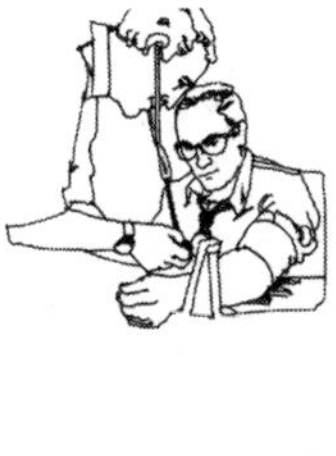

不明显改变。

尿钙测定：尿钙排出增多。

血碱性磷酸酶测定：发生骨折时升高。

尿羟脯氨酸测定：增加。

I 型胶原交联氨基末端肽：升高。

尿胶原吡啶酚和脱氧吡啶酚测定：升高。

骨钙素：可正常或升高。

血甲状旁腺激素测定：可正常或升高，血 25－羟胆骨化醇和 1，25－二羟胆骨化醇正常或降低。

维生素 D 测定：降低，常小于 49μmol/L。

X 线检查：椎体骨显示骨小梁变薄、变稀，导致椎体压缩。

骨密度检查：选用双能 X 线吸收仪、单光子吸收仪

骨密度检查：选用双能 X 线吸收仪、单光子吸收仪测定。

【痛风的危害】

痛风对健康的危害主要表现在以下几个方面：

痛风性关节炎可造成关节的破坏、畸形和功能障碍。痛风病人最重要的临床症状是间断性发作的痛风性关节炎，如果发作比较频繁，又得不到及时治疗就会造成关节的破坏、畸形和功能障碍。这种破坏与畸形一般是无法恢复正常的。这类病人约占 20～25%，病史一般在 8 年以上。

痛风对肾脏的损害。绝大多数的痛风病人可发生肾内痛风结石，由尿酸在肾脏实质内沉积而成。极少数病人可因痛风急性发作，血尿酸急剧升高而在短期内发生急性肾功能衰竭，痛风性肾病是痛风病人死亡主要原因之一。

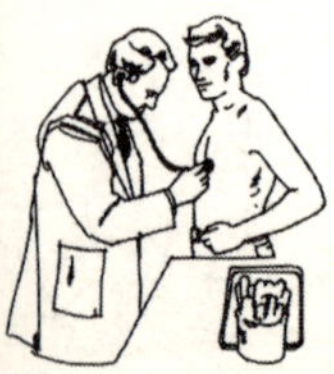

痛风还影响关节的活动。痛风引起的初发的单个小痛风石一般对身体没有多大影响，如果病情不断发展，随着痛风石的增

多、增大则将影响到关节的活动，如足趾及踝关节部位的痛风石可影响行走；如果痛风石破溃将使病人生活不便、痛苦不堪，若破溃处发生细菌感染，则局部会发生溃烂化脓甚至可能发生败血症或脓毒血症而致死。极少数痛风病人可引起全身性骨质疏松和骨折。

此外，如痛风病人与肥胖、高血脂、糖尿病等代谢紊乱疾病并存易患胆囊炎、胆石症。痛风病人合并冠心病的发生率约为非痛风患者的 2 倍。因为尿酸盐可直接沉积于动脉血管壁，损伤动脉内膜，刺激血管内皮细胞增生，诱发血脂在动脉管壁沉积而引起动脉粥样硬化。

【痛风的防治】

单纯的尿酸水平升高并不能作为需要进行药物治疗的指征，因为绝大多数尿酸增高的人可能终其一生都不会有症状出现。有些人可能会断断续续地发病，但只要依照下面的预防建议，服用大剂量的 NSAIDS 就可以了，不需要终生进行药物治疗。

应避免高嘌呤饮食；注意不要脱水，特别是天气炎热时；不要做不熟练且高强度的训练；对于利尿药和小剂量的阿司匹林应慎用。药物预防的目的主要是预防那些易被引发的长期性并发症，比如关节炎和慢性肾病的少见并发症。伴有尿酸升高的年轻人，明显患有慢性痛风的患者，经常有急性痛风发作的患者和肾病患者易罹患这些并发症。别嘌呤醇是一种最常用的预防药，它安全、有效、维持时间长，某些患者使用后可能会出现皮疹，停药后自然消失。使用黄嘌呤氧化酶剂，防止它将黄嘌呤转化为尿酸。其他预防药物包括丙磺舒和苯磺唑酮，它们加速了肾脏尿酸的排泄。

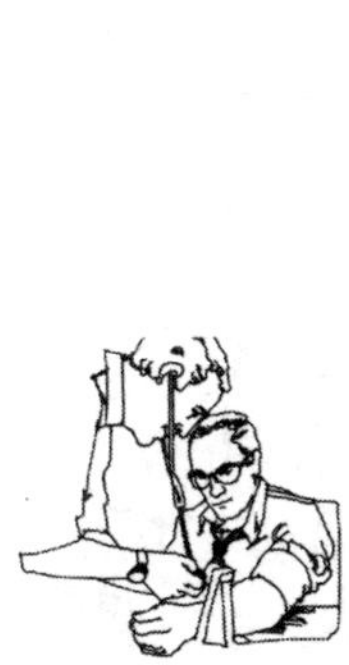

对于痛风的治疗，耐心长期服药将血液中的尿酸浓度控制在

正常水平，是治疗成功的关键。治疗痛风的药物主要分以下几类：非甾体类抗炎药、秋水仙碱、肾上腺糖皮质激素、别嘌呤醇、促进尿酸排泄的药物、碱性药物等。

在痛发作期，还须对症治疗，如无症状高尿酸血症的治疗，通常不需要用药，应找出其基本原因，并可使用饮食控制降低血尿酸以及预防痛风发作，如仍无效果，可进行药物治疗。急性关节炎期药物治疗，发作期需绝对卧床休息，抬高患肢和关节制动，一般应休息至关节疼痛缓解72小时后才可开始活动。注意保暖，饮食要以素食为主。发作间歇期及慢性期治疗，主要使用降尿酸药物使血尿酸水平长期维持在正常范围，防止关节炎急性发作、防止痛风石形成及减轻肾脏损害，可长期使用降尿酸药物，定期复查血尿酸以观察疗效。并且对于病情严重者，可终身维持治疗。

小贴士：

☞防治痛风病，最重要的日常保健为调节饮食结构，痛风病人应不食含嘌呤高的食物。这样可以降低血尿酸水平，而不至于产生尿酸盐结晶，从而使关节组织免受损伤。

（注意避免饮酒、吸烟、喝咖啡等。

（注意要合理的休息，避免过度劳累。情绪要稳定，避免激动、生气、紧张、忧郁等过激的情绪变化。

（注意保暖，避免受冷。

更年期综合征——不寻常时期的不寻常感受

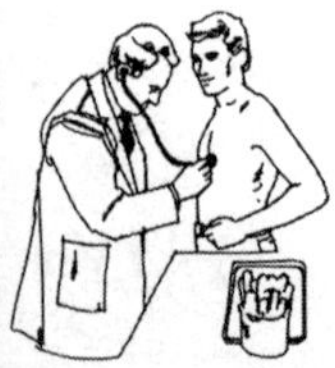

【更年期综合征的含义】

更年期综合征是发生于特定年龄段的中老人的常见病、多发病。男女均可发病。妇女更年期综合征发生于绝经前后这一过程中。在我国妇女平均绝经年龄为39～58岁，约75%的妇女更年期都有一些症状，但因人而异，可由几个月至数年，平均持续时间为2年，症状严重需特殊治疗的约占10～30%。因女性更年期阶段卵巢功能退化，生殖能力停止，临床表现以绝经、生殖器官萎缩、血管运动失调、精神神经异常等为特点，病人自觉症状很多。男性更年期变化较为缓慢且不明显，但随着性腺功能由盛转衰，亦可表现出一些与女性更年期综合征类似的症状和体征。一般男性的这种改变较女性晚发生10～20年。

【更年期综合征的症状】

月经骤然停止，较为少见；月经周期延长，经期缩短，经血减少或不规律，甚至绝经等；月经周期不规则：一段时间月经过多，逐渐减少而停止。通常认为停经6个月后才可回顾性诊断为绝经。雌激素引起的周期性情绪改变、乳房胀痛、头痛等随着绝经的来临而消失。

生殖道上皮变薄、萎缩、黏液减少而性交困难，阴道易损伤出血和感染。男性多表现为性功能减退。

在精神和情绪方面，多表现为失眠多梦，精神紧张，坐立不安，烦躁易怒，自责自罪，情绪低落，悲观忧虑，丧失自信心，记忆力减退，思想不易集中，遇事多疑过敏，猜疑心重，常将自体的轻微不适扩大并因此而痛苦不堪，头痛、腰痛、背痛，肢体麻木，全身感觉异常如有蚁行等，自觉体力不支，需求更多休息才能恢复日常工作能力。

【更年期综合征的诊断标准】

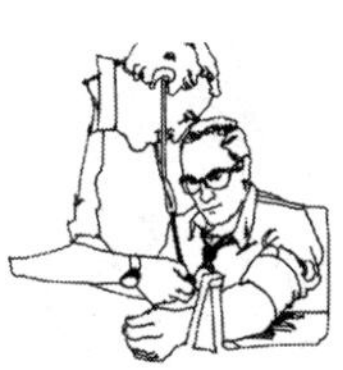

年龄在45～55岁之间的妇女；症状除月经失调外，具有烘

热汗出典型症状，或伴有烦躁易怒，心悸失眠，情志异常，记忆力减退，血压波动，腰腿酸痛等；内分泌激素检测：血清雌激素（E2）水平下降。符合这几点就可诊断为更年期综合征。

【更年期综合征的危害】

更年期综合征对女性的危害主要体现在两方面：首先，85%以上的更年期女性都要忍受不同程度的更年期综合征的折磨；其次，从长远角度来看，更年期是女人正式进入老年阶段的标志，而随着绝经期的到来，女性的性腺—卵巢机能彻底丧失，女人将从此彻底告别“女人味”，不再是一个完整的、真正意义上的“女人”。另外，卵巢机能的丧失还会引发全身400多个部位组织与器官的恶性连锁反应：因为有400多个部位都有依赖于卵巢分泌的雌激素而维持自身活力，当卵巢丧失分泌雌激素的机能，女性原本稳定的生理代谢马上就会“天下大乱”—容易导致一些严重恶性疾病及慢性病的发生，如冠心病等。

【更年期的防治】

妇女的更年期可长达20年或20余年。在这个过渡时期中，大部分妇女被一系列的轻或重的症状所困惑。重者使本人很痛苦，家庭和社会都感到患者在情绪上和行为上的变化，影响人际关系和正常生活。

因此更年期综合征的防治是非常重要的。

更年期对每一个妇女来说，都是人人要经过的一个关口。在这个关口，每个女人都或多或少的受到更年期综合征的折磨，因此卫生宣传教育也是一项很重要的预防措施，以便更多的女性做好心理准备。

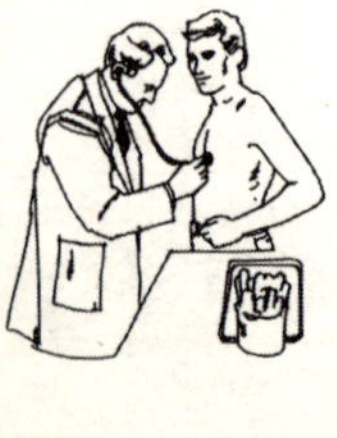

雌激素的替代疗法。发生更早期综合征主要的原因是：卵巢

功能衰退，雌激素的分泌失调所致，因而在更年期给予适量的雌激素治疗，对改善更年期综合征的症状起很大地作用，但是必须在妇科医生的指导下进行。而且患有妇科肿瘤的妇女在未手术除前不可以滥用。

精神治疗。即精神疏导，是治疗妇女更年期综合征的主要疗法，首先要使进入更年期的妇女对更年期有正确认识，对更年期出现的症状能正确对待，了解这是一个正常的生理阶段，应从不切实际的不必要的思想顾虑和烦恼中解脱出来；调整生活方式，多参加适合本人身体条件的文娱体育活动和社会活动，保持心胸开朗，情绪愉快。

小贴士：

☞若发现患有隐性或是慢性疾病如高血压、糖尿病等，应及早治疗，不要忌病讳医，只有在身体健康的情况下才不会显老。

☞养成健康的生活方式，包括健康的饮食习惯，充足的睡眠和休息，以及避免滥用药物。以及健康适度的性生活。

☞由于更年期妇女内分泌发生变化，使摄食中枢失调，又因为活动量减少，体内消耗热能也随之减少，造成热量过剩而诱发肥胖，所以更年期一定要控制饮食。

☞更年期妇女烹调食物应选择植物油而不应用动物油。植物油不仅能促进胆固醇的代谢，还能供给人体多种不饱和脂肪酸，如葵花子油、菜子油、豆油等都是很好的选择。

☞更年期妇女必须减少含咖啡因的饮食，如少喝咖啡、酒和浓茶等。更年期妇女若要补充和增加雌激素，也可服食“亚麻子油”。最近有不少医学报告表明，亚麻子油富含植物性雌激素，对更年期女性有益。

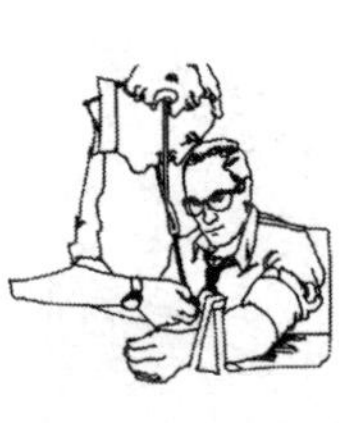

甲状腺功能亢进——这个“亢进”可要不得

【甲状腺功能亢进的含义】

甲状腺功能亢进症，简称甲亢，是由于甲状腺分泌过多的甲状腺激素，引起氧化过程加速、代谢率增高的一种疾病。多见于20～40岁，女比男多3～4倍。甲状腺功能亢进症，是由于甲状腺分泌过多的甲状腺激素，引起体内氧化过程加速，代谢率增高的一种疾病。目前认为是一种自身免疫疾病。有些病人有家族遗传史、感染和精神创伤等因素，可干扰机体免疫系统，促进自身免疫反应的发生，产生一组刺激甲状腺的自身抗体，作用于甲状腺滤泡细胞膜上的 TSH 受体，以刺激甲状腺素合成和甲状腺增大。

【甲状腺功能亢进症状】

甲状腺功能亢进常表现为神经过敏，手指微抖，易激动、发怒或惊恐，常失眠，少数患者可有癔症样发作和狂躁等精神症状。同时尚有基础代谢率增高的一系列症群，如心动过速、怕热、多汗等。本病患者能量消耗较大，虽然食欲亢进，却仍然渐形消瘦和乏力。此外，还可出现性腺方面的症状，如女性常有经少、闭经，男性常有阳痿等症状。有些患者特别是老年患者也可能出现腹泻，显著消瘦等症状。

【甲状腺功能亢进的诊断标准】

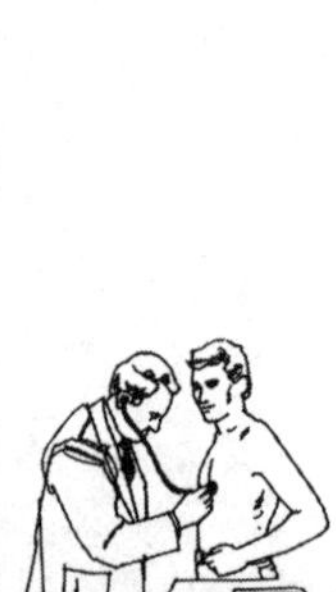

凭患者的症状表现，或单凭主诉及医生查体也能确定甲亢。如果病人的甲亢不典型，则需作一些检查帮助确定诊断，首先应

查血清 T3、T4，根据血清 T3、T4 结果，并结合病人的表现，大部分可以确诊。如果仍不能确诊，可以加做甲状腺吸 131 碘率，假如甲状腺吸 131 碘率明显增高则有助于甲亢确诊。如果甲状腺吸 131 碘率增高不明显，可以加做促甲状腺激素释放激素兴奋促甲状腺激素试验或甲状腺抑制试验，后者老年人不宜做，因为服甲状腺激素可以诱发心脏病发作（老年人常有冠心病）。若促甲状腺激素对促甲状腺激素释放激素的刺激无反应或甲状腺抑制试验呈不抑制结果，有助于确定甲亢。如果有条件测定 F T3、F T4 也有助于确定甲亢。

【甲状腺功能亢进的危害】

甲状腺功能亢进患者最可怕的即是并发足以使人致死的甲状腺危象，当患者过度劳累、精神受刺激、接受各种手术外科、外伤、细菌感染或并发糖尿病时，便可能爆发甲状腺危象。甲状腺危象通常来的快速且剧烈，患者体温会超过 39℃且伴随脉搏跳动急促、恶心、腹泻或肝肿大、黄疸、烦躁不安、全身颤抖等现象，若无适当的救护，患者将会发生精神错乱、昏迷、心律不整或心衰竭而死亡。因此，一旦发现甲亢症患者出现上述症状时，应马上为病人冰敷降温、服用抗甲状腺剂，并送医。

甲亢症除了会引来甲状腺风暴之外，其他尚会并发下列有害身心的病症：

造成突眼、眼皮闭不紧或两眼复视等眼睛的病变，严重者最后还有失明之虞。

情绪不稳定，动不动就发脾气，以致产生神经质、失眠等精神障碍症状。

服用抗甲状腺剂时，会并发腮腺炎、发烧或关节痛等毛病。

引发代谢异常的疾病，如糖尿病、肝功能失调。

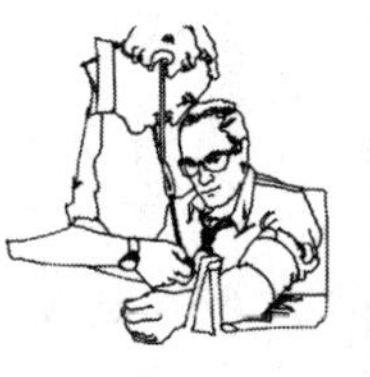

消化系统受损，容易腹泻或合并其他胃肠功能障碍。

过速的新陈代谢使钙质流失，骨质变得脆弱，所以较易发生骨折。

甲亢症者因长期心跳过速，所以会导致心律不整、心房颤动或心衰弱等心脏病的症状。

女性会因此症而导致不孕、流产或造成死产、早产，如不耐心接受治疗，恐将失去传宗接代的生育能力。

【甲状腺功能亢进的防治】

在预防上，除了做好日常生活保健外，还可采用以下措施进行预防：及时处理甲亢现象如发热烦躁、大汗、呕吐、腹泻、心律失常等，应及时到医院诊断、治疗。

每日清晨卧床时自测脉搏，定期测量体重，脉搏减慢、体重增加是治疗有效的重要标志。若原有甲亢症状加重，出现严重乏力、烦躁、发热、多汗、心悸、心率达120次/分以上，伴纳差、恶心、腹泻等应警惕发生甲亢危象。

在治疗上，主要采用抗甲状腺药物、放射性核素碘、甲状腺次全切除术等方法。常用的抗甲状腺药物有甲基硫氧嘧啶、他巴唑和甲亢平等。在使用放射性核素碘时，要注意禁忌，因为该治疗方法只适合于30岁以上，甲状腺肿大不明显、甲状腺药物有反应以及手术后复发的病人，并且在治疗前，应停用碘、溴、抗甲状腺药物，以免影响疗效。甲状腺大部切除术，可适用于甲状腺显著肿大、有结节，或内科治疗有困难或失效者。这种方法能较短时间内治愈甲亢，而且治愈率相当高，但术后有复发的可能，而且有时在手术后还可发生并发症如甲状腺功能减低症。

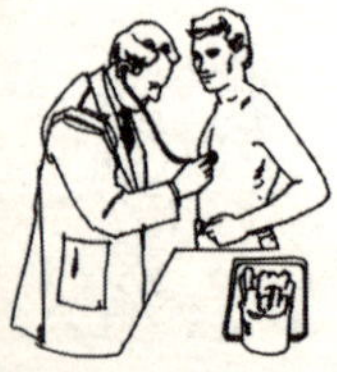

小贴士：

☞生活中，甲状腺功能亢进患者需要保持精神愉快，避免情绪冲动。忌食辛辣刺激的食物，禁饮咖啡。忌大运动量的活动。保证足够的睡眠时间。

☞维生素和无机盐能够调节生理功能，改善机体代谢，尤其是维生素 B 和维生素 C。应给予充足的钙和铁，以防缺乏。

☞甲亢是一种消耗性疾病可摄入高热量，高蛋白，高维生素的食物。

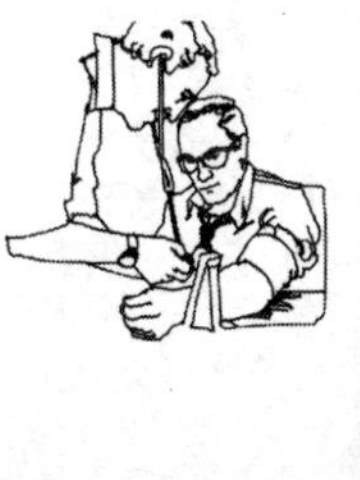

第六章　运动系统疾病健康指标与防治

运动系统健康指标

运动系统概述

人体的运动系统是由骨、骨连结和骨骼肌组成的。人体运动时，骨骼肌在神经系统的调控下产生收缩，肌肉收缩时牵引了所附着的骨，因此而产生了各种活动。

运动系统的最主要生理功能是支撑机体，维持正常的运动。骨骼是人体内最坚硬的组织，就像建筑物的钢筋水泥一样，构成了人体的支架。然而，骨骼和人体的其他组织一样，都是具有生命的。在正常人的体内，骨骼一直在不断地进行生长、变化，并且有着自己的血管和神经。

按照形态特点，骨可以分为长骨、短骨、扁骨和不规则骨四种类型。不同种类的骨占据了不同的位置，可起到不同的作用，如长骨多见于四肢。起杠杆和支架作用，短骨多在运动灵活的部位，扁骨则主要起保护作用。

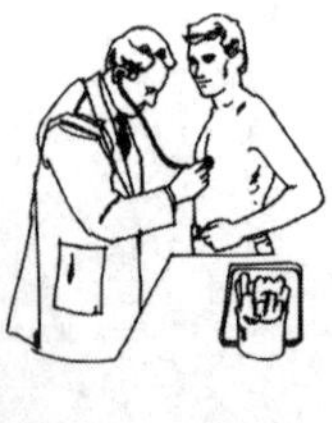

在整个运动系统中，肌肉就如同机器的发动机，是动力部

分。骨骼肌包括肌腱、肌腹两部分。两端是白色的肌腱，固着在不同的骨上，中间部分是肌腹。

在骨骼肌内分布着许多血管和神经。神经兴奋刺激肌肉，引起肌肉的收缩，肌肉收缩后牵动骨骼产生了动作。运动对骨骼肌的发育有很大的影响：运动量小时，肌肉中的毛细血管大部是关闭的；运动量大时，则毛细血管开放增多，肌纤维的营养增加。所以，如果肌肉长期得不到运动，就会产生肌肉萎缩。

骨密度的正常值及其生长变化

骨密度正常值：30～40 岁骨量峰值时，骨密度为 0.699±0.06，以后以每年 1.2% 的速率流失，50～55 岁时为 0.616±0.09，61～65 岁时为 0.516±0.07，65 岁以上老人为 0.476±0.06，骨质丢失 31.9%。

女孩子 8 岁至 14 岁时期骨密度增加最快，到了 20 岁时几乎不再增加。也就是说骨量增加的时间是在很短暂的时期内集中增加的。男孩子则比女孩子晚 2 至 3 年后骨密度才开始增加。而且也发现女孩子在 5～6 年之间映射首全身的骨骼都在成长，因此想要多制造一些骨骼这个时间段可是最重要的了。

骨骼里有溶解吸收骨组织的破骨细胞及形成骨组织的成骨细胞等 2 种细胞。成骨细胞在人体内最活跃的时候，血液中会增加的物质称为骨形成标识，而破骨细胞最活跃的时候，血液或尿中的骨吸收会增加。

人的身高在生后 1～2 岁时成长率最快，之后每年成长率约 5 公分，到了青春期时又是一个高峰，到青春期结束后就不再成长了。就此因我们可以推断骨骼是在身高成长时被形成的。也就是说因为骨骼的形成，身高才会成长。身高成长时骨骼也是急剧地

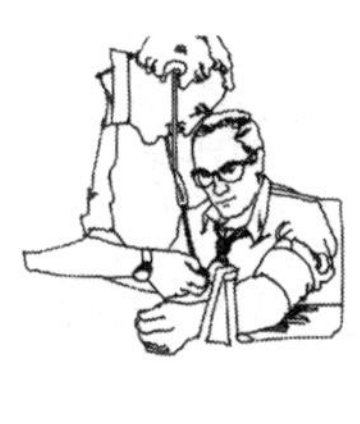

被形成的时候，身高不再成长时，骨密度也不会增加了。

老年人运动系统特点

老年时期，肌肉组织细胞体积随着年龄的提高，呈现明显的直线性下降趋势，下降的程度超过了人体总体重下降的速度。肌肉的结构也发生了很大的变化，脂褐质沉着明显，每个运动单元的毛细血管的密度也降低。肌肉的酶系统有半数活动减弱。肌肉的收缩时间、潜伏期延长约13%。肌浆球蛋白、三磷脂苷等活力下降。骨胳肌的肌细胞内水分减少，肌肉失去弹性，因而功能减退。肌肉组织间脂肪和纤维组织的生长，使肌肉成为假性肥大，效率降低，并易疲劳。据国外有人对男子握力的测定，55岁的握力为16~45岁平均值的86%，65岁则为80%。肌腱韧带萎缩，渐渐变得僵硬。上述改变导致了肌肉力量和肌肉工作能力的逐渐减弱，表现在运动功能的减退，这是人变老的重要标志之一。因为它将影响着人的工作能力、活动能力，以及对环境的适应能力。

人关节上的软骨，在21岁~30岁就开始退化。由于软骨退化，软骨中的水分丢失，造成关节腔，尤其是椎间盘关节腔的狭窄，而使人变矮。关节软骨纤维化，并有磨损及骨化，使关节僵硬，活动不灵。有时关节软骨可能完全损耗，致使老人活动时仅以其关节的两端骨面进行接触。钙的沉着使软骨钙化及骨化，肋软骨钙化，变脆易断。另外还可能造成骨关节炎和关节骨质的不规则增生。

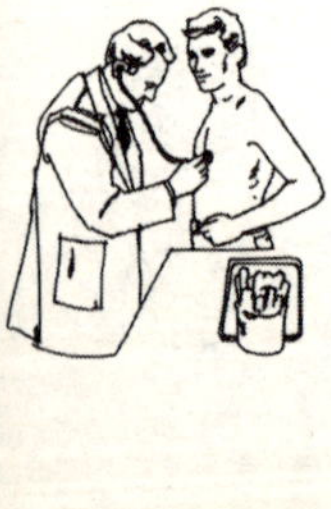

人的骨质在40岁就开始由增重变为减重。其特点是长骨和扁骨的内面逐步吸收，而在外面有较缓慢的新骨生成。因而造成长骨外面增加而内面空虚，脊椎终板变薄，颅骨轻度扩大，同时骨小梁减少。另外，骨骼中有机物质如骨胶原、骨粘蛋白质含量减少或消失，在长骨头部及骨盆变成海绵样状态，或发生骨质疏松症。矿物盐速度沉着，如骨中碳酸钙及磷酸钙等无机盐青年人为50%，老人增至60%，以致骨骼变脆。老人头颅骨变薄，骨质特别疏松。因为齿龈萎缩牙槽内收，使老人面部外貌变成瘪嘴。脊椎终板收缩变薄，脊柱变短并弯曲，使老人发生驼背，身高下降。

从上述老年人肌肉骨骼的特点以及生理上的变化来看，老年人既要在生活上、工作上量力而行，又要采取“以动抗衰”的方式，加强肌体的运动锻炼。这样，才可抵抗和推迟运动系统的老化，保护肌体活力，有助于全身的健康。但是，身体锻炼一定要根据每个人的实际情况，适当地进行活动，同时，还要注意不要因跌倒碰倒而发生骨折。

运动系统相关疾病

肩周炎——小心你的左膀右臂的“叛变”

【肩周炎的含义】

肩关节周围炎，俗称漏肩风，是指肩关节周围的软组织炎症。肩关节周围的滑液囊、韧带、肌肉、肌腱或神经的病变，或治疗上肢骨折较长时期石膏固定或缺少上肢功能锻炼者均可发生。好发于50岁左右的人的右肩，症状进展缓慢，发展至一定程度后又自行逐渐消失。最后完全恢复。但痊愈后也可以复发。

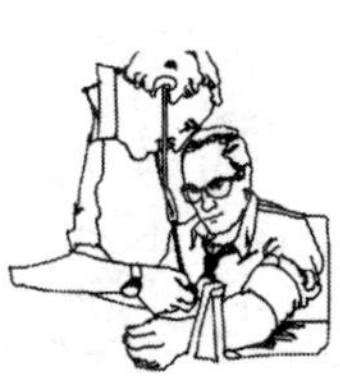

【肩周炎的症状】

肩周炎的主要症状是，早期肩部逐渐酸痛，部位不定，但关节活动正常；以后关节活动逐渐受限，先是向外侧举高梳头（外展）或用手摸裤袋及向后摸背（内旋）的动作不方便，继以肩部的疼痛增加，最后肩关节活动发展为完全受限。常可在肩前、肩外侧或肩后摸到压痛点。

【肩周炎的诊断标准】

常有风湿寒邪侵袭史或外伤史。肩部疼痛及活动痛，夜间加重，可放射到手，但无感觉异常。肩关节活动尤以上举、外展、内、外旋受限。肩周压痛，特别是肱二头肌长头腱沟。肩周肌肉痉挛或肌萎缩。

【肩周炎的危害】

一般来说，本病对健康影响不大，但痛苦的折磨和心理影响却需要重视。另外，肩部疼痛也有其他疾病的可能，如肩部肿瘤、肩关节结核、肩关节感染等。中医认为肩周炎的病因有两种。一是内因：肝血、肾精不足，致使筋骨失养、骨节失灵；另一因素是感受外邪，以风寒湿为主。邪气侵犯人体，阻滞经络，使气血运行不畅而发病。因此，中医称之为“漏肩风”。人进入中年后期，体内内分泌系统发生较大的生理变化，以性激素为代表的许多体液调节因素出现紊乱，影响各系统和器官。

【肩周炎的防治】

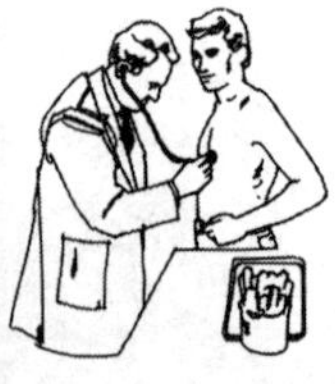

预防肩关节周围炎，关键要注意时常监测自己的身体状况，并定期去医院全面检查身体，发现异常情况积极诊治，防止病情

进一步恶化。并且还要注意积极治疗可引起肩周炎的原发病，这对预防肩周炎有着很重要的作用。

临床治疗肩周炎，常采用的方法有：等待疗法，因为肩周炎有其自然病程，一般在1年左右能自愈，可以不必对其进行医学治疗，只需配合功能锻炼，一般自愈良好。此外，早期给予理疗、针灸、适度的推拿按摩，可改善症状。痛点局限时，可局部注射醋酸强的松龙，能明显缓解疼痛。疼痛持续、夜间难以入睡时，可短期服用芬必得，每次0.3克，每日2次，或加用氯唑沙宗，每次0.2克，每日3次，以松弛痉挛的肌肉。无论病程长、短，症状轻、重，均应每日进行肩关节的活动，活动时以不引起剧痛为限。若是肩外因素所致肩周炎除局部治疗外，还需对原发病进行治疗。

小贴士：

☞日常饮食要加强营养，尤其是50岁以上的老人，要多吃含钙的食物，如多吃牛奶、鸡蛋、豆制品、骨头汤、黑木耳等，或口服钙剂。

☞50岁左右的老年人应多加注意，平时应加强体育锻炼，尤其应加强肩关节的功能锻炼，但需注意安全，防止意外损伤。在进行功能恢复锻炼时，要循序渐进，长期坚持，不能强拉硬拽，以免再次受损伤。锻炼次数与时间要灵活掌握，以不过度疲劳为好。

☞注意合理的休息，睡眠时应注意肩部保暖。夏季避免肩部久吹风扇，有空调的房间应注意离空调机距离远点，以防风寒湿邪的侵袭，特别是冬季睡觉时防止肩露被外受凉。在进行热敷和理疗时要注意水温和热度不要太高，以防止烫伤。

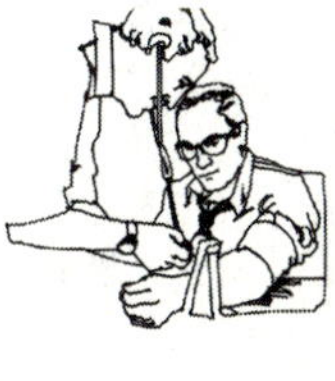

颈椎病——它不自由了，脑袋也就不自由了

【颈椎病的含义】

颈椎病是指颈椎间盘退行性改变及其继发性椎间关节退行性变，累及相邻组织而引起相应的症状和体征，又称为颈椎退行性关节炎、颈肩综合征、颈椎综合征。其发病率在成人中约占10～50 %，常在中年以后发病，40岁以上的病人可占80%，男性多于女性，比例约为3：1。目前认为颈椎病主要是由于椎间盘变性等退行性改变后，引起椎体边缘及关节骨质增生，刺激或压迫颈神经根、脊髓、椎动脉及交感神经等，引起非常复杂的症状，但X光图像与临床症状常不符，有时确诊相当困难。大多数病人都能经非手术治疗，一般病人仍以保持治疗为主。

【颈椎病的症状】

颈椎病大致可分为神经根型、脊髓型、椎动脉型及交感神经型。

神经根型。这一类型是各型中发病率最高的一种。其表现是颈部及颈肩部有阵发性或持续性隐痛和剧痛。沿受累颈脊神经的行走方向有烧灼样或刀割样疼痛，或者触电样或针刺样麻木感。当颈部活动时症状加重。同时上肢感到发沉、无力等。颈部有不同程度的僵硬或痛性斜颈畸形，肌肉紧张，活动受限。

脊髓型。临床表现为脊髓受压，有不同程度的四肢瘫痪，约占10～15%。主要表现为肢体麻木、酸胀、烧灼感、发僵无力等，且多发于下肢，然后发展至上肢，但也有先发生于一侧上下肢的。此外，可有头痛、头昏或大小便异常。

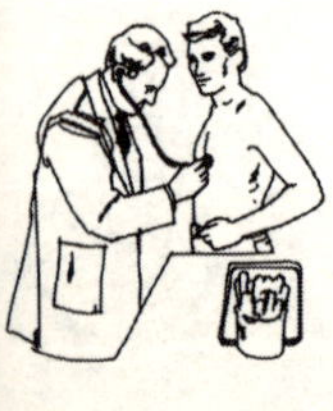

椎动脉型。主要由突出物压迫椎动脉所致。单纯的受压可能并不引起症状，需伴有动脉粥样硬化。椎动脉供血不足的症状有发作性眩晕、恶心、呕吐等，症状在头后伸或转动时出现，脑干症状包括肢体麻木，感觉异常，持物落地，对侧肢体轻瘫等。

交感神经型。是颈脊神经根、脊膜、小关节上交感神经纤维受到刺激所致。症状有头昏，游走性头痛，视物模糊，听力改变，吞咽困难，心律失常及出汗障碍等，也有人认为是由于椎动脉壁上的神经受到刺激所致。病变可以是椎动脉的间歇性缺血刺激了动脉周围的神经所致。

【颈椎病的诊断标准】

体格检查：神经根型颈椎病患者臂丛神经牵拉试验阳性，椎间孔挤压试验阳性。此外，受累神经支配区皮肤有感觉障碍、肌肉萎缩和肌腱反射改变。脊髓型患者，在脊髓单侧受压时，出现典型的脊半切综合征，早期以感觉障碍为主，也有以运动障碍为主者，后期则表现为不同程度的上运动神经元或神经束损害的痉挛性瘫痪，如肢体不灵活，步态笨拙，走路不稳，甚至卧床不起，小便不能自解，出现四肢肌张力增强，肌力减弱，腱反射亢进，浅反射消失，病理反射如 Babinski 征阳性，踝阵挛阳性。椎动脉型会出现肢体麻木，感觉异常，持物落地，对侧肢体轻瘫等，还可出现嘶哑，失音，吞咽困难，眼肌瘫痪，视物不清，视野狭窄，复视及 Horner 综合征等。

X 线检查：可见钩椎关节增生和退行性病变，颈椎曲度改变，颈椎椎间隙变窄和椎体前后有骨质增生。有时可见前纵韧带和项韧带有钙化现象，斜位片可见椎间也前后径变小，这是由于骨质增牛所致。对 X 线片阴性者不能否定颈椎病的存在，但、X 线片所表现的颈椎退行性变的严重程度常与临床症状不相符合。

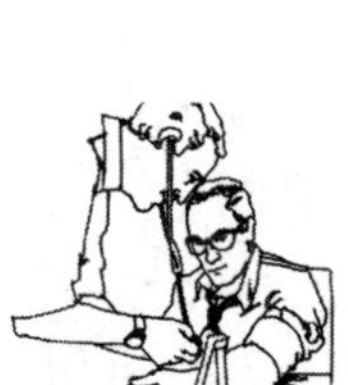

有些较难诊断的颈椎病需经脊髓造影、CT 扫描、磁共振成像(MRI) 等手段来确诊。

【颈椎病的危害】

患了颈椎病会导致早衰、情绪不稳、严重影响生活工作质量。颈椎病早中期易被忽视，晚期有致瘫危险。是引起血压不稳、心脑血管病及慢性五官科疾病的重要原因。颈椎病易引起头痛、眩晕、耳鸣、视物模糊、记忆力差、反应迟钝、心慌、胸闷、气短、呃逆、心率失常、房颤等。颈椎病患者 90% 以上有更年期综合征、植物神经功能紊乱的各种症状。颈椎病还可引起慢性胃痛、胃肠功能紊乱等。

【颈椎病的防治】

颈椎病的最主要、最直接的因素是颈椎长时间处于屈曲位或某些特定体位，因此要预防颈椎病的发生，必须注意以下几点：

定期改变颈椎体位。即当头部向某一方向转动过久之后，就应向另一相反方向转动，并在短时间内重复数次，这样既有利于颈部保健，也有利于消除疲劳。

调整工作台高度和倾斜度。如工作台过高或过低都会使颈部仰伸或屈曲，这两种位置均不利于颈椎的内外平衡。原则上应使头、颈、胸部保持正常的生理曲线为准。注意定期远视。长时间低头看物，既影响颈椎，又易引起视力疲劳，甚至导致近视。因此，当伏案工作过久后，应抬头远视半分钟左右，待消除疲劳再继续工作。

开展工间操活动。这对于长期伏案工作者来说，不仅能使四肢和内脏获益，对调节颈椎和整个脊椎内平衡也很有利。

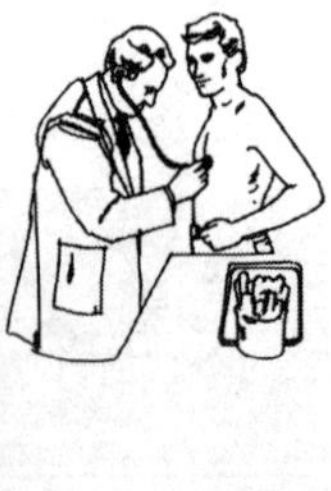

使用合适的枕头。枕头是维持头颈正常位置的重要工具。这

个“正常”位置是指维持头颈段本身的生理曲线。这种生理曲线既保证了颈椎外在肌的平衡，又保持椎管内的生理解剖状态。枕头质地要柔软，透气性好，不宜过高过低，以 8 ~ 15 厘米高为宜，切忌“高枕无忧”。

颈椎病的症状虽然复杂，但我们只要重视它，及时到医院检查治疗，大多患者都能康复。况且，随着科学技术不断发展，我们对这种病的认识也必然会不断深入，治疗手段，预防方法也必将不断改进与提高。

颈椎病的治疗可简单地分为两大类，即非手术疗法和手术疗法。我国目前多采用中西医结合方法治疗颈椎病，大多数患者通过非手术疗法即可获得较好的疗效，且费用少、痛苦小。只有部分病人才需手术治疗。

小贴士：

☞日常生活中，枕头中央应略凹进，高度为 12 ~ 16cm，颈部应枕在枕头上，不能悬空，使头部保持略后仰。习惯侧卧位者，应将使枕头与肩同高。睡觉时，不要躺着看书，也不要长时间将双手放在头上方。

☞脊髓型颈椎病患者，在洗脸、刷牙、饮水、写字时，要避免颈部过伸过屈活动。

☞咽喉部的急、慢性炎症也可成为颈椎病的原因。所以，在日常生活中，要注意保护咽喉，多喝水，不吸烟，少吃刺激性强的食物如辣椒、胡椒，以及积极预防上呼吸道感染，避免咽喉受到损伤或感染而发生炎症。若一旦出现急慢性咽喉炎症状，应及时诊断和治疗，以减轻炎症，减少并发症，防止诱发颈椎病。

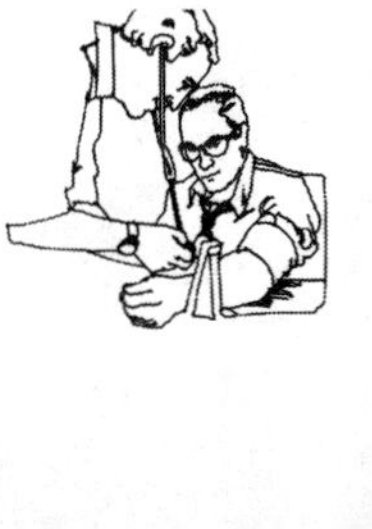

骨质增生——都成人了，骨头再长可就不正常了

【骨质增生的含义】

骨质增生又叫骨刺或骨赘，是骨关节边缘上增生的骨质。这种骨与关节的退行性改变，是体内适应力的变化，维持体外平衡而产生的一种防御性反应。从26岁开始关节就有退行性改变，36岁就有不同程度的增生，40岁增生率可达95%。骨质增生不压迫周围神经及血管等组织，就不会有临床症状。发生于负重活动关节，受刺激的创面骨质迅速生长而增生。骨质增生是骨科的常见病症，常发于40岁以上的中老年人，45岁为高峰期。

【骨质增生的症状】

骨质增生常见为颈椎、腰椎、膝关节、跟骨等部位，其他部位也会出现，轻者局部疼痛不适，重者剧痛难忍，甚或痛不欲生，刺激压迫神经，产生放射性疼痛，麻木等症状。

【骨质增生的诊断标准】

体格检查可见部分病人腰椎生理曲度异常；腰椎两侧肌肉有压痛。腰椎骨质增生症所产生的各种症状应与多种腰椎疾病鉴别，如腰椎间盘突出症、椎体发育畸形、椎体肿瘤、腰椎结核等病。腰椎X线片的改变（正位、侧位、左右斜位），如病人可有腰椎曲度异常、腰椎侧弯、腰椎椎体间隙变窄、腰椎椎体及小关节突增生、腰椎滑脱、椎间孔狭窄等改变。

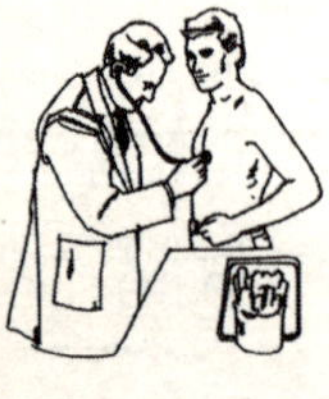

诊断应根据“年龄、临床表现及X线检查，可是不应把X线的骨质改变，但无明显临床症状诊为本病，是不正确的，当人体

内出现部位性关节疼痛、肿胀、积液及功能受限症状时，才能采取X线报告，诊断为骨质增生。

【骨质增生的危害】

骨质增生如果是发生在颈椎，问题可能是严重的，如骨刺压迫了血管，可影响血液循环，特别是压迫供应脑部血液的血管——椎动脉，可造成眩晕、走路不稳、语言不清等症状；如果骨刺伸向椎管内压迫了脊髓，还可导致瘫痪、麻木、大小便失禁等严重后果。

【骨质增生的防治】

在生活中要避免长期剧烈运动。长期、过度、剧烈的运动或活动是诱发骨质增生的基本原因之一。尤其对于持重关节（如膝关节、髋关节），过度的运动使关节面受力加大，磨损加剧。长期剧烈运动还可使骨骼及周围软组织过度地受力及牵拉，造成局部软组织的损伤和骨骼上受力不均，从而导致骨质增生。

适当进行体育锻炼。避免长期剧烈的运动，并不是不活动，恰恰相反，适当的体育锻炼是预防骨质增生的好方法之一。因为关节软骨的营养来自于关节液，而关节液只有靠“挤压’才能够进入软骨，促使软骨的新陈代谢。适当的运动，特别是关节的运动，可增加关节腔内的压力，有利于关节液向软骨的渗透，减轻关节软骨的退行性改变，从而减轻或预防骨质增生，尤其是关节软骨的增生和退行性改变。

及时治疗关节的损伤。关节损伤包括软组织损伤和骨损伤。关节的骨质增生经常与关节内骨折有直接关系。由于骨折复位不完全，造成关节软骨面不平整，从而产生创伤性关节炎。对于关节内骨折的患者，如果能够及时治疗，作到解剖复位，完全可以

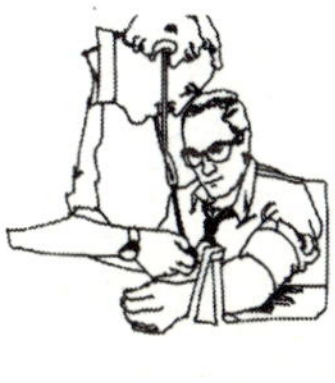

避免创伤性关节炎和关节骨质增生的发生。

减轻体重。体重过重是诱发脊柱和关节骨质增生的重要原因之一。过重的体重会加速关节软骨的磨损，使关节软骨面上的压力不均匀，造成骨质增生。因此对于体重超标的人，适当的减轻体重可以预防脊柱和关节的骨质增生。

骨质增生疾病发展缓慢，表现症状常呈渐进性加重。若患者出现关节疼痛、麻木、肿胀变形、活动困难、功能受限时，也就是形成了增生性关节炎时，才需要进行积极的治疗。

治疗骨质增生症的方法有很多，大体可分以下几种：

直流电药物离子导入法，也称理疗。药物离子主要经皮肤汗腺导管口毛孔进入皮内或经黏膜、上皮细胞间隙进入黏膜组织，其生理治疗作用除电流作用外，主要由导入药物离子的药理特性决定，直流电药物离子导入法充分发挥了药物的作用，但因导入药物为液体，易挥发，药效不持久，限制了该方法的治疗效果。

紫外线疗法。其治疗作用主要表现在以下几个方面：杀菌作用；消炎作用；止痛作用；促进伤口愈合作用；脱敏作用；促进维生素 D3 的形成；调解机体免疫功能等。

针灸。针灸可通经活血并有止痛作用。可消除局部的水肿和炎症，但对骨质增生来说，针灸只能起辅助作用。

中医中药治疗。由于本症属于多发病、常见病，而西药又无较理想治疗方法，所以近年来国内大量运用中医中药治疗本症，方法各异，丰富多彩，取得了很大进展。疗法大体可分为两类：一类属于内治法，即内服汤药、丸药、散剂、酒剂等；另一类属于外治法，即膏贴、酒类外搽剂、熏洗、外敷等法。不论内治、外治都有一定疗法，但见效较慢，需要一定的时间。

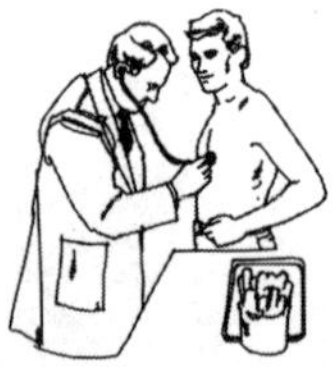

小贴士：

☞不论颈椎病、腰椎骨质增生、双膝关节骨质增生、足跟部骨质增生，切记不能做任何的推拿、按摩。因为，增生部位本身就是一种损伤，刺激周围组织，可引起临床上的各种症状。

☞骨质增生好发于35～70岁的年龄段，从事教师、会计、重体力劳动者和运动员发病率高，这些人共同的特点是运动和劳动多，关节磨损重，使关节产生退行性骨变。

☞骨刺长在骨头上，药物是不能消除骨刺的。试想，如果某种药物能够消除或溶解增生的骨刺，那么，正常的骨组织不也会被溶解吗？所以，除了手术外，一般方法是不能将已形成的骨刺消除掉的。退一步讲，一般部位的骨刺也无治疗的必要。

骨质疏松——降低生活质量的最大祸首

【骨质疏松的含义】

骨质疏松症是指单位体积骨量——骨矿成分与骨基质呈等比例减少，骨的结构和功能发生改变而引起骨折、腰背痛等症状的骨代谢疾病。是中老年人的常见病，并发症多，是一种全身性骨病。骨质疏松症一般分为原发性骨质疏松症、继发性骨质疏松症及特发性骨质疏松症3种。骨质疏松的发病率与性别、年龄、种族、地区、饮食习惯等因素有关。40岁以上有骨质疏松者约15%，女性的发病率高于男性为21～61%，尤其是75岁以上的妇女骨折发生率高达80%以上，以原发性骨质疏松多见。

【骨质疏松的症状】

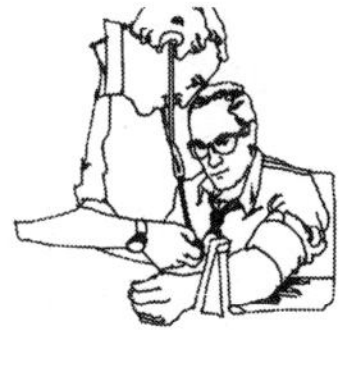

骨质疏松症轻时常无症状，往往偶由摄骨X线片而被发现椎

体压缩性骨折，或常无明显外伤史。本病的主要症状可有腰背痛、骨痛、驼背、身材变矮、乏力、患处叩痛、骨折以及呼吸系统的改变。当严重的骨质疏松症压迫神经根或脊髓时，可伴有四肢放射痛、麻木感、无力感、肋间神经痛等。

【骨质疏松的诊断标准】

世界卫生组织对骨质疏松的诊断提出以下标准：所测定的T值不低于年轻成人平均值1个标准差（SD）为正常。骨质减少：所测得的T值低于正常年轻成人平均值1.0SD，但不越过2.5SD。骨质疏松：所测得的T值低于正常年轻成人平均值2.5SD。严重骨质疏松：所测得的T值低于正常年轻成人平均值2.5SD，并有一次或多次脆性骨折。我国老年学学会骨质疏松委员会诊断标准学科组提出了以峰值骨量（M）为依据作为诊断标准。

【骨质疏松的危害】

骨质疏松患者疼痛到一定程度，特别是女性，疼痛的位置主要发生在腰椎部位，叫锐痛，同时还有颈椎骨质增生，睡不好觉，血压升高，头晕。到了严重时，疼痛难忍，夜不能眠，生活失去自理能力，骨密度降低，骨脆性增加，易发生骨折，甚至经常发生骨折，骨折后不易愈合，会发生肺炎，肺栓塞，脑栓塞等并发症，增加病死率。骨质疏松症是一种退行性疾病，即随着年龄的增长，人体生长激素分泌减少，骨质流失严重，骨骼变的越来越脆弱，它给中老年朋友带来了诸多危害，腰腿痛，全身关节疼痛，彻夜难眠，无法提重物，严重的发生骨折，甚至危及生命。

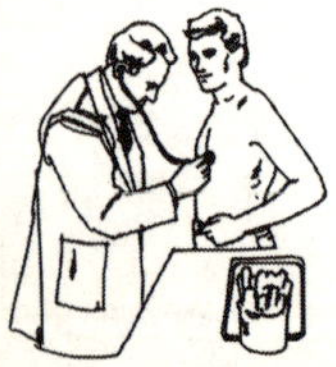

【骨质疏松的防治】

骨质疏松症主要是由于缺钙引起的。其雌激素可以保持骨中钙的含量，保持骨的坚硬度。缺乏运动者容易得骨质疏松症。运动会刺激骨的代谢，增加骨量，并能减少脱钙。骨质疏松症还可能会遗传。曾有人研究过，有骨质疏松妇女的女儿也容易得骨质疏松症。同卵双胞胎骨量很接近，而异卵双胞胎骨含量差异较大，说明骨质疏松有遗传性。有甲状腺功能亢进、肾上腺皮质增生和糖尿病等症的妇女也容易得骨质疏松症。长期用激素、强的松、甲状腺素片的人也容易骨质疏松症。

骨质疏松症预防重于治疗，坚持体育锻炼和体力活动，是简单易行十分有效的措施，妇女可根据自己爱好、兴趣及客观条件选择一项体育活动，持之以恒。补充钙剂，每天应摄钙1500mg，多食含钙较高的食物如豆制品、海带、乳制品、茶叶、虾皮等。雌激素有保护骨的作用，对骨质疏松与有一定疗效，但必须在医生指导下服用。

骨质疏松是可以进行有效治疗的。与其他疾病一样，骨质疏松的治疗包括两部分：一是病因治疗，即“治本”，二是对症治疗，即“治标”。

病因治疗。引起骨质疏松的原因很多，治疗骨质疏松首先要去除病因，特别是内分泌及代谢原因引起的骨质疏松，一旦控制住病因，骨质疏松可逐渐好转。所以，在治疗骨质疏松之前，一定要全力找出致病原因及因素，然后有针对性地采取治疗措施。

对症治疗。对于老年性骨质疏松，由于骨质疏松与骨骼的衰老有关，因而主要是采取对症治疗，减轻骨质疏松引起的疼痛和不适。对于其他原因引起的骨质疏松，也可在病因治疗的同时，有针对性地治疗疼痛、肿胀、畸形等。

小贴士：

☞长期循序渐进的运动，不仅可减缓骨量的丢失，还可明显

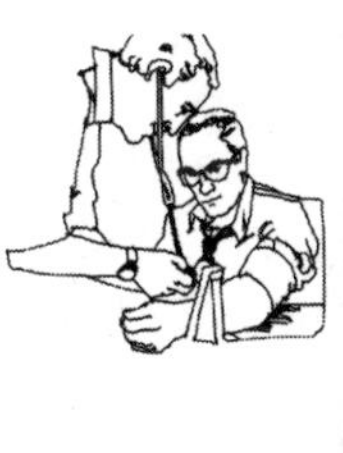

提高骨盐含量。运动还能促进骨细胞的活性。有报道说，60 岁以上的老人每天坚持长跑，可使骨龄年轻 20 年。

☞老年骨质疏松症突出的症状是腰背疼痛，或伴四肢放射痛、带状痛、肢体麻木、无力，或伴肌肉疼痛、下肢腓肠肌痉挛等。通则不痛，血滞必用通法，但宜养血活血以通之，可用当归、川芎、白芍、怀牛膝、鸡血藤等。

☞骨质疏松患者应多吃富含钙、磷、维生素 A、维生素 C、维生素 D 的食物，如虾皮、鸡蛋、奶制品、海藻、豆类食物，以及新鲜绿叶菜、花菜。配合户外活动，接受阳光照射。

风湿性关节炎——寒冷和潮湿难逃嫌疑

【风湿性关节炎的含义】

风湿性关节炎，是一个以对称性多关节为特征的系统性慢性自身免疫病。寒冷与潮湿可能是诱发因素，因此多见于寒冷、潮湿地区。风湿性关节炎是一种很常见的疾病，与 A 组溶血性链球菌感染引起的变态反应有关。以成人多见，多发生在人体的大关节，以膝和肘关节最为常见。关节病变呈多发性和游走性，有明显的发红、肿、热、痛和触痛。常为几个关节同时发病，此起彼伏，反复发生。风湿性关节炎患者平时要注意日常的调摄、锻炼等，再加上合适的治疗，是可以痊愈的。

【风湿性关节炎的症状】

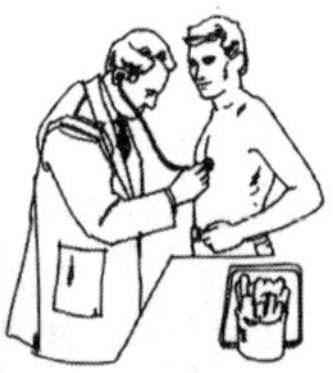

起病时全身疲乏，食欲减退、出汗、烦躁、发热等症状，关节表现有红、肿、热、痛，主要侵犯膝、踝、髋、肩、肘、腕等大关节，少数可侵犯四肢小关节，呈游走性疼痛，除关节外还可

累及心脏，引起胸闷，心慌，心前区不适或疼痛。皮肤可见结节性红斑，按之有压痛。

【风湿性关节炎的诊断标准】

以小关节为主，多为多发性肿痛或小关节对称性肿痛（单发者须认真与他病鉴别，关节症状必须持续6周以上）晨僵。

体征：受累关节肿胀、压痛，活动功能受限，畸形或强直，部分病例可有皮下结节。

实验室检查：类风湿因子（RF）可能阳性，血沉（ESR）增快。

X线检查：重点受累关节具有典型类风湿性关节炎X线所见。

对具备上述症状及体征的患者，或兼有类风湿因子（RF）阳性，或兼有典型X线表现均可诊断。

【风湿性关节炎的危害】

风湿性关节炎是风湿热的主要表现之一，其关节受影响的成人占91.7%，儿童占55.7%。因此临床上将风湿热称为风湿性关节炎。风湿性关节炎是溶血性链球菌所致上呼吸道感染后引起的一种反复发作的急性或慢性全身结缔组织的炎症疾病，以心脏和关节受累最为显著。由于本病发病急，病初多以全身发热和显著的关节红肿热痛为主要表现，若不及时采取有效的方法进行治疗，不但会给患者身心造成极大的痛苦，还会延误病情，使之成迁延难愈之势，造成慢性风湿性关节炎，一些患者病情可发展至心脏，甚至危及生命。

【风湿性关节炎的防治】

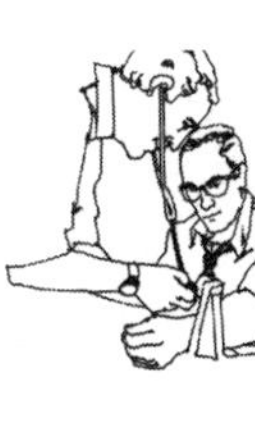

要注意环境潮湿、气候寒冷、阴雨天气、过度疲劳、精神刺

激及生活无规律等，因为这些都是日常生活中使许多风湿性关节炎患者的症状加重的因素。同时，在日常生活中要逐渐摸索有益于减轻关节症状的因素和方法并加以运用，如注意气候变化，适时增减衣服，防止受凉感冒，注意有规律生活等。

临床治疗风湿性关节炎的方法是，多采用综合治疗。早期可采用抗炎药物，如炎痛喜康等。要尽量减少激素的应用，长期使用激素可产生肥胖、多毛等副作用。也可在关节腔内注射小剂量此类药物。急性期时，要注意将患肢固定于功能位，以防止产生畸形。经过6个月以上治疗，如肿胀仍未见好转，可切除病变的滑膜。防止关节软骨面进一步破坏。对晚期病变，已有关节畸形与强硬者，可作矫形手术或置换人工关节。

小贴士：

☞平时饮食要有丰富的营养，并且要注意避免辛辣刺激性食物，避免烟酒，多吃一些含钙、磷等营养成分高的食物。

☞家庭环境保持清洁、安静，患者使用的日常生活用品要方便易取。桌椅、床铺、马桶或浴池等设施要适合患者的需要。

☞在患者病情有所缓解时，要有规律的进行室内、外活动以及参加有益的文化娱乐活动，这样会减少患者的病痛。

☞患者和家属要了解长期卧床不起、四肢关节不活动，不仅不能治好风湿性关节炎，反而会使可能完全恢复的关节变成永久残废。

大骨节病——骨节大，不是用来炫耀的资本

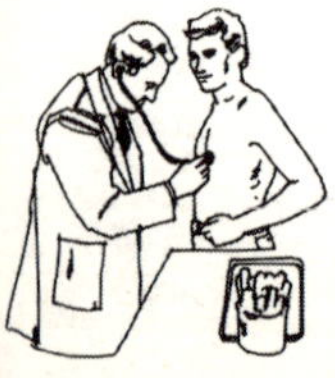

【大骨节病的含义】

大骨节病是一种原因不明的地方性、变形性骨关节病。该病

主要侵犯骨关节系统，早期有关节疼痛、增粗等症状，晚期可有关节畸形和功能障碍，如幼年患者可严重影响身体生长发育，严重者身体矮小，骨质粗大，劳动能力丧失，俗称“矮人症”。

【大骨节病的症状】

大骨节病的主要症状是，患病后可数年无症状，早期可有手、足关节酸痛，活动不灵活，后期各关节逐渐变粗，运动受限。成人患病，症状较轻。如幼年患病，影响骨骼的生长，所致患者身材矮小（侏儒），四肢关节粗大，手指短而粗，两下肢弯曲，有典型的跛行步态——鸭步。

【大骨节病的诊断标准】

大骨节病早期：干骺未完全愈合儿童，具备以下 4 项中 a、c 或 b、c 或 b、d 或只有 c 者，诊断早期。

a. 手、腕或踝、膝关节活动轻度受限、疼痛。

b. 多发对称性手指末节屈曲。

c. 手、腕 X 线片有骨关节面或干骺端临时钙化带或骺核不同程度的凹陷、硬化、破坏、变形。

d. 血清酶活性增高，尿肌酸、羟脯氨酸、粘多糖含量增加。

Ⅰ度：在早期改变基础上出现多发对称性手指或其他四肢关节增粗、屈伸活动受限、疼痛、肌肉轻度萎缩，干骺端或骨端有不同程度的 X 线改变。

Ⅱ度：在Ⅰ度基础上，症状、体征加重，出现短指（趾）畸形，X 线改变出现骺早闭。

Ⅲ度：在Ⅱ度基础上，症状、体征、X 线改变加重，出现短肢和矮小畸形。

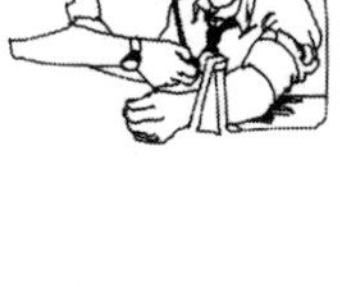

活动和非活动型诊断：干骺未完全愈合的大骨节病儿童，具

备以下任何一项者诊断活动型，否则为非活动型。

a. 手、腕 X 线片呈现干骺端临时钙化带增宽、硬化、深凹陷。

b. 血清酶活性增高，尿肌酸、羟脯氨酸、粘多糖含量增加。

【大骨节病的危害】

说起大骨节病，很多人对此认识并不是很深刻。只知道它是一种常见的地方病，却往往忽略了它所造成的危害。因为大骨节病的危害在早期是比较隐性不易发觉的，而当发觉已经对人体造成严重危害时往往来不及了。而且目前全世界对大骨节病还没有一种有效的治疗方法。大骨节病多见于儿童和青少年，主要表现为骨关节软骨发生病变，不长个，上身与头部和正常人一样，四肢则极为短小。大骨节病在成年人身上主要表现为骨质疏松，尤其是进入中老年后更加严重。

【大骨节病的防治】

在预防上，除了要做好日常生活保健外，最主要的预防措施是改善水质及提高食物质量。如打深井，饮用地下水，防止谷类食物霉变污染等。

在治疗上，可应用消炎痛等止痛药物，来减轻症状。也可用针灸、推拿、各种物理疗法减轻疼痛及改善关节活动。口服鱼肝油、晒太阳亦有一定的帮助。近年来发现草木灰有防治大骨节病的作用。对于已经发生畸形以及活动不便的病人，可进行各种矫形手术，但疗效不佳。

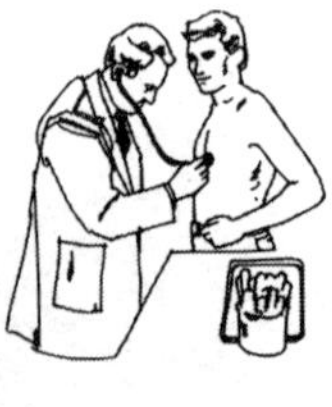

小贴士：

☞防治大骨节病，在日常生活中要注意合理的饮食，日常饮食中要多食用一些含硒丰富的食物。

☞保护环境，减少环境污染和公害，改善农村居民饮水条件和卫生状况，控制城市的水源污染、空气污染、工业废物污染、噪声污染等。

☞注意改善病区生态环境，做到治病与防病相结合。

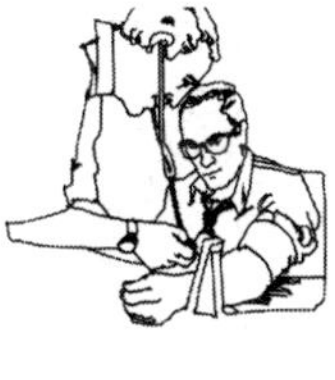

第七章　泌尿、生殖系统疾病健康指标与防治

泌尿、生殖系统健康指标

泌尿系统、生殖系统概述

泌尿系统

泌尿系统的主要作用是排除身体代谢终产物，如尿素、尿酸、肌酐、磷酸盐和硫酸盐等，以避免这些物质对机体的毒害。另一个重要作用是排出身体内多余的水和盐的平衡。泌尿系统由肾脏、输尿管、膀胱和尿道组成。肾脏是形成尿液的器官。输尿管、膀胱和尿道是排出尿液的通道，膀胱还有贮存尿液的作用。

肾脏。肾脏是实质性器官，位于腹后壁，脊柱之两旁。左右各一，形似蚕豆。新鲜肾呈红褐色。肾的大小各人不同，正常成年男性肾重约134～148g，男性略大于女性肾，肾的内侧缘中部凹陷，称肾门。肾门向肾内部凹陷成一个较大的腔隙，称肾窦，由肾实质围成，窦内含有肾动脉、肾静脉的主要分支和属支、肾小盏、肾大盏、肾盂以及淋巴管和神经等结构。肾的表面自内向外有三层被膜包绕，即纤维膜、脂肪囊和肾筋膜。肾的正常位置依靠肾被

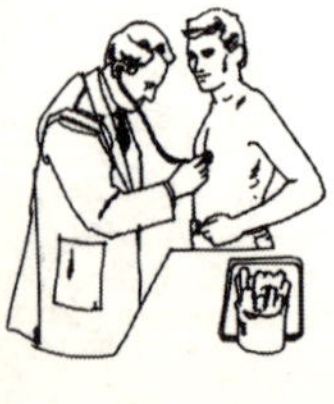

膜、肾血管、肾的邻近器官、腹内压等来维持其固定，肾的固定装置不健全时，肾的位置可移位。

在肾的额状切面上，可见肾分为外围呈红褐色的肾皮质及中央色较淡的肾髓质。肾皮质富有血管，呈红褐色，其密布的细小颗粒外观相当于肾小体。肾髓质由许多小管道组成，色淡。它由15～20个肾锥体所组成，切面呈三角形，基底朝向皮质，尖端朝向肾窦，称肾乳头，有时2～3个肾锥体合成一个肾乳头。肾乳头顶端有许多乳头孔为肾集合管的开口，肾形成的尿液由此孔流入肾小盏内。位于肾锥体之间的皮质部分称肾柱。

在肾窦内约有7～8个呈漏斗状的肾小盏，2～3个肾小盏合成一个肾大盏。肾大盏约2～3个，再集合成一个前后扁平、漏斗状的肾盂。肾盂出肾门后，向下弯行，逐渐变细移行为输尿管。

输尿管。输尿管是细长的肌性管道，长约20～30cm，直径0.5～0.7cm，上端与肾盂相连，在腹后壁沿脊柱两侧下行，进入小骨盆，下端在膀胱底的外上方斜行插入膀胱壁，开口于膀胱。在开口处有黏膜皱折，膀胱充满时由于膀胱内压力上升，输尿管开口因受压力而关闭，可以防止尿液向输尿管倒流。输尿管壁由三层组织组成，由内向外为黏膜、平滑肌层和外膜。输尿管平滑肌有缓慢地收缩和舒张的蠕动，使尿液向膀胱方向推进。

膀胱。膀胱为锥体形囊状肌性器官，位于小骨盆腔的前部。空虚时膀胱呈锥体形，充满时形状变为卵圆形，顶部可高出耻骨上缘。成人膀胱容量为300～500ml尿液。膀胱底的内面有三角形区，称为膀胱三角，位于两输尿管口和尿道内口三者连线之间。膀胱的下部，有尿道内口，膀胱三角的两后上角是输尿管开口的地方。

膀胱壁由三层组织组成，由内向外为黏膜层，肌层和外膜。肌层由平滑肌纤维构成，称为逼尿肌，逼尿肌收缩，可使膀胱内

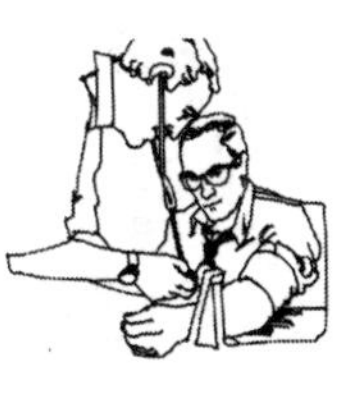

压升高，压迫尿液由尿道排出。在膀胱与尿道交界处有较厚的环形肌，形成尿道内括约肌。在括约肌收缩能关闭尿道内口，防止尿液自膀胱漏出。

尿道。尿道是从膀胱通向体外的管道。男性尿道细长，长约18cm，起自膀胱的尿道内口，上于尿道外口，行程中通过前列腺部、膜部和阴茎海绵体部，男性尿道兼有排尿和排精功能。女性尿道粗而短，长约5cm，起于尿道内口，经阴道前方，开口于阴道前庭。男性尿道在尿道膜部有一环行横纹肌构成的括约肌，称为尿道外括约肌，由意识控制。女性尿道在会阴穿过尿生殖膈时，有尿道阴道括约肌环绕，该肌为横纹肌，也受意志控制

生殖系统

生殖系统是生物体繁衍后代、延续种族的重要依靠。人类生殖系统的主要作用就是产生生殖细胞，繁育后代，并且分泌性激素以维持男女特有的副性征。

生殖系统与其他系统相比较，一个最显著的区别是男性与女性在生理结构与功能上有着截然不同的差别。

男性生殖系统

男性生殖系统包括外生殖器和内生殖器。男性外生殖器主要是阴囊和阴茎。阴囊是一个袋装皮囊，内藏睾丸、附睾和精索，皮下有平滑肌组成的肉膜。阴囊的作用就是保持睾丸存在于较合适的温度环境内。阴茎是性交器官，由左右阴茎海绵体和中间的尿道海绵体组成。阴茎顶部膨大，形成的双层皱襞包住阴茎头，称为包皮。

男性内生殖器是由睾丸、附睾、输精管、精囊、射精管、前列腺等组成。

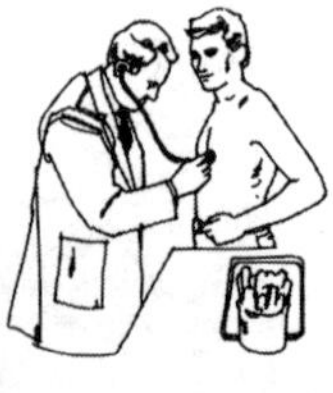

睾丸是产生精子的腺质器官，位于阴囊内，左右各一，呈卵圆形。睾丸具有产生精子的作用，精子是雄性的生殖细胞。在睾

丸组织中，经过一系列的演变后，发育成熟的精子脱落到曲精细管腔中，再缓慢地移到附睾部位，贮存在附睾中，直到射精时释放出来。如果不射精，精子即死亡而被吸收。睾丸的生精作用从青春期开始，到中年、老年逐渐衰减，甚至停止。

除了具有生精功能以外，睾丸还具有分泌雄激素的功能。雄激素的作用是刺激雄性副性器官的正常发育，并维持其状态；同时又能刺激副性征的出现，维持正常状态，如男性的胡须、喉头的突出、声音低调等。

除睾丸以外，其余的附睾、输精管、精囊、前列腺等器官都属于男性副性器官。它们的主要作用就是运送精子，以达到与卵子受精的目的。附睾是暂时贮存精子的地方；输精管和射精管是运送精子的管道，管壁有平滑肌，可以收缩将精液排出；精囊和前列腺都可以分泌液体同精子混合而成精液。

在进行性交时，阴茎首先勃起，然后射出精液。精液射入女性阴道中，精子借尾部螺旋式的运动向前推进，先进入子宫，再到输卵管与卵子相遇，发生受精。

女性生殖系统

女性生殖器官也有内外之分，内生殖器有卵巢、输卵管、子宫、子宫颈、阴道，外生殖器则包括大阴唇、小阴唇、阴蒂、会阴、前庭大腺。

在内生殖器中，卵巢的作用是产生卵子，分泌雌激素；输卵管的作用是接受卵巢产生的卵子，并将卵子送入子宫；子宫是孕育胎儿生长发育的部位；阴道则是导入精液、娩出胎儿和排出月经的通道。

尿常规的正常值范围

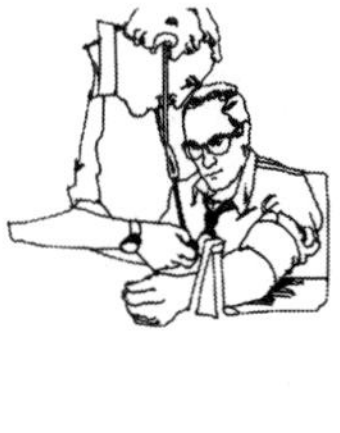

正常颜色。肉眼观察正常尿液为淡黄色透明的液体。

比重（SG）。正常参考值：晨尿1.015～1.025，随机尿1.003～1.030。

酸碱反应（pH）。可反映体内酸碱平衡情况和肾脏的调节功能。正常参考值：新鲜尿多呈弱酸性反应，其PH为6.5，有时呈中性或弱碱性。

尿蛋白（PRO）。正常尿液中含微量蛋白质（小于或等于0.15g/24h）。

尿沉渣。是指离心后尿液的沉渣物。生理或病理的尿沉渣物中的有形成分主要有细胞（红细胞、白细胞、肾小管上皮细胞等）、各种管型（一种在肾脏形成的、以蛋白质为基质的、凝固状圆柱状物质）、洁净、细菌和寄生虫、肿瘤细胞。正常参考值：尿沉渣镜检（高倍视野）白细胞不超过5个、红细胞不超过3个（妇女经期除外）及少量上皮细胞、盐类结晶，没有管型。

酮体（KET）。正常参考值：阴性。

尿胆原（UBG）。正常参考值：正常尿中含少量尿胆原，稀释试验1：20以下为阴性反应。

胆红素（BIL）。正常参考值：阴性。

尿淀粉酶（AMY或AMS）。正常参考值：阴性。

老年人泌尿系统特点

泌尿系统由肾、输尿管、膀胱及尿道组成。肾脏是泌尿系统的主要组成部分，每个肾由100多万肾单位构成，一个肾单位包括肾小体和肾小管两部分。肾小体有过滤的功能，当血流经过肾小球中一些毛细血管球时，可把大量水分、无机盐重新吸收到血液中去；把部分水、盐类、废物排出体外。正常的成年人每天白天大约解小便4～5次，晚间解小便1～2次，每次尿量300～500ml，排

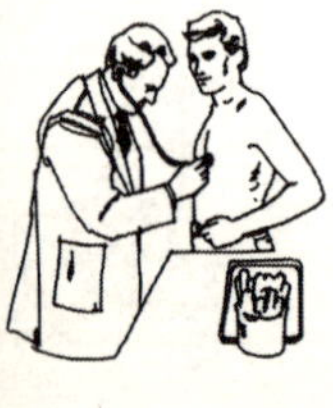

出总尿量大约1000～2000ml。尿液中大约有95～97%的水分，3～5%是固体。固体中有电解质如氯、钠、钾三种离子较多，硫、磷、钙、镁较少。还有一类非蛋白氮化合物在尿中最多。其他如肌酐、尿酸、及氨较少。氯和钠含量取决于摄入食盐量。摄入食盐量多，尿中排出氮和钠增加；反之则排出减少。尿素排出量决定食物中蛋白质多少，高蛋白食物可使尿素排出量增加，低蛋白则减少。肌酐排出量不同人有差异，主要与肌肉发达程度有密切关系。肌肉发达，肌酐排出量多，与蛋白质摄入量关系不大。老年人肾脏清除废物和重吸收功能均有减低。尿常规检查中，若青年人尿液在显微镜下，每高倍视野白细胞超过5～10个则被认为病理现象。但有人认为，65岁以上老年人白细胞超过20个才算病理现象。有时老年人尿液中有微量蛋白质，也不一定是病理现象。但必须注意。

正常成年人两侧肾脏血流量每分钟约1000～1200ml，血浆流量每分钟约600～700ml，由肾小球滤过的血浆量（称为肾小球滤过血浆）为180l/24h，为全身重量的三倍。肾小球过滤率是测量肾功能的重要指标。到了老年，由于肾小动脉发生动脉硬化，或因高血压、心功能较差等一些病埋因素，以及老年人脏器衰老变化，如老年人肾小球数目减少到青年人的1/2～1/3，肾小球肾小管可能萎缩，肾小管细胞可能出现脂肪退行性变化，而且还可能发生憩室，憩室数目增多，或憩室扩大，这就成为肾囊肿。由于老年人的肾小球和肾小管数量较少，结缔组织增加，致使肾小球和肾小管滤过和重吸收功能下降。研究表明，40岁以上的成年人，肾小球的滤过率每年平均下降1%左右，因此肾功能是随着年龄增长而递减的。

膀胱的功能是储存尿液和周期性排尿。在人的生理情况下，尿液在膀胱内积存到一定程度才引起人们的感觉。而进行排尿。

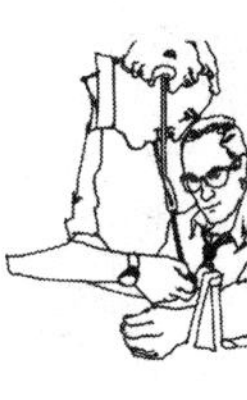

排尿可以受意识的控制。正常成年人的膀胱内尿量达到100~150ml时，就有膀胱充盈感觉，150~450ml的尿液量是膀胱所能耐受而无不适之感的最大容量，称为膀胱生理性容量。膀胱生理性容量一般随年龄及精神因素而变化。如新生儿为20~50ml，一岁时增加到4倍，成年人可高达600ml。老年人由于膀胱萎缩，因此尿液容量亦减少。膀胱由平滑肌围绕膀胱颈部形成圆形的组织结构，膀胱颈部开放就能排尿n随着年龄的增加，膀胱肌层逐渐变薄、萎缩，纤维组织增生，男性老年人常常因前，列腺肥大而影响排尿；老年妇女常常因子宫脱垂，膀胱膨出，使组织松弛。开始时常在咳嗽、大笑、解大便时膀胱压力增加，尿液外溢产生尿失禁，而后由于控制膀胱收缩神经功能失调，膀胱常处于不自主地收缩，形成排尿经常失禁、尿急、尿频或夜尿增多。另外，膀胱收缩功能较差，尿液不能及时地排净，所以膀胱内剩余尿液亦增多，这样常会引起尿路感染等疾病。尿失禁原因比较复杂，要进行全面检查，力求能找出尿失禁的确切原因，采取相应措施，使症状有好转或缓冲。

尿道起于膀胱的尿道内口，止于尿道外口，男性尿道全长约18至22厘米，女性尿道较短，约3~4厘米。

男性生殖系统由睾丸、副睾、输精管、精囊、射精管、前列腺及阴茎组成。男性生殖器官一般在11~12岁时开始发育，17~18岁发育成熟。女性10岁左右开始发育，14~15岁逐渐成熟。

男性在55~66岁以后，睾丸也逐渐出现退化萎缩，性激素分泌减少，出现前列腺肥大和骨质疏松。女性于45至50岁以后，卵巢开始萎缩，出现月经失调、性格改变、骨质疏松为特征的更年期综合征、性器官也出现改变。

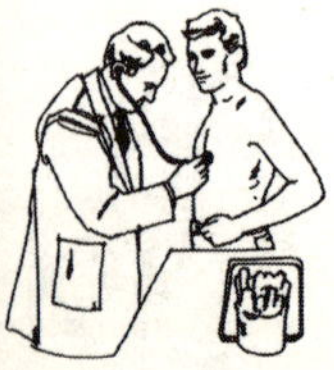

泌尿、生殖系统相关疾病

肾炎——它好，你才好

【肾炎的含义】

肾炎是以浮肿、血尿、蛋白尿、管型尿、高血压等为主要临床表现的泌尿系统常见病、多发病。严重时可出现氮质血症和尿毒症。肾炎有急、慢性之分。急性以青少年为多，慢性以老年人常见。发生肾炎的病因还不清楚，但部分病人与感染有关，特别是溶血性链球菌、葡萄球菌、病毒等感染。感染后能使机体产生变态反应，使肾小球遭到损害而引起局部的全身症状。

【肾炎的症状】

一般症状为高热、寒战，体温多在 38～39℃之间，也可高达 40℃。热型不一，一般呈弛张型，也可呈间歇或稽留型。伴头痛、全身酸痛，热退时可朋大汗等。

肾炎患者有腰痛，多为钝痛或酸痛，程度不一，少数有腹部绞能，沿输输尿管向膀胱方向放射，体检时在上输尿管点（腹直肌外缘与脐平线交叉点）或肋腰点（腰大肌外缘与十二肋交叉点）有压痛，肾叩痛阳性。常有尿频、尿急、尿痛等膀胱刺激症状。可有食欲不振、恶心、呕吐，个别患者可有中上腹或全腹疼痛。

【肾炎的危害】

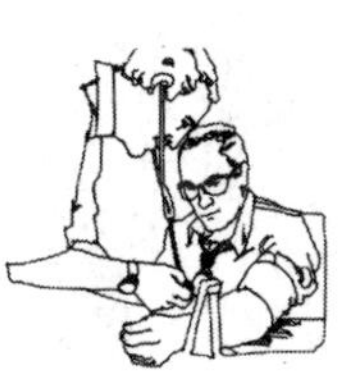

提到肾炎，许多人还不怎么重视它，殊不知一旦演变成肾功

能衰竭——尿毒症，它对人类的危害程度就不亚于某些癌症。肾损害可以发生于任何年龄阶段，常见的有急性肾炎、慢性肾炎、尿路感染等。

面对肾炎的恶魔，时到今日，国内外对于肾炎的认识和医疗尚缺乏理想的方法，如透析只能维持生命，而且产生依赖性和透析综合征，肾移植成功率低，而排斥现象一时还难以解决，激素疗法副作用明显，且易复发加之透析和肾移植的费用昂贵往往使众多的患者难以承受。

【肾炎的防治】

在预防急性肾炎方面，要尽量避免感染，发生感染特别是链球菌感染时应及早治疗。如已发生急性肾炎，则应休息，根据病人的浮肿及血压情况调整饮食中的盐分及入水量，必要时可适当应用药物。对于慢性肾炎患者来说，预防感染也是非常重要的。同时患者应避免过度劳累，定期检查尿液及肾脏功能。当肾功能有严重损害时，应避免使用对肾脏有毒性的抗生素和药物，以免肾功能进一步恶化。

肾炎的治疗在临床上有针对急性和慢性的两种不同的治疗方法。治疗急性肾炎临床上常用的方法有：消除感染灶，为了彻底消灭体内现有的（或潜在的）病灶，应给予抗生素治疗 7 ~ 10 天，常用的药物为青霉素；使用利尿剂，因为急性肾炎可引起尿少，可予速尿或双氢克尿塞等利尿剂；使用降压药，如果血压持续升高，舒张压高于 12 千帕时，应给予利血平或肼苯哒嗪等药物。除此之外，还要纠正酸中毒，补充电解质等。治疗慢性肾炎常用的方法有：对症处理，包括利尿、消肿、控制血压、抗凝治疗，并应积极治疗感染，尤其是潜在的感染，包括无症状性菌尿等；根据不同的病理类型，选择治疗的药物，如雷公藤制剂、激素、细胞毒

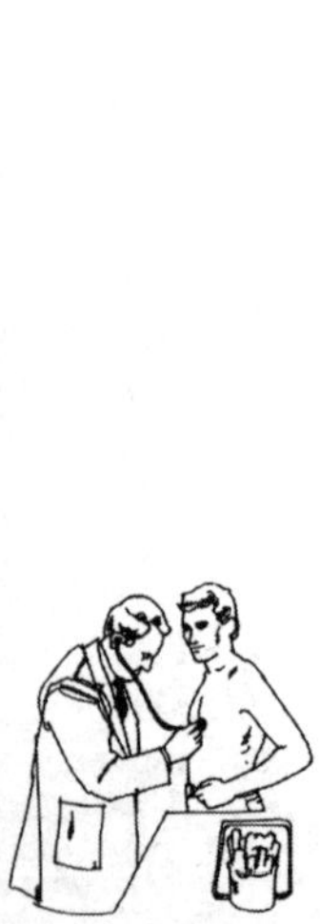

类药物等；还可使用中医中药辨证施治，无论那种类型的肾炎，都需要加入活血化瘀的中药，必要时酌情加用清热解毒药。

小贴士：

☞肾炎患者在日常饮食中宜食低蛋白、高糖等易消化而无刺激的饮食，多食新鲜蔬菜和水果、桔子汁等碱性食物，可减少血液中过多的酸性代谢产物的积聚。

☞忌服酒、茶、咖啡、葱、姜、蒜、胡椒、韭菜、芹菜、小红萝卜等刺激、辛辣、含挥发油多的食物，以避免对肾脏的刺激和加重肾脏的负担。

☞水分摄入控制在1000ml以内，包括食物及饮料中的水分，减轻肾脏排泄水分的过重负担，有利于消除浮肿。禁食含钾高的饮食，如牛肉、鸡肉、瘦肉、土豆等。应多食有利尿作用的低钠食品，如大白菜、冬瓜、西瓜、丝瓜、西红柿等。

☞注意大便颜色，若出现黑便则可能合并上消化道出血，要立即就诊。出现头面部、躯干部肥胖，四肢不肥胖的症状时应停用激素，改用其他药物治疗。

☞节制性生活，注意避孕，要慎妊娠。

前列腺炎——守护好这个神秘的前沿阵地

【前列腺炎的含义】

前列腺炎是指发生于前列腺的炎症，常由细菌感染引起，还可由梅毒螺旋体、支原体、衣原体等引起。是中青年男性的常见病。除了前列腺发生炎症外，尚可累及尿道、上尿路、尿道腺和精囊等。

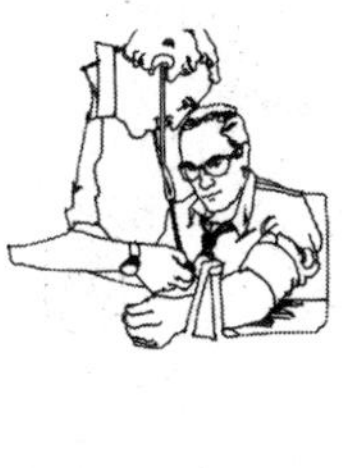

【前列腺炎的症状】

主要临床表现为会阴部、肛门、耻骨上区及腰骶部呈间歇性胀痛或酸痛不适，有时可放射至阴茎、睾丸、腹股沟区和大腿根部内侧等处。如并发后尿道炎，可引起尿频、尿急、尿痛及尿道口“滴白”，于尿后或便后更明显。此外，还可能出现阳痿、性欲低下、精神差、记忆力减退、排尿困难、尿潴留等。

【前列腺炎的诊断标准】

尿液检查：镜检可以发现红细胞和白细胞及脓细胞。

精液检查：前列腺炎的精液常呈红色（可为镜下血精或肉眼血精）；感染严重呈黄色或棕色脓样，一次排精量小于1.5ml；精液不液化或液化时间延长，液化时间常大于30min，镜检可发现大量红细胞和白细胞。

前列腺液检查：采用前列腺按摩液涂片，前列腺炎时酸碱度升高。常大于7、呈浅红色或淡黄色，甚至为脓性液体，白细胞大于10个/高倍视野；红细胞大于5个/高倍视野，卵磷脂小体分布不均，数量减少或消失，出现含脂肪小体的吞噬细胞，细胞培养有细菌生长，以大肠杆菌、革兰阴性杆菌为主。

前列腺特异性抗原（PSA）：升高，常大于20μg/L。

酸性磷酸酶和前列腺酸性磷酸酶：均升高，常大于10u/L。

免疫球蛋白：1gG、IgA明显升高。

B超：可以观察了解前列腺增大程度、形态。前列腺炎患者出现前列腺液性暗区。

直肠指检：前列腺明显肿大，不对称，质软。化脓时有明显压痛和波动感。

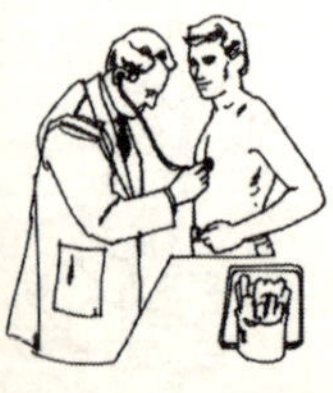

【前列腺炎的危害】

当前列腺有炎症发生时，对精液的量、质及精液的成分都会造成影响，从而可能引起不育。由于解剖上的原因，尿道炎久治不愈时，很容易发展为慢性前列腺炎。因为在尿道炎的慢性期，病变主要在后尿道、膀胱颈和膀胱三角区，有时也会蔓延到整个尿道，而前列腺构成了后尿道的一部分，因此尿道炎久治不愈，很容易侵袭到前列腺而引起慢性前列腺炎。此种情况以淋球菌、支原体、衣原体感染为多见。相反，如果慢性前列腺炎长期不愈，亦可侵袭后尿道而引起后尿道炎，主要表现为尿频、终末尿痛、尿线细弱无力，严重者表现为排尿困难。

【前列腺炎的防治】

前列腺炎多发生在 18～40 岁的男性青壮年，由于这时期是男性的性旺盛时期，性的刺激与幻想或性生活活动频繁的刺激，使盆腔充血、前列腺充血，同时使感染机会大大增加。除性欲过旺性生活不正常外，比如直接按压会阴部，包括骑马、骑车、久坐（如出租车司机）、饮酒、前列腺按摩过重、感冒受凉等均可引起前列腺的淤积性充血而引起前列腺炎。因此，前列腺炎的预防应避免前列腺的直接按压。

性生活的频度与慢性前列腺炎有着非常重要的关系。过频的性刺激冲动、经常的性兴奋会刺激男性整个生殖系处于兴奋充血状态，使前列腺的腺组织处于长期持续的充血状态，而诱发前列腺炎。另一方面，由于在青壮年时期是前列腺液的分泌旺盛时期，前列腺的成分为细菌生长、繁殖提供了良好生存条件，使细菌在前列腺中的繁殖增快，如不排出则会日益加重。况且在性生活过程中的射精，会使前列腺收缩，前列腺液以及前列腺患者前列腺

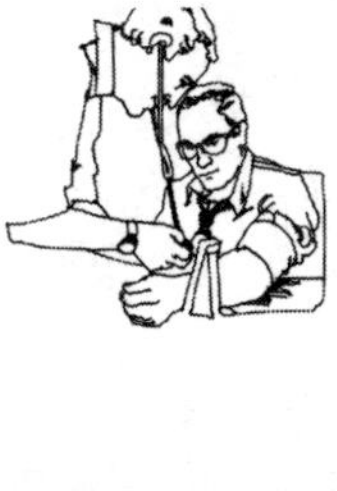

管内的病原菌会因射精而排出体外，从而收到比前列腺按摩更好的引流效果。所以适度的性生活对预防前列腺炎及前列腺炎的治疗有着非常重要的一面。根据自己的年龄和身体状况保持适度的性生活，既不要过频也不要禁欲，保持7~10天左右一次，未婚或分居两地也应该在10天左右排精一次（可适度手淫）。以此使前列腺保持正常的新陈代谢，加速炎症的清除。

前列腺的治疗。随着医学的不断发展，许多方法在治疗前列腺炎出都取得了明显的治疗效果，只要患者树立起战胜疾病的信心，与医生密切配合，是可以治愈前列腺炎，开始新生活的。

抗生素治疗。这是治疗前列腺炎的常用方法。高水平的有三甲氧苄氨嘧啶、氯林可霉素、红霉素等；中等水平的有氯霉素，林可霉素；低水平的有氨苄青霉素、先锋Ⅰ号、先锋Ⅳ号、强力霉素、卡那霉素、呋喃妥因、土霉素、青霉素G、多粘菌素B、利福平及多数磺胺药等，患者可让医生的指导下，选择药物品种、用法、用量等。

由于抗生素全身用药在前列腺中不易达到有效浓度而影响疗效，所以便出现了将抗生素直接注入前列腺的治疗方法。其具体方法是选用庆大霉素、卡那霉素、先锋霉素，单独或联合应用，经会阴部直接注入的列腺部，或在B超引导下把药液直接注入前列腺病灶内，每周1~2次，10次为一疗程。

小贴士：

☞不要久坐，养成良好的生活习惯，多饮水、不憋尿保持尿路通畅，不要酗酒，不吃辛辣刺激性食物，注意饮食起居的规律性，防止过分疲劳，预防感冒，避免着凉，并且进行有效的体育锻炼。

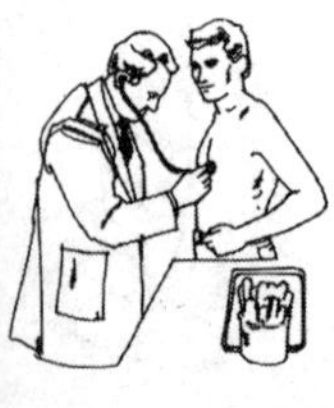

☞性行为清洁措施没做好、经常憋尿、紧张郁闷、爱喝酒、贪

吃辛辣食物都会导致尿液产生刺激物质、膀胱内压力增高、前列腺内尿液回流等后遗症，因而引发前列腺发炎。

☞香烟中的烟碱、焦油、亚硝胺类、一氧化碳等有毒物质，不但可以直接毒害前列腺组织，而且还能干扰支配血管的神经功能，影响前列腺的血液循环，也可以加重前列腺的充血。

☞苹果一向是营养学界公认的健康食物，国外一项研究发现，长期食用苹果还可治疗慢性前列腺炎。

血尿症——血和尿“同流合污”，你就要注意了

【血尿的含义】

尿液中含有红细胞称为血尿。血尿是泌尿及男性生殖系疾患最常见和最重要的症状。造成血尿的最主要原因是泌尿系及男性生殖系疾患。此外亦可由泌尿系之外的其他疾患所致，如心血管疾患、血液疾病、过敏性疾病等均可发生血尿。对泌尿外科来说，肉眼血尿的临床意义更为重要，应引起高度重视。诊断时应注意与色素尿、血红蛋白尿以及月经血或痔核出血混入尿液等进行区别。对于血尿患者的诊断，就是要解决定位和定性两个问题，即血液来自何处和出血的原因。

【血尿的症状】

无症状，无痛性血尿。有的伴有肾绞痛，多为肾或输尿管结石所致，出血量一般较小。有的伴有尿急、尿频、尿痛等膀胱刺激症状，且症状常可反复发作。有的还有浮肿等症状。

【血尿的诊断标准】

离心尿 RBC >3 个/HP

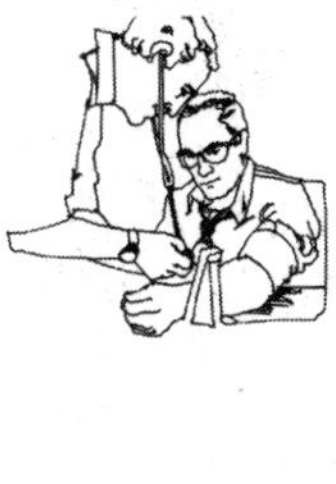

尿沉渣红细胞计数 >8 × 106/L

Addis 计数 红细胞 >50 万/12h

1 小时尿细胞计数法 红细胞 >10 万/h，即可诊断，红细胞介于 3 ~ 10 万/h。

初血尿：血尿仅见于排尿的开始，病变多在尿道。

终末血尿：排尿行将结束时出现血尿，病变多在膀胱三角区、膀胱颈部或后尿道。

全程血尿：血尿出现在排尿的全过程，出血部位多在膀胱、输尿管或肾脏。

以上三种血尿，可用尿三杯试验加以区别。

【血尿的防治】

血尿很多时候是由肾病所引起，最佳预防肾病的方法是定时饮食；切勿进食过咸或过肥腻的食物，少吃肉类，多吃水果蔬菜，多做运动和保持身心舒畅，也有助预防肾病。

血尿的原因可以从其是否伴有其他症状进行分析。无症状的血尿应首先考虑泌尿系肿瘤的可能性。血尿伴有疼痛，尤其是伴有绞痛应考虑尿路结石，如伴有尿痛及尿流中断，应考虑膀胱结石，如伴有明显膀胱刺激症状，则以尿路感染、泌尿系结核以及膀胱肿瘤等为多见。此外，应结合患者病史、年龄、血尿的色泽、程度等对血尿的原因进行综合判断。

小贴士：

☞血尿病人应注意休息，大量出血应卧床休息。

☞宜多饮水，每天饮水量应不少于 2000ml。

☞饮食以清淡蔬菜为主，如青菜、卷心菜、萝卜、冬瓜、番茄、菠菜等。

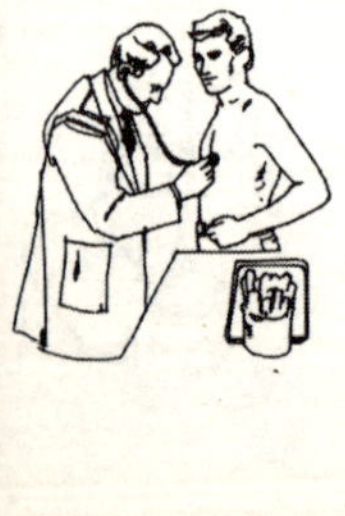

☞忌酒、烟、节制房事，发病期严禁性生活。

☞及时治疗痔疮、糖尿病以及感冒等疾病，以免诱发本病。

尿毒症——肾不正常了，尿毒就潴留下来了

【尿毒症的含义】

当各种疾病造成肾脏严重损害时，肾脏的调节功能异常，应该被排泄的代谢产物则会在体内潴留，以至产生各种症状，称为尿毒症。引起尿毒症的原因主要有肾脏本身疾病如慢性肾小球肾炎、慢性肾盂肾炎、肾结核和肾小动脉硬化症等；泌尿道结石、前列腺肥大、膀胱癌等引起泌尿道梗阻；红斑狼疮、糖尿病等全身疾病也可损害肾脏。

【尿毒症的症状】

肾脏被损害后，其调节功能出现异常，各种蛋白代谢产物潴留体内，由于这些蛋白质代谢产物大多为酸性，所以病人可发生酸中毒。具体表现为：胃肠道症状。最早出现，常有食欲不振、恶心、呕吐和腹泻，齿龈发炎，口腔黏膜溃烂出血，口中有氨味；呼吸系统可出现咳嗽、胸痛，酸中毒时可有大而深的呼吸；心血管系统出现高血压、心前区疼痛、心悸、气急、上腹胀痛、浮肿、不能平卧等；血液系统。有贫血及黏膜出血现象；精神神经系统。可有失眠、烦躁、四肢麻木灼痛等症状，晚期可出现嗜睡甚至抽搐、昏迷。此外，还可出现脱水或浮肿。

【尿毒症的诊断标准】

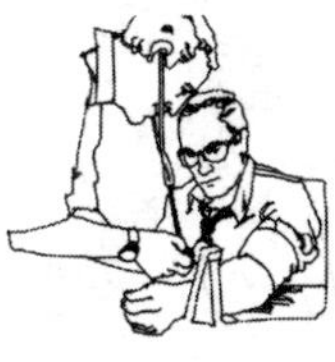

血液检查：尿素氮、肌酐增高；血红蛋白一般在80g/L以下，

终末期可降至20～30g/L，可伴有血小板降低或白细胞偏高；动脉血液气体，酸碱测定；晚期常有PH值下降、AB、SB及BE均降低，$PaCO_2$呈代偿性降低；血浆蛋白可正常或降低；电解质测定可出现异常。

一般来说尿毒症的诊断有一个严格的诊断标准，并不是什么病人都可以诊断为尿毒症的。一般我们给病人做血液检查的时候，如果血液里面血肌酐的浓度超过707um0l/L，肌酐清除率在10ml/min以下，这个诊断要有一定的标准，所以不是那个病人都可以诊断为尿毒症的。

尿液检查：尿常规改变可因基础病因不同而有所差异，可有蛋白尿、红、白细胞或管型，也可以改变不明显；尿比重多在1.018以下，尿毒症时固定在1.010～1.012之间，夜间尿量多于日间尿量。

肾功能测定：肾小球滤过率、内生肌酐清除率降低；酚红排泄试验及尿浓缩稀释试验均减退；纯水清除率测定异常；核素肾图，肾扫描及闪烁照相亦有助于了解肾功能。

【尿毒症的危害】

尿毒症是肾功能衰竭晚期所发生的一系列症状的总称。慢性肾功能衰竭症状主要体现为有害物质积累引起的中毒和肾脏激素减少发生的贫血合骨病。早期最常见的是恶心、呕吐食欲减退等消化道症状。进入晚期尿毒症阶段后，全身系统都会受累，出现心力衰竭、精神异常、昏迷等严重情况，危及生命。

【尿毒症的的防治】

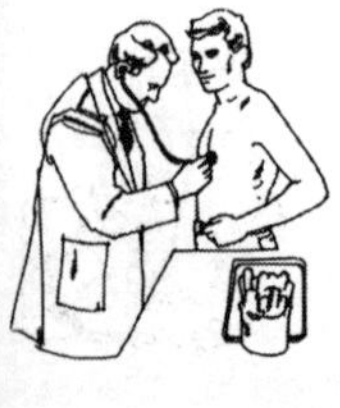

病至尿毒症时，往往就很难治了：高血压、心衰、贫血、少尿、呕吐、全身瘙痒、肾脏萎缩等会蜂拥而至，病情重笃。因此，

应特别重视预防为主，而实践证明，只要加强预防，是可以防止尿毒症的发生的。尿毒症的科学预防措施主要有：

尿毒症是肾脏病的终末期表现，以前曾患有肾小球肾炎、肾盂肾炎、肾病综合征等症的人，往往在治疗中得到缓解，便以为病情痊愈，放弃了跟踪治疗，久之往往会形成肾脏的慢性损害。因此，患了各种各样的肾病，一定不可掉以轻心，要及时进行精心诊断和治疗，特别是在经过一定治疗后，断不可以为已经痊愈就“完事大吉”了，而是应该经常检查、监测自己肾脏的健康状况。掌握禁用或慎用的药物。要牢记“是药三分毒”的道理，尽量少用或不用各种药物。患感冒或咽喉炎等病时，要知道溶血性链球菌感染可引发机体反应，引起肾脏损害，出现小便异常。这时治疗感冒等病勿忘对肾脏的保护，最好中西药物双管齐下，积极有效地治愈疾病。

曾患过肾脏疾病的人，要时刻注意保护自己的肾脏，平时注意劳逸结合，饮食有规律，酒水不贪杯，房事要节制，生活起居要有合理的安排，千万不可给自己肾脏过大的负担。

治疗尿毒症，首先可根据不同症状分别进行，如高血压时，可用复降片及可乐定；呕吐者，可用小剂量氯丙嗪、胃复安；贫血时，用丙酸睾丸酮或小剂量输血；低钙引起的抽搐，可用10%葡萄糖酸钙10ml静脉注射；如没有诱发因素的病例，且肾功能不可逆转时，可考虑透析疗法如胃肠、腹膜、血液透析。此外，肾移植手术也在临床上逐渐应用。

小贴士：

☞健康人士饮食可参照所有防治肾病的日常饮食原则合理的饮食。至于患者，除了参照这些基本的饮食原则外，还要注意多给予高热量、高维生素、优质低蛋白饮食，可根据肾功能调节蛋

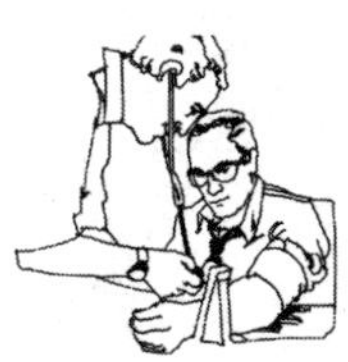

白质摄入量，高血压者应限钠盐的摄入，若已进行透析治疗，则应予以优质高蛋白的饮食。

☞注意居室卫生，注意保暖，防止受凉，预防继发感染。注意劳逸结合，增加机体免疫力。在患病期间，要绝对卧床休息。

☞健康人士在日常生活中要注意保持良好的精神面貌，避免生气、忧郁等。至于尿毒症患者，一定要保持稳定的心情，积极配合医生的治疗，避免悲观、失望、恐惧等不良情绪。必要时可使用镇静剂。

☞正常人在40岁以后，每年约有1%的肾小球发生硬化。因此，从中年起即应注意肾功能的保健，包括避免过高的蛋白质饮食，定期测量血压，化验尿液、血糖、血脂及肾功能等。

尿路感染——坚决消灭排尿道路上的敌人

【尿路感染的含义】

尿路感染是指尿路内有大量微生物繁殖而引起的尿路炎症，一般指尿路内的细菌感染，少数患者亦可因真菌、病毒、支原体等所致感染。根据感染部位，一般可分为上尿路感染（肾盂肾炎）和下尿路感染（膀胱炎）。正常情况下尿路是无菌的，不能寄居任何感染微生物。但是，尿路感染却是十分常见的，特别是多见于女性。尿路感染可能会影响全部或部分的尿液排泄系统。

【尿路感染的症状】

排尿痛，患者主诉中常有“刀割样痛”。尿频，但每次尿量却不多。尿液散发难闻的气味。血尿、发烧等症状。

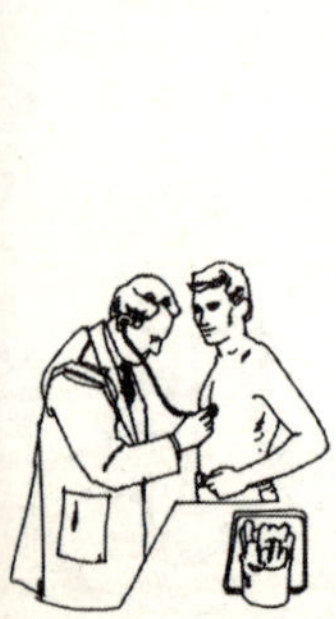

【尿路感染的诊断标准】

血液一般检查：白细胞分类计数升高，常大于 $12 \times 10^9/L$，白细胞分类计数中性粒细胞升高，常大于 0.75。若伴肾功能不全可见血红蛋白降低，常小于 120g/L。

血沉：加快。

尿液检查和尿液培养：一般为程度不等的镜下血尿；白细胞增多，尿沉渣白细胞超过 5 个/高倍镜视野，可见白细胞和脓细胞管型，并伴有少量蛋白尿。慢性患者，尿相对密度可下降。1h 尿细胞排泄率，白细胞大于 40 万个/h，红细胞大于 10 万个/h。尿液细菌培养加药敏，对尿路感染的诊断和治疗十分重要。中段尿培养菌落计数大于 $10^5/ml$。

尿液生化检查：视黄醇结合蛋白、N－乙酰－β－D 氨葡萄糖苷酶、α_1微球蛋白、β_1微球蛋白均升高。

X 线检查：静脉肾盂造影显示肾盂积水、肾盂肾盏变形等。结合腹部平片可了解有无畸形、结石、囊肿及梗阻等。

B 超检查：双肾 B 超，慢性者可见肾盂积水、外形改变等。

【尿路感染的防治】

预防尿路感染要做到：排尿时要尽力保证膀胱被全部排空。每天按定量饮用大量的水以冲洗尿路，水是最理想的选择，特别要注意避免饮用太甜的饮料排完尿、便后要注意从前向后擦洗。这样可以预防大肠埃希氏杆菌（寄居在肠道中）的感染——这种细菌是引起尿路感染的主要原因。始终保持在性交后立即将膀胱排空避免在生殖区使用除臭剂或香皂。穿宽松的棉制内衣而替代人造纤维制成的内衣。如果想使用子宫帽避孕套作为避孕设施，应请医生检查是否适合自己。如果是因为这种避孕方式而引起感

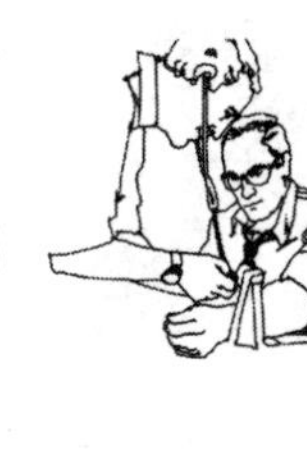

染，那就应该考虑换一种不同的避孕方式。

对于首次发生的尿路感染应立即用抗菌素进行短程治疗，一般用药 7～14 天为 1 个疗程。对于经常复发的尿路感染也应使抗菌素治疗，但应考虑用长疗程低剂量的方法进行治疗。选用抗菌素应参照的标准：参考药敏试验结果选药。在尿细菌培养结果出来之前，可先试用复方新诺明、呋喃坦啶、氟哌酸或氨苄青霉素等；对较严重的尿路感染，可以选择两种抗菌素联合用药；避免使用对肾脏有毒性作用的抗菌素，如庆大霉素、卡那霉素、丁胺卡那霉素、妥布霉素、多粘菌素等。

小贴士：

重视心身调节。现代医学模式已从传统的生物医学模式向社会心理医学模式转变，心理治疗逐步为大家所重视。老年人尿路感染的原因较为复杂，其中情绪波动，如生气、悲伤、急躁均可诱发或加重尿路感染。许多慢性尿路感染的老年人，若能保持心情舒畅，解除紧张情绪，常能使病情减轻，复发减少，直至痊愈。

其次，要多参加一些适合老年人特点的体育活动，如气功、太极拳、快步走、慢跑等，以增强体质，改善机体的防御机能，从而减少细菌侵入机体的机会。

保持阴部清洁。外阴部潮湿、分泌物较多，是细菌最容易生长繁殖的部位。此外细菌也是引起尿路感染最常见的病原体。因此，保持外阴部清洁卫生是预防尿路感染最有效的方法之一。要求做到每日用温开水清洗外阴部，也可用 1：10000 的高锰酸钾溶液清洗外阴。男性包皮过长也容易引起尿路感染，必须每日清洗，保持干净。

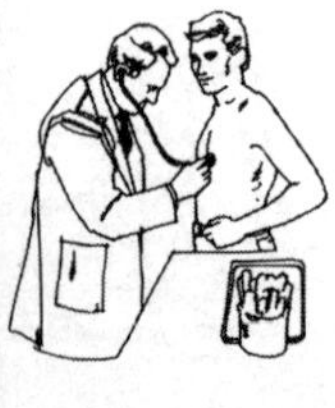

加强饮食调养。老年人身体多虚弱，抗病能力低下，常成为尿路感染反复发作、迁延不愈的病理基础。因此，需在给予药物

治疗的同时，加强饮食调养。在缓解期宜多吃滋补益肾的食物，如瘦肉、鱼虾、木耳等，以增强体质，提高机体免疫力。在发作期以清淡易消化而富含营养的食物为主，多饮淡茶水或白开水，吃一些益气解毒利尿之品，如绿豆汤、冬瓜汤、梨等；少食菠菜，因菠菜中含有较多草酸，草酸与钙结合可生成难溶的草酸钙，在慢性尿路感染病人容易形成结石。忌酒戒烟，不食辛辣刺激之物，如辣椒、蒜、香料等。

痛经——这样的“痛快”不要也罢

【痛经的含义】

凡在行经前后或月经期出现下腹疼痛、坠胀，伴腰酸或其他不适，程度较重以致影响生活和工作质量者称为痛经。痛经分为原发性痛经和继发性痛经两类。前者是指生殖器官无器质性病变的痛经，后者系指由于盆腔器质性疾病如子宫内膜异位症、盆腔炎或宫颈狭窄等所引起的痛经。药膳治疗主要是针对原发性痛经，通过辨证配餐，对痛经病人辨证求因治本，或在经期调经止痛治标，能够明显减轻患者疼痛发作的频率和程度。

【痛经的症状】

无排卵性月经一般不发生疼痛。疼痛多自月经来潮后开始，疼痛程度轻重不一，重者呈痉挛性疼痛，一般无腹肌紧张或反跳痛，经血排出流畅时，疼痛常可缓解。疼痛部位在耻骨上，可放射至腰骶部和大腿内侧。疼痛可引及全腹或腰骶部，或外阴、肛门坠痛。有时痛经伴发恶心、呕吐、腹泻、头晕、乏力等症状，严重时面色发白、出冷汗等。

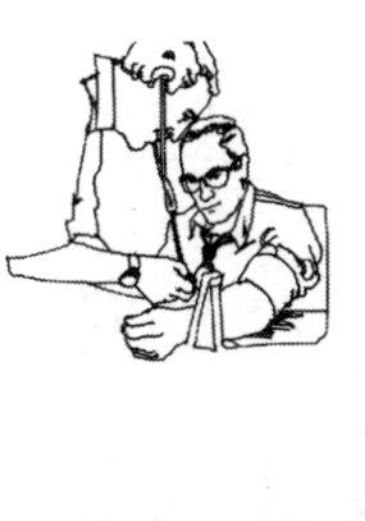

【痛经的诊断标准】

本病的临床特征是行经时小腹疼痛，伴随月经周期而发作，妇科检查无异常发现。根据其临床表现，并排除继发性痛经，即可作出痛经的诊断。

【痛经的危害】

痛经时体内释放的前列腺素正是妇科药物流产的主要有效成分，可以预料长期痛经对青春期的发育的影响是不容忽视的，更会导致宫颈糜烂、附件炎、不孕、子宫癌的发生，对将来的婚育都将有不良的影响。

【痛经的防治】

痛经患者平时应注意加强营养，加强身体锻炼以增强体质，注意劳逸结合。正确认识有关的月经生理卫生知识，消除对月经的恐惧或紧张情绪。注意经期卫生，避免剧烈运动及进生冷食物，注意保暖，避免寒冷潮湿。

在对痛经的治疗上主要是药物治疗。可服用下列药物：

止痛药。可抑制前列腺素合成，从而减轻子宫收缩。常用药物有复方阿司匹林、氟灭酸、消炎痛等。

镇静药。可以减少精神紧张及对疼痛的敏感。常用药物有安定、鲁米那等。

解痉药。可使子宫峡部松弛，使经血流畅而减少疼痛。常用药物有阿托品类，可以口服或注射。

性激素。如小量雌激素可用于子宫发育不良，以促进子宫发育，大量可抑制排卵，但由于抑制卵巢正常功能，故应慎重应用；孕激素可抑制子宫收缩；雌、孕激素联合应用如避孕药，亦可抑

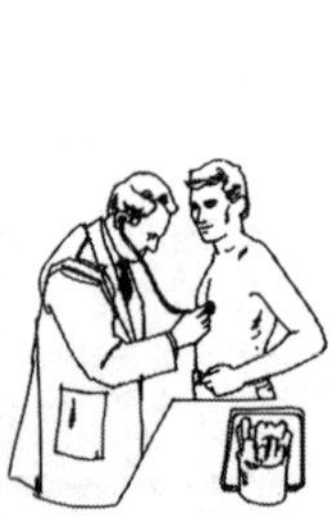

制排卵而止痛。

小贴士：

☞omega－3 多元不饱和脂肪酸对于经痛的改善是有科学根据的，而最好的摄取这些脂肪酸的方法就是天天吃鱼，吃各种深海的鲔鱼、鲑鱼等富含 omega－3 脂肪酸的鱼类，相信餐桌上有鱼，经痛情况就会大大改善。

☞一般而言，不论是原发性痛经还是继发性痛经，大部分均系良性病变，但极个别疾病，比如子宫内膜异位症有一小部分病人可发生恶变，以卵巢及阴道直肠窝处内膜异位为多，应提高警惕。

☞痛经患者平时饮食应多样化，不可偏食，应经常食用些具有理气活血作用的蔬菜水果，如荠菜、洋兰根、香菜、胡萝卜等。

宫颈炎——打破这个影响幸福的瓶颈

【宫颈炎的含义】

宫颈炎是生育年龄妇女的常见病，分急性与慢性，而以慢性者多见，多由急性宫颈炎转变而来，因分娩、流产或手术引起的子宫颈裂伤或外翻，受到病原菌的侵袭所致。宫颈阴道部的鳞状上皮厚，对炎症的抵抗力强，而宫颈管的柱状上皮薄，抵抗力弱，易感染。

【宫颈炎的症状】

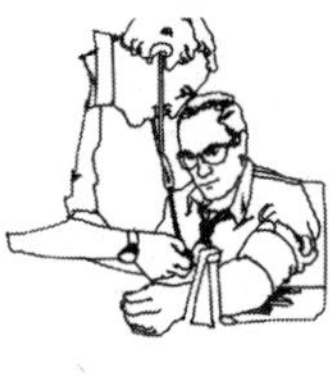

急性宫颈炎白带呈脓性，伴下腹及腰骶部坠痛，或有尿频、尿急、尿痛等膀胱刺激征。慢性宫颈炎白带呈乳白色黏液状，或

淡黄色脓性；重度宫颈糜烂或有宫颈息肉时，可呈血性白带或性交后出血。轻者可无全身症状，当炎症沿子宫骶骨韧带扩散到盆腔时，可有腰骶部疼痛，下腹部坠胀感及痛经等，每于排便、性交时加重。

【宫颈炎的诊断标准】

急性盆腔炎：妇科检查——阴道充血、后穹窿触痛明显、子宫充血、水肿、压痛明显。宫体略增大，有压痛，活动受限。两侧附件均有压痛，可触及肿块或增厚，肿块形成时有波动感。

慢性盆腔炎：妇科检查——子宫常呈后位，活动受限制或粘连固定。附件可见以下几种情况：输卵管炎；输卵管积水或输卵管卵巢囊肿；盆腔结蒂组织炎。

【宫颈炎的危害】

宫颈炎是妇女白带增多的最为常见的病因之一。子宫颈的病变是女性非常多见的疾病，在生育之龄20岁到50岁的妇女有一半以上患宫颈炎，生过孩子的妇女竟有90~95%患此病。

据调查，宫颈炎是不育的重要因素。这是因为宫颈炎造成的“有菌”白带和阴道碱环境不利精子的生存和游动。宫颈炎也是流产的一个病因，宫颈炎使组织变化，弹性下降，会使产程不顺利；严重的宫颈炎还会影响性生活……更值得提醒的是长期不治、或久治不愈的宫颈炎被认为是宫颈癌发病的一个因素。有宫颈炎的妇女，其宫颈癌发病率比没有宫颈炎的妇女高约10倍。宫颈癌是妇女健康的头号杀手，据资料统计，全世界每年大约有20万妇女死于这种疾病，所以积极预防及早治疗宫颈炎十分重要。

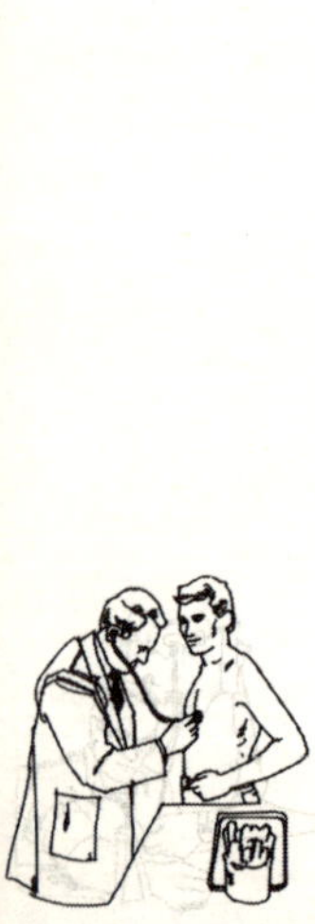

【宫颈炎的防治】

预防本病首先要进行定期妇科检查，以便及早发现宫颈炎症，进行治疗。还需要积极彻底治疗急性阴道炎、急性子宫内膜炎等。卫生护垫应做到勤更换，透气性不好的则不建议使用，尤其对肥胖女性来说，不及时更换，更易滋生细菌，对外因产生不良刺激。便前也要洗手饭前便后洗手人们大多可以做到，但是便前洗手一些女士却难以做到，殊不知致病因素就在于此，尤其上班族女士，手所接触到的报纸、材料、电话、电脑等一切劳动用品无不带有各种病毒和细菌，劳动的手无所不接触，尤其是与钱打交道的女性，更应在如厕前彻底清洗手部，洗手要有皂类和流动的水。用酸性或碱性溶液冲洗外阴及阴道时，要避免浓度过高。男方应养成每晚或性交前洗外阴的习惯，防止性交时将病原体带入阴道而引起感染。

治疗宫颈炎可采用阴道灌洗、局部上药、中药治疗等药物疗法。另外，还可采用物理疗法等。

物理疗法包括电熨、冷冻、激光、红外线等，适用于糜烂面大，炎症漫润较深者，一般治疗一次即可治愈。

手术治疗。宫颈息肉者可行宫颈息肉摘除术，宫颈腺体囊肿可穿刺放液；宫颈陈旧裂伤及黏膜外翻，可行了宫颈修补术。

小贴士：

☞讲究性生活卫生，适当控制性生活，坚决杜绝婚外性行为和避免经期性交。

☞及时有效地采取避孕措施，降低人工流产。引产的发生率，以减少人为的创伤和细菌感染的机会。

☞月经周期过短、月经期持续较长者，应予积极治疗。

☞在慢性宫颈炎治疗后的两三天，阴道会有较多铁血性或黄水样分泌物排出。因此，白天可使用全棉织品卫生垫，并且需勤换新垫。还可用清水清洗外阴，早晚各一次。

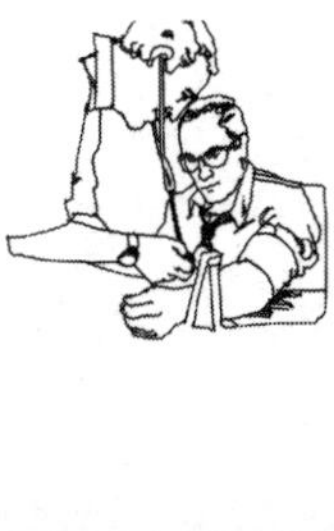

盆腔炎——颇有“影响”的一种妇女病

【盆腔炎的含义】

盆腔炎是指女性盆腔生殖器官炎症及周围结缔组织和盆腔腹膜发生炎症反应的统称，包括子宫体炎、输卵管卵巢炎、盆腔结缔组织炎及盆腔膜炎等，为妇科常见病之一。盆腔炎常见有发病原因为分娩及流产后的感染，不卫生习惯、性生活、经期性交等均导致病原体的侵入而引起炎症。

【盆腔炎的症状】

急性盆腔炎：

急性盆腔炎的主要症状是恶寒发热，甚则寒战高热，下腹部疼痛，阴道分泌物增多，色黄质稠，有秽臭。有腹膜炎时可伴有消化道症状，如恶心、呕吐、腹胀、腹泻等；尿道受累时可出现排尿困难，尿频、尿痛；直肠壁受累时可出现里急后重，腹泻或便秘。

急性盆腔炎患者的体征：多呈急性病容，体温升高，心率快，腹胀，下腹有肌紧张、压痛、反跳痛，肠鸣音减弱或消失。

慢性盆腔炎：

慢性盆腔炎的主要症状是下腹部坠胀、疼痛，腰骶部酸痛，常在劳累、性交后及月经前后加剧。可伴有低热、月经增多、月经失调、白带增多、不孕等。部分患者可有神经衰弱症状，如精神不振、周身不适、失眠等。当患者抵抗力差时，易有急性或亚急性发作。

慢性盆腔炎患者的体征：妇科检查可见子宫常呈后位，活动受限或粘连固定，输卵管发炎时，在子宫一侧或两侧可触及条索状物，并有轻度压痛；盆腔结缔组织发炎时，子宫一侧或两侧有片状增厚和压痛；或在盆腔一侧或两侧触到包块。

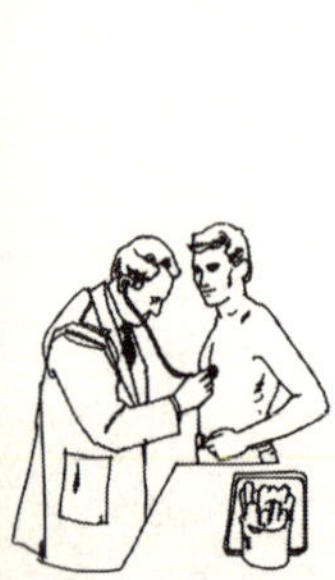

【盆腔炎的诊断标准】

宫体压痛，附件区压痛，宫颈触痛。体温超过 38.3℃（口表），宫颈或阴道异常粘液脓性分泌物。阴道分泌物生理盐水涂片见到白细胞，实验室证实的宫颈淋病奈瑟菌或衣原体阳性。红细胞沉降率升高，C－反应蛋白升高。子宫内膜活检证实子宫内膜炎，阴道超声或 MRI 显示充满液体的增粗输卵管。伴或不伴盆腔积液。输卵管卵巢肿块，腹腔镜检查发现输卵管炎。

【盆腔炎的危害】

在盆腔炎患者中慢性盆腔炎患者较多。慢性盆腔炎是由急性炎症转化而来，没有得到及时妥善和彻底的治疗。一部分妇女在急性炎症时表现并不明显，加上耐受性比较强，不怎么觉得疼痛，结果发现症状时已转化成慢性炎症。慢性盆腔炎的患者全身症状多不明显，主要表现为小腹和腰部坠胀性疼痛，有时伴肛门坠胀不适。慢性盆腔炎可使输卵管内层黏膜因炎症粘连，使管腔变窄或闭锁。这样，使卵子、精子或受精卵的通行发生障碍，导致不孕。严重的盆腔炎可蔓延至盆腔腹膜、子宫等组织，最终导致这些器官组织广泛粘连。

虽然手术可解决炎症本身的粘连，通水可以恢复输卵管的功能。但即使这样治疗仍然不能完全杜绝宫外孕，很多人还是会再次发生宫外孕的情况。因为炎症已经破坏了输卵管的黏膜，使得原本柔软、光滑的内膜粘连，输卵管失去正常的生理机能。

盆腔内有子宫、输卵管、卵巢等生殖器官，盆腔的炎症直接影响到子宫、输卵管的功能。尤其是输卵管的功能，慢性盆腔炎会导致输卵管的僵化或阻塞，使其不能输运精子与受精卵而无法怀孕，从而导致不孕。

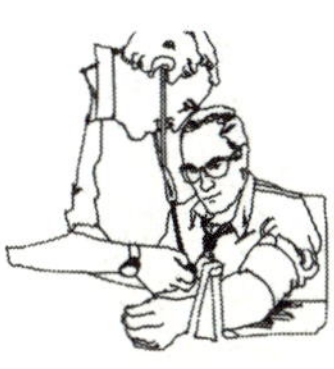

【盆腔炎的防治】

盆腔炎的预防应做到：避免各种感染途径，保持会阴部清洁、干燥，每晚用清水清洗外阴，做到专人专盆，切不可用手掏洗阴道内，也不可用热水、肥皂等洗外阴。盆腔炎时白带量多，质粘稠，所以要勤换内裤，不穿紧身、化纤质地内裤。月经期、人流术后及上、取环等妇科手术后阴道有流血，一定要禁止性生活，禁止游泳、盆浴、洗桑那浴，要勤换卫生巾，因此时机体抵抗力下降，致病菌易乘机而入，造成感染。

发热患者在退热时一般汗出较多，要注意保暖，保持身体的干燥，汗出后给予更换衣裤，避免吹空调或直吹对流风。注意观察白带的量、质、色、味。白带量多、色黄质稠、有臭秽味者，说明病情较重，如白带由黄转白（或浅黄），量由多变少，味趋于正常（微酸味）说明病情有所好转。急性或亚急性盆腔炎患者要保持大便通畅，并观察大便的性状。若见便中带脓或有里急后重感，要立即到医院就诊，以防盆腔脓肿溃破肠壁，造成急性腹膜炎。

盆腔炎患者要注意饮食调护，要加强营养。发热期间宜食清淡易消化饮食，对高热伤津的病人可给予梨汁或苹果汁、西瓜汁等饮用，但不可冰镇后饮用。白带色黄、量多、质稠的患者属湿热证，忌食煎烤油腻、辛辣之物。少腹冷痛、怕凉，腰酸疼的患者，属寒凝气滞型，则在饮食上可给予姜汤、红糖水、桂圆肉等温热性食物。五心烦热、腰痛者多属肾阴虚，可食肉蛋类血肉有情之品，以滋补强壮。

做好避孕工作，尽量减少人工流产术的创伤。手术中要严格无菌操作，避免致病菌侵入。

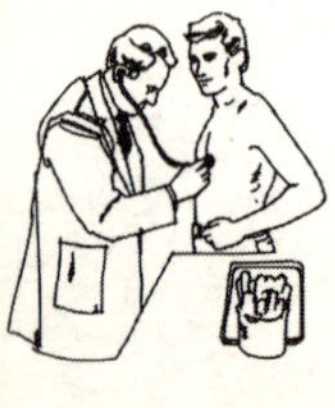

盆腔炎的治疗：

物理疗法。温热的良性刺激可促进盆腔局部血液循环。改善组织的营养状态，提高新陈代谢，以利炎症的吸收和消退。常用的有短波、超短波、离子透入（可加入各种药物如青霉素、链霉素等）、蜡疗等。

其他药物治疗。在用抗炎药物时，也可同时采用α－糜蛋白酶5mg或透明质酸酶1500U，肌肉注射，隔日1次，5～10次为一疗程，以利粘连和炎症的吸收。个别患者局部或全身出现过敏反应时应停药。在某些情况下，抗生素与地塞米松同时应用，口服地塞米松0.75mg，每日3次，停药时注意逐渐减量。

手术治疗。有肿块如输卵管积水或输卵管卵巢囊肿可行手术治疗；存在小的感染灶，反复引起炎症发作者亦宜手术治疗。手术以彻底治愈为原则，避免遗留病灶再有复发的机会，行单侧附件切除术或子宫全切除术加双侧附件切除术。

小贴士：

☞盆腔炎患者饮食应清淡食物为主。多食有营养的食物如：鸡蛋、豆腐、赤豆、菠菜等。忌食生、冷和刺激性的食物。

☞盆腔炎患者月经期忌房事，以免感染。月经垫要注意清洁卫生，最好用消毒卫生纸。

☞盆腔炎容易导致身体发热，所以要注意多喝水以降低体温。

阴道炎——性福的关口怎能受侵害

【阴道炎的含义】

阴道炎是一种常见的妇科疾病。患阴道炎后病人可以出现局部灼热感，白带增多，外阴及阴道瘙痒，令病人感到痛苦。引起阴道炎的原因很多，不同的原因可以产生不同性状的白带，病人可以根据白带性状的不同而初步判断自己患了哪一种阴道炎。

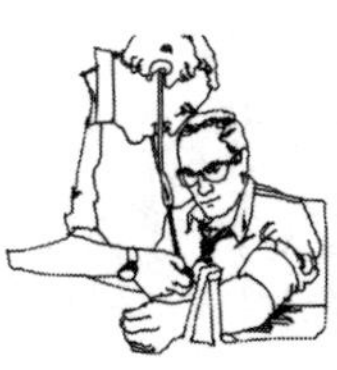

【阴道炎的症状】

阴道炎的主要症状：白带增多，呈乳白色或黄色，有时为脓性白带，常呈泡沫状，有臭味。尿痛、尿频、血尿。外阴瘙痒，外阴及阴道灼痛，白带增多呈豆腐渣样，有时伴有尿频、尿频、尿痛，性交痛，阴道有下坠感，灼热，伴有盆腔不适及全身乏力。阴道分泌物增多，呈脓性、浆液性，有臭味。由于分泌物刺激尿道口，可引起尿频、尿急、尿痛。

【阴道炎的诊断标准】

实验室检查对阴道炎的诊断是十分必要的。单有白带增多而没有实验室检查是不能诊断阴道炎的。实验室检查包括涂片、胺试验、培养法、生化法、荧光抗体法等。涂片法和胺试验是简单易于操作的实验室方法，对诊断很有帮助。

涂片镜检。取分泌物作涂片可找到线索细胞。线索细胞是表面附着有大量的加特纳细菌的上皮细胞，特点是上皮细胞表面毛糙或有细小的颗粒，好像撒上了一层面粉。细菌为革兰氏染色阴性的球状杆菌。

胺试验。取一滴10%氢氧化钾溶液加入阴道分泌物中，可闻到有“鱼腥”样氨释出，这是因为分泌物中胺量较高，遇碱后可放出氨味来。

培养法。应先分离后再作培养，可见到直径为0.5mm圆形、不透明、表面光滑的菌落。

生化法。取阴道分泌液作生化测定，正常妇女乳酸盐量高，琥珀酸盐量低，而阴道炎妇女测定值正相反。

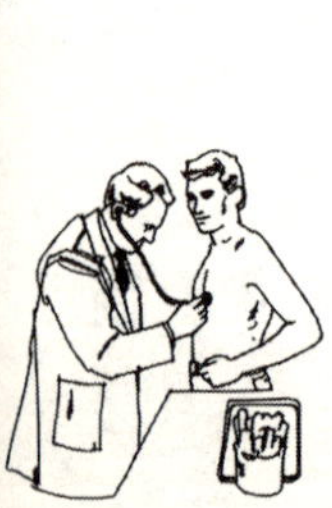

【阴道炎的危害】

阴道炎是女性生殖系统常见疾病之一，分为霉菌性阴道炎、滴虫性阴道炎、老年性阴道炎、婴儿性阴道炎等，发病过程中伴有阴道黏膜损伤及自洁系统的破坏。阴道炎症治疗不当易反复发作，会严重破坏女性免疫系统，引发其他疾病。炎性细胞可吞噬精子，使精子活动力减弱，导致不孕，并可产生性交痛和性欲减退等。

【阴道炎的防治】

阴道炎虽对身体危害不大，但由于发病时下身发痒，或多或少会给患者带来生活、工作上的诸多不便，影响身心健康，所以说，防患于未然才是上策。要做到预防阴道炎，应先从“清洁”二字做起，每天应洗内裤；清洁阴部，清洗时应按照顺序从前向后，以免将肛门附近的病菌带入阴道，大便后使用卫生纸也应遵循此原则；浴巾和洗脚巾要分开，并专人专用，避免交叉感染；外出旅行时，旅馆中的毛巾、浴池、坐便器要经过消毒后方可使用。只要在日常生活中做到以上几点，就可有效的预防阴道炎的发生。

各种阴道炎有不同的治疗对策，若发现有上述症状出现，应及时到医院就医。诊断明确后在医生的指导下方可对症用药。一般来说，阴道炎的治疗效果是较好的，预后也是较为理想的。

小贴士：

☞患了细菌性阴道炎后饮食要多食清淡的食物，不饮酒，不抽烟，不食辛辣之物，多食具有淡渗利湿的食物，如冬瓜、西瓜、赤小豆等有利于本病的康复。

☞患了滴虫性阴道炎宜选食具有一定抗菌作用的食物，如大蒜、洋葱、马齿苋、鱼腥草、马兰头、菊花脑等。饮食宜清淡而富有营养。

☞患了老年性阴道炎宜进食稀软清淡的食物，可选用粳米、糯米、山药、扁豆、莲子、薏苡仁、百合、红枣、桂圆肉、栗子、黑芝麻、黑大豆、蚌肉、核桃仁、动物肝脏、蛋类等补益脾肾的。

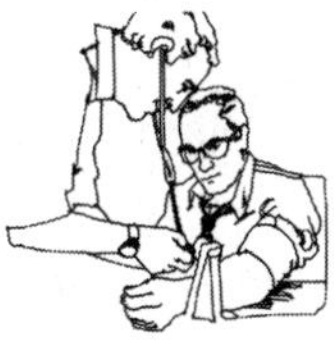

第八章　神经系统疾病健康指标与防治

神经系统健康指标

神经系统概述

人体的神经系统主要包括中枢神经系统和周围神经系统两个部分。中枢神经系统是由脑和脊髓组成。脑位于颅腔内，是中枢神经系统的重要器官，包括端脑、间脑、中脑、脑桥、小脑以及延髓。其中，中脑、脑桥和延髓又合称为脑干。

在中枢神经系统中，端脑是最高部分，它被大脑纵裂分成左右两个大脑半球。大脑半球的表面有一层灰质，是大脑皮质。大脑皮质的面积很大，约有1000多亿个脑细胞，其机能极为重要而且复杂。

一般人的大脑左侧半球是优势半球，左撇子则正好相反。目前已经知道的人的语言、运动、书写、听说等中枢都在优势半球。周围神经是神经系统的外围部分，它将内、外环境中的各种刺激转化为神经冲动传递给中枢神经，并将中枢神经的冲动传递给各个效应器。也就是说，中枢神经系统是通过周围神经与全身各组织器官发生联系的。周围神经又包括颅神经、脊神经和植物性神经。颅神经的功能是支配头颈部及胸腹腔的脏器。脊神经又分为

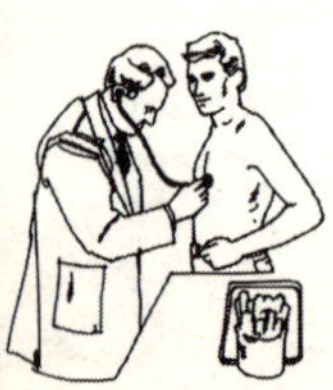

前后两支，前支支配躯干前部、外侧部及四肢的肌肉皮肤；后支支配项、背、腰部的皮肤感觉和脊柱的项、背部的肌肉运动。

植物神经则是管理全身平滑肌、心肌和腺体的神经，包括交感神经和副交感神经两部分。交感与副交感神经的机能是相互对抗又相互统一的，二者的相互对抗与统一维持了机体的内部平衡，保证了各器官的正常生理活动。

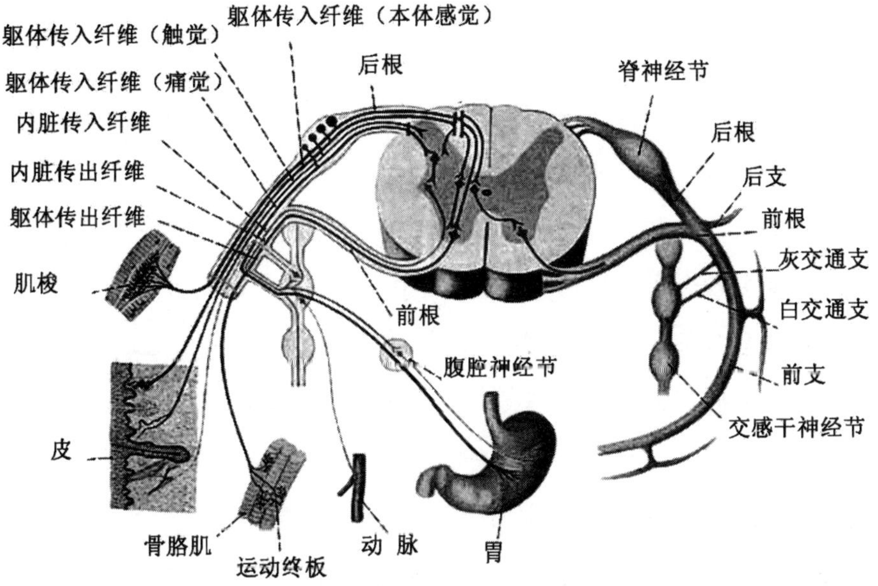

神经系统是人体的一个极为重要的调控系统。机体的循环、呼吸、消化、泌尿、生殖、运动、内分泌等系统及感觉器官的生理功能以及生长发育、睡眠、觉醒、心理、思维、情感、记忆、学习等各种生理现象，都受到了神经系统的影响和支配。同时，神经系统还能借助各种感受器不断地接受外界环境的刺激。产生相应的反应，使机体与外界环境保持平衡与统一。

神经系统是一个相互间关联极为密切的整体，任何中枢都不是孤立地活动的。因此，神经系统受到损害，就会出现意识、认知、运动、感觉、反射等神经功能的异常，也可能出现其他系统器官的症状。神经细胞死亡后不能再生，因此，预防神经系统病损

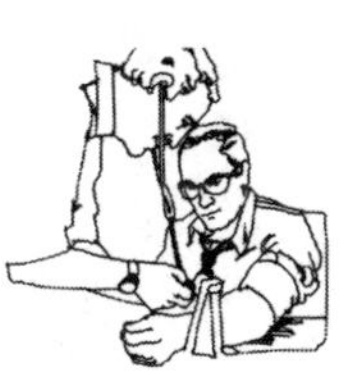

的发生则具有重要意义。

神经系统疾病可分为中抠神经系统疾病和周围神经系统疾病，这里介绍的主要是中枢神经系统疾病。其主要表现为头痛、头昏、麻木、疼痛、乏力、意识障碍、肢体偏瘫及感觉和运动功能失调。

神经系统的危险信号

头痛

如果头痛时同时存在视物旋转感、闭眼后旋转感随即消失，并出现恶心呕吐、耳鸣，应考虑美尼尔氏综合症。

如果从青少年起即有频率不定的、周期性的头痛发作。且发作前常有黑朦、闪光等视觉症状。同时，头痛大多为搏动性、位于前额或整个头部，应考虑偏头痛。

如果头痛呈阵发性的电击祥发作，且持续时间十分短促，约数秒至两分钟，可每日频繁发作，并多由谈话、进食、剃须引起发作，应考虑为三叉神经痛。

如果头痛剧烈伴眼胀、流泪、视物模糊、眼眶有持续压痛感，应立即到眼科做镜片测试，以了解是否存在屈光不正。

如果头痛剧烈伴恶心呕吐，同时有视力急剧下降、畏光、流泪，应到眼科检查是否患有青光眼。

如果患者有高血压病的病史，近期血压控制不住，突然出现头晕、头痛，并同时伴有喷射样呕吐，有或无意识不清；及肢体的活动不利，应考虑到脑血管意外的可能，应及时到医院做头颅 CT 检查，以便进一步的诊断和治疗。

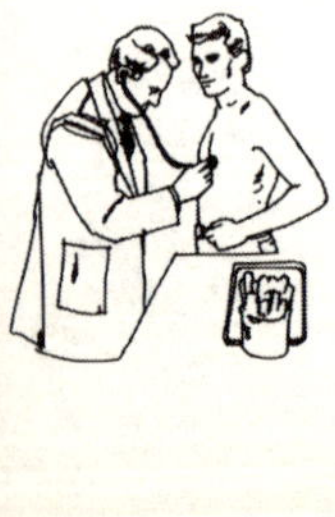

手指麻痛

手指的感觉神经是由颈段脊髓分出的神经根，在颈、腋部组成臂丛神经，再分桡神经、正中神经、尺神经等通过上臂和前臂，成为末梢神经分布到手和手指。当些部位的神经发生损伤、炎症、肿瘤、受压等，引起感觉异常时就会出现手指麻痛。

引起手指麻痛的常见病有以下几种：

末梢神经炎：手指末梢神经由于中毒、感染、维生素 B_1 缺乏、手指供血障碍等原因，引起炎症反应，都可产生手指麻痛。

尺神经损害：前臂和上臂的尺神经受到外伤、压迫，或患肿瘤时，可引起同侧的小指和无名指麻痛及部分手指活动障碍。

正中神经损害：前臂和上臂的正中神经因外伤、肿大或受压后，常会引起掌面、大拇指、食指、中指麻痛。尤其是腕部最易受损伤或受压，医学上称为腕管综合征。

桡神经损害：上臂外侧中下段的桡神经也较易受损伤，出现大拇指、食指的背面麻痛及手指、手腕下垂。

臂丛神经损害：在腋窝部或颈前部的病变或损伤，可引起尺、正中、桡神经全部或部分损害的混合症状。

颈椎病：颈椎肥大增生或颈椎间盘变性突出等压迫颈部神经根或颈髓，可以引起单侧或双侧手指麻痛，并逐渐发展至上臂、前臂，甚至上肢活动障碍。右手指麻痛，可发展为整胳膊到肩部都麻木疼痛难忍，握笔、织毛衣都困难，但当手下垂时，不用力则手指不发麻也不痛。这表示右上肢放松后即不受压迫，病变还较轻。

精神病与神经病、神经症的区别

有时，在日常生活中人们常常会使用“神经病”这个词，其实，人们心里想表达的内容主要是“精神病”方面的涵义。一般的人不大清楚神经病、神经症、精神病三者之间到底有何关系，有时甚至以为他们是一回事。其实，三个概念有很大的区别。下

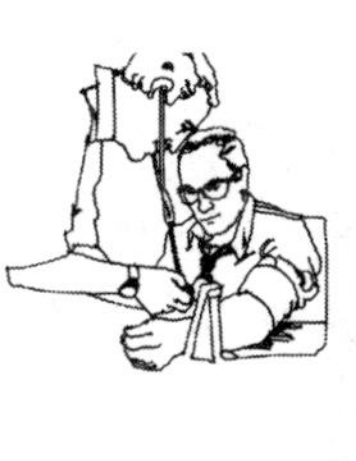

面我们分别对其进行叙述，以便于区分：

1. 精神病。精神病指严重的心理障碍，患者的认识、情感、意志、动作行为等心理活动均可出现持久的明显的异常；不能正常的学习、工作、生活、；动作行为难以被一般人理解，显得古怪、与众不同；在病态心理的支配下，自杀或攻击、伤害他人的动作行为；有程度不等的自知力缺陷，患者往往对自己的精神症状丧失判断力，认为自己的心理与行为是正常的，拒绝治疗。

2. 神经病。神经病指神经系统发生的器质性疾病。根据神经所在的位置和功能不同，可以把神经系统分为中枢神经系统和周围神经系统。根据神经所支配的对象的不同，又可以把神经系统分为躯体神经和内脏神经。神经病指中枢与周围神经或者说内脏神经与躯体神经表现出解剖学上的病理特征，其主要特征是神经有器质性的病变。

3. 神经症。神经症又称神经官能症、心理症或精神神经症，是一组轻性心理障碍的总称。神经症是由心理因素引起的，主要基本上都是主观感觉方面的不良，没有相应的器质性损害。表现为当事人一般社会适应能力保持正常或影响不大；有良好的自知力，对自己的不适有充分的感受，一般能主动求治。

神经系统相关疾病

老年性痴呆——在受人尊敬的老年期谁都不想发生这事儿

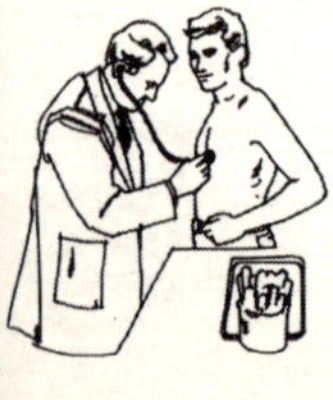

【老年性痴呆的含义】

老年性痴呆，是指老年期进行性智力缺损，大多为脑组织弥漫性萎缩和退行性改变所引起的一种精神病。老年期痴呆主要表现为进行性的记忆力、感觉及运动等普遍障碍，即“呆”、“傻”、“愚”、“笨”，治疗起来很困难。在中西医结合积极开展对因治疗的同时，适当辅以药膳施治，以便能尽量推迟痴呆的进程，并尽量维持患者尚存的脑部功能。

【老年性痴呆的症状】

老年性痴呆首先表现的是性格变化，变得自私、固执、主观、急躁，常为小事勃然大怒，与人争吵不休。之后，逐渐表现出记忆力、定向力、智力和领悟力障碍。记忆力、定向力障碍，表现为极度健忘，对时间、地点、人物失去记忆力和判断力，说前忘后，丢三落四，自己的东西一放手就回忆不起，到后来连自己的姓名都忘了，家里亲人也不认识，离家几步远便找不回家，甚至分辨不出自己家还是别人家。智力及领悟力障碍，表现为不识数，严重者对周围事物完全不能领会，行如白痴。思维障碍表现为语言贫乏，或语无伦次，重者日常简单会话都说不了，行为显得幼稚可笑。最后终日卧床，大小便不能自理，全身衰竭，褥疮，多死于感染。

【老年性痴呆的诊断标准】

基本标准：

智力检测证实痴呆。

至少有 2 项识别功能障碍。

记忆及识别功能障碍进行性加重。

无意识障碍。

40 岁 ~90 岁起病。

无其他躯体或脑部疾病能解释上述病情。

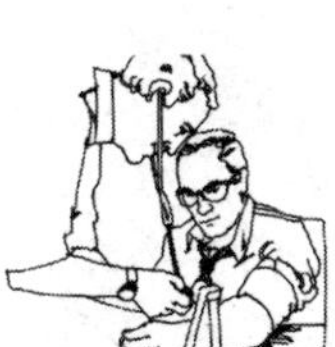

支持条件：

进行性加重的失语、失用、失认。

日常生活及行为障碍。

脑脊液正常，脑电图无特异改变，CT 检查可见脑萎缩，且进行性加重。

【老年性痴呆的危害】

老年性痴呆是一种很严重的疾病。它不但降低了老人的生活能力和生活质量，还给家庭和社会带来长期而巨大的压力和负担。老年性痴呆的死亡率仅次于心血管疾病、脑血管病、糖尿病和癌症。

【老年性痴呆的防治】

对于老年痴呆症，只有早期诊断、早期治疗、早期干预才有意义。否则，到了中晚期，治疗的难度是相当大的。所以，一旦老年人出现上述症状就要及时确诊，切不可麻痹大意。如果怀疑有该类病症，必须通过专科医生诊治，盲目地对号入座或者道听途说自行确诊，都是不正确的。预防该病应注意：

生活有规律，戒烟戒酒。养成良好的饮食习惯，少食盐，多食蔬菜、水果等富含维生素的食品，以保证大脑营养供应，同时避免使用铝制炊具。加强体育锻炼，例如散步、做健身操、活动手指等。要勤学好动，多培养一些娱乐兴趣，如下棋、画画等。保持乐观情绪。积极有效地防治高血压、糖尿病、高脂血症、脑动脉硬化等慢性病。

对已确诊患了老年性痴呆症的病人，可以采取以下一些康复训练，以提高其生活质量：

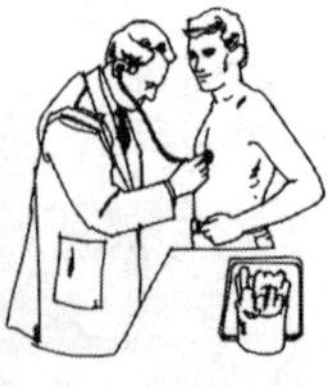

定向力训练。家庭或护理者尽可能纠正或提醒病人正确的时

间、地点和人物，强化病人的认知体验。

日常生活活动能力训练。目的是通过训练使病人保持其基本生活习惯，例如每日督促其按一定顺序进行洗漱、梳头、洗脚、上厕所等活动。

作业训练。可提高病人兴趣，增强其注意力和耐力，并逐步恢复某些肢体功能。作业训练项目可能包括下棋、投球、编织、绘画、刺绣、书法、七巧板等。但作业训练要根据病人的能力、兴趣等从简单的开始，并避免不安全的活动和环境。

体育训练。适当进行一些如散步、气功、太极拳、体操等体育活动，有明显肢体运动障碍者还可进行相应的肢体训练。

语言训练。对于有语言障碍者，可针对病人的说、谈、听、写的障碍进行有针对性的、循序渐进的训练。

思维训练。可通过训练患者排列数字、进行物品分类、计算等方式，训练患者的综合分析、判断、推理的能力，以充分利用残余智力。

小贴士：

☞痴呆的妄想多与生活经历有关。持续时间不长，多为偷窃、嫉妒、疑病和被害妄想，内容多与病人的记忆力下降和理解判断能力下降有关。

☞患者可出现攻击性行为，破坏物品，易与家人及周围人吵架等，还可出现四处游荡、乱窜、大声喊叫等情况，部分人出现本能活动亢进，追逐异性，不知羞耻，收集异物行为，还可出现食欲亢进或拒食。

☞有的患者主要表现为过分关心健康或过分关心亲人。

☞有的患者睡眠障碍的发生率非常高：具体可表现为入睡困难、失眠多梦、睡眠节律倒错等。

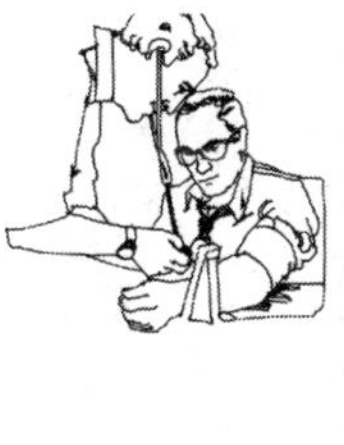

神经衰弱——谁弱都行，你别弱啊

【神经衰弱的含义】

神经衰弱是指由于长期精神活动过度紧张，使大脑皮质的兴奋和抑制过程发生功能失调，精神活动能力减退。其主要特点是容易兴奋，易于疲劳，并伴有各种躯体和内脏器官的不适感及睡眠障碍等症状的疾病。该病是神经官能症中最常见的一种病症。

【神经衰弱的症状】

神经衰弱的主要症状是：长期存在导致脑神经功能活动过度紧张的精神因素，病前性格多表现为神经质；具有神经功能失调的各种症状，如失眠、头昏、头痛、易于兴奋，对外界刺激过度敏感，容易疲劳，记忆力减退，注意力不易集中，疑病观念，情绪焦虑、紧张以及自主神经功能紊乱等；

【神经衰弱的诊断标准】

主要症状：精神疲乏、脑力迟钝、注意力难集中、记忆困难、工作学习不能持久。

兴奋症状：工作学习、用脑均可引起兴奋，回忆及联想增多，自己控制不住，可对声光敏感，并且语言增多。

情绪症状：紧张、易激动、烦恼。

心理症状：紧张性疼痛（头痛、腰背或肢体痛），障碍（如入睡困难、多梦、易醒、醒后乏力），植物神经功能障碍（如心悸、多汗）。休息后减轻，工作学习紧张则加重。

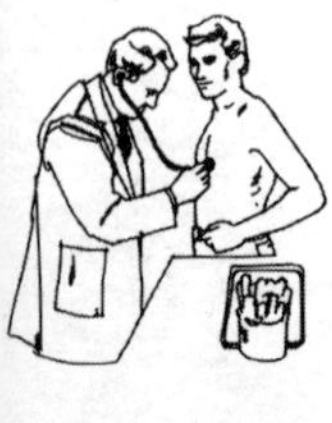

诊断时应注意与其他的鉴别，应排除疲劳综合征、应激综合

征、躯体疼痛、药物中毒、抑郁症、精神分裂症、心理障碍等类似病症。

【神经衰弱的危害】

神经衰弱患者由于长期自认为病魔缠身，以致情绪紧张、焦虑、烦恼、睡眠不足、食欲不振、免疫功能下降，还可并发其他疾病。不仅严重地影响学习、工作和前途，也给家庭增加了负担，甚至影响家庭的和睦。而对疾病、个人前途的忧虑和家庭的不和，又构成新的社会心理因素，反过来使疾病进一步加重，形成病理的恶性循环，影响疾病的预后。因此，神经衰弱这个病虽不危及患者的生命，不影响寿命，但却在一定程度上影响了人们的身心健康和正常生活。

【神经衰弱的防治】

在预防神经衰弱上，首先要建立有规律的生活制度，安排好自己的工作、学习和休息。学会科学用脑，防止大脑过度疲劳。根据每个人的体力、爱好，每天坚持适当的体育锻炼如打球、游戏、体操等。

在治疗上，神经衰弱患者最好是在心理医生的指导下进行心理、药物及作息安排等综合方法进行治疗，那么可能在某天，你会发觉神经衰弱销声匿迹了。

另外这还有更归类的一些治疗方法供你参考：

药物治疗。较常使用的有抗焦虑药及抗抑郁药，这些药对稳定病人焦虑烦躁或抑郁情绪有明显效果，其中抗焦虑药又多有改善睡眠作用。常用的药物有阿普唑仑、黛力新与氟西汀、帕罗西汀等。若部分病人自觉脑力迟钝、记忆减退，可予服用小剂量脑代谢改善剂，如吡拉西坦、银杏叶片等。

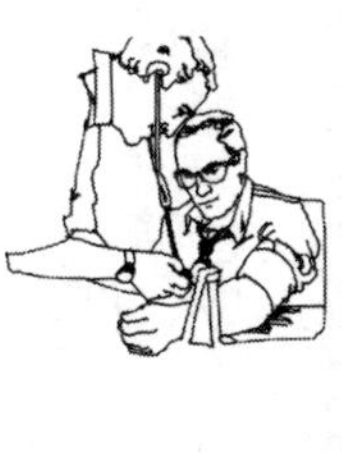

中医治疗。中医认为神经衰弱多系心脾两虚或阴虚火旺所致，治疗时应按辨证施治原则，选择不同的处方。此外，针灸、气功、推拿、拔罐等传统的中医疗法，对部分神经衰经也有一定疗效，可在医师指导下选用。

心理治疗。可以通过解释、疏导等向病人介绍神经衰弱的性质，让其明确本病并非治愈无望，并引导其不应将注意力集中于自身症状之上，支持其增加治疗的信心。另外还可采用自我松弛训练法等。

物理治疗。有经络导平治疗、电磁场治疗、脑功能保健治疗、生物反馈治疗等多种。

总之，治疗神经衰弱的方法不少，最好能综合使用，若能调动病人主观能动性，积极配合治疗，更能达到最佳治疗效果。

小贴士：

☞神经衰弱患者进行两三公里的散步，有助于调整大脑皮质的兴奋和抑制过程，使精神振作，心情舒畅，头痛减轻。

☞冷水浴：冷水的刺激有助于强壮神经系统，增强体质。因此，神经衰弱患者可选择在早晨起床后进行冷水浴。方法是：先用温水擦身，经过一段时间的习惯后，改用冷水擦身，最后用冷水冲洗或淋浴。每次30秒至1分钟左右。也可以从夏天开始游泳，坚持到秋冬。

☞合理安排一天的生活，特别是培养乐观精神。锻炼的量要适当，体力衰弱者只适宜做做气功和自我按摩；体力中等每日可运动0.5~1小时（气功时间除外）；体力较好者每日可运动1~2小时；运动后如有大汗、兴奋、激动或失眠，则表明运动量过大，应当酌减。应有主动向疾病作斗争的精神，建立对体育锻炼的信心，不迷信“补药”。

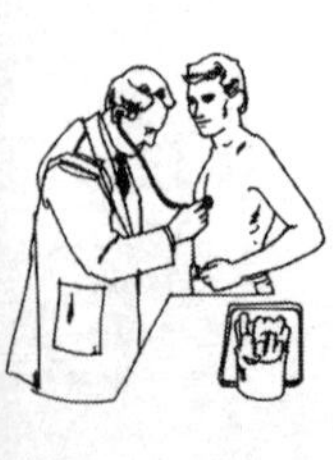

偏头痛——头疼的事偏偏是它

【偏头痛的含义】

偏头痛是一类有家族发病倾向的周期性发作的疾病，属血管性头痛的一种。表现为阵发性发作的偏侧搏动性头痛，伴恶心、呕吐及羞明，经一段间歇期后再次发病，在安静、黑暗环境内或睡眠后可缓解，在头痛发生前或发作时可伴有神经、精神功能障碍。偏头痛是一种常见病、多发病，多起于青春期。女性发病率高于男性，女性发病以20~24岁年龄段最高，男性以20~29年龄段最高。本病一般病程较长，反复难愈。根据中医辨证施以药膳食疗，可在一定程度上预防偏头痛发作，减少疼痛频度，可作为患者日常调护的重要手段。

【偏头痛的症状】

本病主要表现为发作性头痛，头痛发作时常以一侧为主，亦可呈全头痛，疼痛呈搏动性，可伴有眩晕、恶心、呕吐、腹泻、畏光流泪、球结膜和鼻黏膜充血，或意识障碍及局部脑神经受损的症状，如幻觉、偏盲、肢体感觉和运动障碍。发作后多数患者有疲倦、思睡。间歇期患者正常。

【偏头痛的诊断标准】

a. 至少有5次发作符合b~d项标准。

b. 头痛发作持续时间4~72小时（未经治疗或治疗无效者）。

c. 头痛至少具有下列特点中的两项：

局限于单侧；搏动性质；程度为中度或重度（日常活动受限

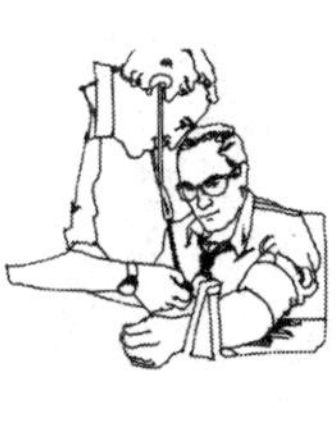

或停止)；因上楼梯或其他类似日常躯体活动而加重。

d. 头痛期至少具有下列中的一项：

恶心和/或呕吐；畏光和怕声。

e. 至少具有下列中的一项：

病史、体检和神经系统检查不提示症状性头痛；病史和/或体检和/或神经系统检查提示症状性头痛，但可被适当的检查排除；有症状性头痛的表现，但偏头痛首次发作与症状性头痛在时间上无明确关系。

【偏头痛的危害】

偏头痛的特点是三叉神经分枝范围内反复出现的阵发性短暂剧烈头痛，疼痛部位的分布严格限于三叉神经感觉供应区内，一般不向后头部扩散。在疼痛发作期常出现阵发性闪电样剧烈疼痛，如刀割、如针刺、如火灼、如物打，阵痛持续数秒，每日发作数次或每分钟发作一次或持续间接性疼痛。时间久了会造成记忆减退、精神负担重、头痛频率增高等症状。

【偏头痛的防治】

预防该疾病，主要是注意积极防治一些可引起该疾病的原发病，如高血压、精神抑郁症、牙科疾病等。还可进行药物预防，药物预防可用阿司匹林和心得安以及尼莫地平、苯噻啶和谷维素、安定等药。但还要注意避免某些药物可引起的偏头痛，如某些避孕药，过量服用维生素 A，硝酸甘油，组胺，利血平，雌性激素等。并且要注意头痛发作者，应观察头痛的性质、时间、程度、是否伴有其他症状或体征，针对病因进行处理。

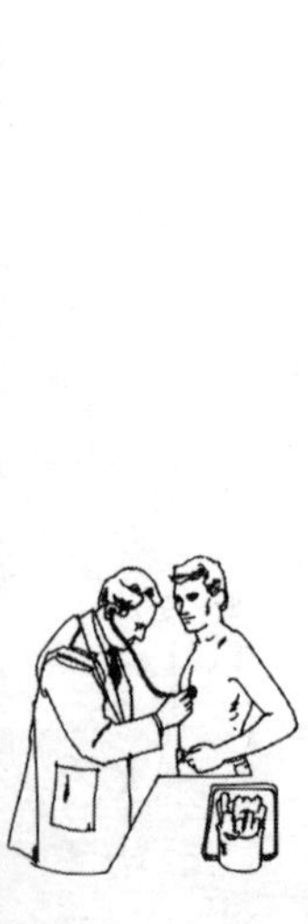

临床治疗偏头痛，目的是解除急性头痛发作症状，并尽量防止或减少头痛的反复发作。除了应避免各种诱发因素以外，还可

进行药物治疗，常用的药物，西药有阿司匹林、地西泮、咖啡因麦角胺片、英明格等，中成药有元胡止痛片、正天丸、松龄血脉康、血府逐瘀口服液（丸、胶囊）等，可在医生的指导下进行合理的选用。此外，还可根据病人的实际情况，进行心理治疗，针灸及气功治疗等。

小贴士：

☞偏头痛发生可能与食用含酪氨酸的食物有关，如乳酪、巧克力、啤酒及高脂类食物，应尽量少食或不食上述食物。宜食清淡可口、易消化吸收的食物，多食新鲜蔬菜和水果，应保持大便通畅。忌食辛辣发物及烟酒。

☞运动能增强血管的韧性和弹性，改善血管舒缩功能。应适当开展体育活动，如慢跑、散步、游泳、太极拳、气功等。

☞生活要有规律，注意劳逸结合，不宜过度紧张或疲劳，否则会引起偏头痛的发作。并且还要注意防寒保暖，避免暴晒、吹风、寒冷刺激等。妇女月经期尤应注意防范。

☞平时应保持遇事豁达、宽松的良好精神状态，避免发生精神刺激或紧张、抑郁等。培养养育花草、哺养小动物等的兴趣，情绪不佳时可观望花草、小动物等来分散注意力。

中风——直接对脑中央造成大的威胁

【中风的含义】

中风是中医学对急性脑血管疾病的统称。它是以猝然昏倒，不省人事，伴发口角歪斜、语言不利而出现半身不遂为主要症状的一类疾病。由于本病发病率高、死亡率高、致残率高、复发率高

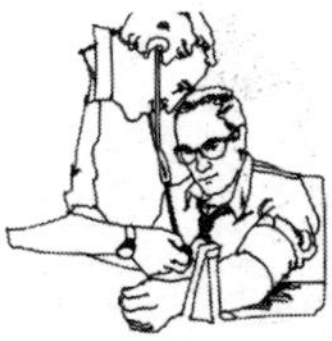

以及并发症多的特点。多见于老年人，尤其是患有高血压、高血脂、糖尿病或动脉硬化者更易发生。中风可分为缺血性中风和出血性中风。缺血性中风又可分为短暂脑缺血发作、脑血栓形成和脑栓塞。出血性中风则分为高血压性脑出血和蛛网膜下腔出血。

【中风的症状】

中风的症状很多，呈急性脑功能障碍的表现。一般分为以下几个类型的症状。

全脑症状。大脑广泛（弥漫性）损伤的症状，如昏迷、意识障碍、头痛。

局灶症状。是指大脑某个局部损害时，引起相应部位的症状、分为缺损性或刺激性病变，前者如偏瘫、偏盲、偏身感觉障碍、失语；后者如癫痫发作等。缺血性中风的重要特点是所有的局灶性症状都可以有。

【中风的诊断标准】

主症半身不遂，口角歪斜，舌强语謇或不语，偏身麻木，甚则神志恍惚、迷蒙、神昏或昏聩。

发病特点起病急骤，有渐进发展过程。

病史特点病发多有诱因，并且病前多有头晕、头痛、肢体麻木、力弱等先兆。

神经系统检查脑脊液、头颅 CT 或 MRI 等检查，可有异常表现。

具备 2 个以上主症，结合年龄、诱因、先兆症状等方面的特点，并能排除厥证、痫证等疾病，即可确定诊断。神经系统体检、颅脑 CT、MRI 等检查有助诊断。

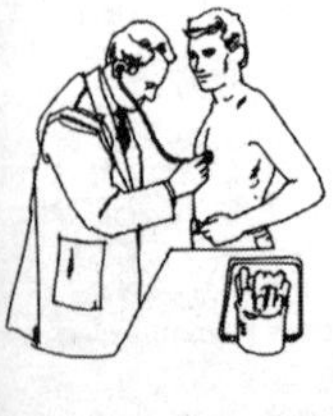

【中风的危害】

由于此种疾病发生在人体最重要的器官——大脑或小脑，直接危急病人的生命安全。在人类的“死亡谱”上，死于脑卒中的人数，已高居“榜首”，并且发病呈现年轻化的趋势。是目前世界上导致人类死亡的三大主要疾病之一。在我国，每10万人口中约有429～620例中风患者。以我国总人口数12亿计算，则中风病人约有515万～744万人，数字十分惊人。中风的死亡率为每年每10万人口116～142例，在不少地区是第一死因。中风后存活的病人，约有60%～80%有不同程度的残疾，严重影响正常生活。而且有中风病史的病人，有1/4～3/4可能在2～5年内复发，不仅给病人造成极大的痛苦，也给无数的家庭和社会带来了巨大的负担。

【中风的防治】

在中风的防治上，首先必须对中风有正确的认识，才能在生活中对它采取正确的措施。其次治疗原发病，患有高血压、糖尿病、冠心病的人，过劳往往是中风的诱因。所以，应注意积极治疗这些原发病，并且要注意无论工作或学习，都要张弛有度，劳逸结合，避免这些原发病进一步恶化，而导致中风。

预防病情恶化对于该病来说是最重要的，这对于患者的预后及生存质量有着很重要的意义。当发现病人突然发病后，切忌慌乱紧张，应保持镇静，让病人平卧在床上，尽快与医院或急救中心联系。在送医院前尽量减少移动患者，对昏迷较深、呼吸不规则的危重病人，可先请医生到家里治疗，待病情稳定后再送往医院。转送病人时要用担架卧式搬抬，如果从楼上抬下病人，要头部朝上脚朝下，这样可以减少脑部充血。在送医院途中，家属可双手轻轻托住患者头部，避免头部颠簸。并且要防治窒息，如果

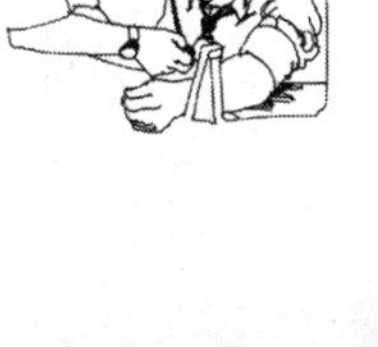

病人呕吐应将头部偏向一侧，以免呕吐物堵塞气管而窒息。如果有抽搐发作，可用筷子或小木条裹上纱布垫在上下牙间，以防咬破舌头。病人出现气急、咽喉部痰鸣等症状时，可用塑料管或橡皮管插入到病人咽喉部，从另一端用口吸出痰液。中风可分为出血性中风和缺血性中风，在诊断未明确时，不要用药。因为不同类型的中风用药各异。缺血性中风的病人大多数神志清醒，应防止病人过度悲伤和焦虑不安。此时应让病人静卧，并要安慰病人，同时做一些肢体按摩，这样可以促进血液循环，防止血压进一步下降而使缺血加重，导致病情的进一步恶化。

临床治疗中风的方法有很多，如西药治疗、中药治疗、药膳食疗、物理治疗、针灸辅助疗法、作业治疗、手术治疗等，临床可根据患者的病情合理选用。

对中风后遗症患者，必须争取早期康复治疗，尤其在发病后的前三个月内的康复治疗是获得理想功能恢复的最佳时机，但对病程长者，其潜在功能恢复力也不容忽视，应当继续进行相应的康复治疗，也可达到改善功能的效果，根据临床经验，在发病后两年内，如果康复措施得当，还会有不同程度的恢复。

小贴士：

☞健康人士预防中风，饮食可遵守一般的饮食原则，注意避免可以引起中风的饮食因素，如抽烟酗酒等。对于中风患者，其饮食结构应调整为足量高蛋白，多吃蔬菜水果、低糖低盐低脂肪饮食等。

☞日常生活中应创造一个舒适、安静、温馨、方便的家庭环境，这不仅对健康人士很重要，而且对于患者来说也很重要，它可减轻健康人士及中风患者的心身疲惫感。

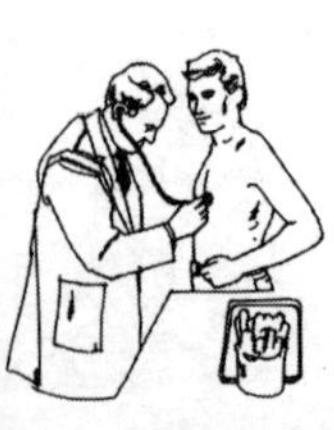

要注意季节与气候变化会使高血压病人情绪不稳，血压波动，

诱发中风，在这种时候更要防备中风的发生。

☞解除病人思想负担，告知病人所有症状通过顽强锻炼，均可在1~3年内逐步改善，使病人摆脱烦恼，保持积极心态。

☞可利用各种互动方式如谈话、读报、听收音机、录音机、看电视等对病人进行有意义的感官刺激，鼓励病人运用尚存的知觉来克服已出现的缺损，达到功能代偿，逐步恢复交流沟通、认识、思维、感情的重要功能，以回归社会，提高生存质量。

癫痫——这可不是什么行为艺术

【癫痫的含义】

癫痫是一组由脑细胞过度放电所致反复突然发作性短暂脑功能异常的慢性疾病，见于各个年龄组，病因不一。发作大多为脑刺激症状，运动、感觉、自主神经、认知、情感或行为等方面的异常反映。以抽搐等运动症状为突出表现的发作称惊厥。具体症状根据所涉及的神经元的部位、范围及其功能而异。因此癫痫发作的形式是多种多样的。癫痫属慢性发作性疾病，因此在治疗上就应当分清标本。一般地讲本病发作时多表现风、火、痰、瘀互结之象，治疗当以攻邪为主。

【癫痫的症状】

有的患者发作时仅出现先兆而不发生神志丧失和强直、阵挛，称为不完全性发作。而有的患者可在短时内连续不断地发作，一次发作神志尚未清醒时接着又发生惊厥，则称为癫痫持续状态。这种情况非常严重，多数可致死亡。故应迅速采取紧急措施，在最短时间内使发作中止。

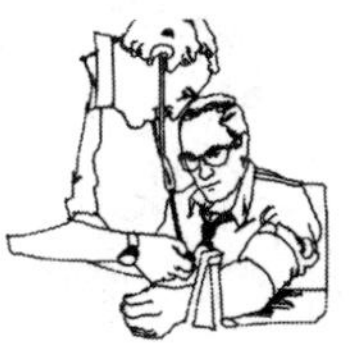

小发作患者，表现为短暂的意识障碍或神志丧失。6～12岁的儿童多发。发作时表现为发呆并停止说话和正常行动，双眼凝视或上翻，手中原来所持物件可能跌落。有的在发作时伴有头和上肢的突然抽动。每次发作时间很短，一般不超过30秒。过后立即清醒，继续发作前正在从事的活动或谈话，对发作经过全无记忆。一天可多次发作。

精神运动性发作患者，突然与周围失去接触，可有幻觉和错觉，精神模糊，出现吮吸、伸舌、咀嚼等与进食活动有关的重复不自主动作，或搓手、摸袋、解扣等习惯动作等。这时如受到别人的阻挠，则会出现冲动行为。持续几分钟或更长时间后神志逐渐清醒，对发作经过无记忆。

局限性发作患者，表现为一侧口角、手指或足趾出现发作性抽动或感觉异常如麻刺或电击感等，可扩散至整个身体的一侧，当累及身体两侧时，患者神志丧失而表现为大发作。也有的患者表现为发作性幻嗅、幻听或幻视等。

【癫痫的诊断标准】

肌酸激酶：升高，常大于174u/L。

抗磷脂抗体：阳性。

脑脊液检查：乳酸定量升高，常大于2.8mmol/L；β球蛋白升高，常大于0.19。

脑电图检查：可见癫痫波有癫痫样放电（棘波及慢波），间歇期仍有50%可呈现阳性。

【癫痫的危害】

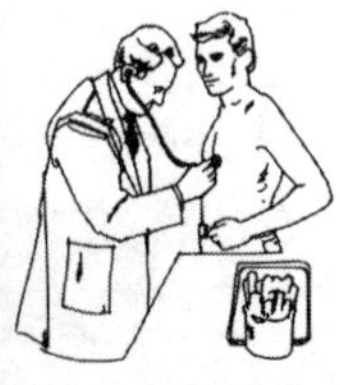

大量资料表明，治疗的越早越及时越好，对智能的影响就小，如果治疗不及时，就会使精神、行为、智能受到不同程度的影响。

癫痫发作时对人体的危害是多方面的，其中最重要的是对大脑的损伤，另外发作时呼吸暂停、脑细胞缺氧、水肿，也可加重脑细胞的损伤，这些神经细胞的损伤，不但可导致记忆力下降、性格改变、反应迟钝，还可使癫痫发作频繁。

癫痫发作时呼吸暂停，全身抽搐，可造成其他脏器功能的破坏，还可造成头部外伤、肢体损伤，甚至遇意外伤亡，所以一旦确认，应及早治疗。有些人对大发作相对较重视，而对小发作或局限性发作不太重视，事实上，每一种发作都是大脑神经细胞异常放电，都会对脑神经细胞造成损伤，因此，不论哪一种发作均应及时治疗。

【癫痫的防治】

进行产前诊断进行产前诊断，发现患某种遗传性疾病，伴发癫痫的胎儿可以人工流产，这样就可以减少这类癫痫的发生。

注意产时保健　为了预防出生时脑损伤引起的癫痫，对于高龄初产者，如预计生产过程不顺利，应及早剖腹取胎，这样可以避免因缺氧、窒息、产伤引起婴儿日后患癫痫。

防止颅内感染　积极预防颅内感染，一旦发生了颅内感染性疾病，应及早诊断，正确治疗，减轻脑组织损伤程度。在颅内感染的急性期，不少患者常有癫痫发作，这时应及时、足量地使用抗癫痫药物，以减轻脑组织因癫痫发作造成的损害，也可减少日后癫痫发作的机会。

预防外伤。避免因工作、交通事故引起的脑外伤，是预防脑外伤引起的癫痫的重点。

预防高热惊厥。高热惊厥患者以后约有15%左右转变成癫痫，应及早地采取预防措施，可大大减少高热惊厥造成的脑损伤，也就减少了癫痫的发生率。

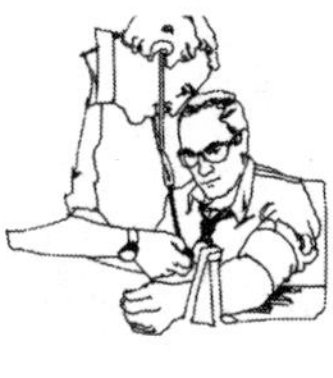

在治疗上，应针对病因给予积极治疗，如治疗后仍有癫痫发作或没有明确的病因时，则应给予抗癫痫药物的治疗。大发作和局限性发作常选用苯妥英钠或卡马西平，小发作选用丙戊酸钠或氯硝西泮，精神运动性发作常首选卡马西平、苯巴比妥。这些药物的不良反应有胃肠道反应、肝功能损害、过敏、白细胞及血小板减少、嗜睡等。服药期间要测定药物血浓度。一般最初用一种药物，给予常用的较低剂量，如不能有效控制症状，则逐渐调整至能控制发作而又不出现毒性反应的剂量。如最大治疗剂量应用一段时间后仍无效，则应逐渐减量而换用另一种药物。

抗癫痫药物应在医生的指导下服用，切不可擅自减量或停服，即使发作控制后也仍需坚持较长时间地服用抗癫痫药物，几年后按医嘱逐渐减量至停服。对于出现癫痫持续状态的患者应送医院急诊，静脉给药，争取在最短时间内控制并保持连续 24 小时不再发作。

药物治疗最重要的一点就是要有恒心。一旦开始服药治疗，必须坚持服用，不能间断，只有这样才能有效地控制发作。若发作已完全控制，减药时要逐渐减量，不可骤停。如在停药或减药过程中出现复发，应立即给予以往控制发作的方法重新治疗。

小贴士：

☞防治癫痫饮食上应给予富于营养和容易消化的食物，多食清淡、含维生素高的蔬菜和水果，勿暴饮暴食，并且还要避免烟酒刺激。

☞日常生活中要努力创造一个良好的生活环境，并要建立良好的生活制度，生活应有规律，可适当从事一些轻体力劳动，避免过度劳累、紧张等。尽量避开危险场所及危险品，癫痫患者不宜从事高空作业及精力高度紧张的工作，如登山、游泳、开车、骑

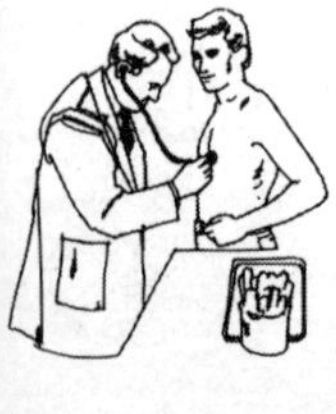

自行车等。

☞癫痫患者常感到紧张、焦虑、恐惧、情绪不稳等，时刻担心再次发病，家庭成员应经常给予关心、帮助、爱护，针对思想顾虑及时给予疏导，使其有一个良好的生活环境、愉快的心情、良好的情绪。

坐骨神经痛——总坐着，时间长了它也会闹脾气

【坐骨神经痛的含义】

坐骨神经痛是指在坐骨神经通路及其分布区内的疼痛，自臀部沿大腿后侧、小腿外侧向远端放射，可由多种疾病商引起。本病分为原发与继发两种，以继发多见。继发性坐骨神经痛主要是由于其邻近结构的病变所引起，特别是腰椎间盘脱出症，以及腰椎肥大性脊柱炎、腰椎结核等，引起根性坐骨神经痛。坐骨神经干邻近的病变，如子宫附件炎、肿瘤、臀部肌肉注射部位不当等，引起干性坐骨神经痛。

【坐骨神经痛的症状】

坐骨神经痛多发于中年男子，以单侧较多。起病急骤，最初患者有下背部酸痛和腰部僵直感，或在发病前数周，走路和运动时，下肢有短暂的疼痛。以后逐渐发展为剧烈疼痛。疼痛由腰部、臀部或髋部开始，向下沿大腿后侧、腘窝、小腿外侧和足背扩散，在持续性钝痛的基础上有一阵阵加剧的烧灼样或者针刺样疼痛，夜间更严重。

患者常有一些特殊的减痛姿势，如睡时喜欢向健康一侧睡，病侧下肢的髋膝部微屈，坐下时以健康侧的臀部着力，站立时身

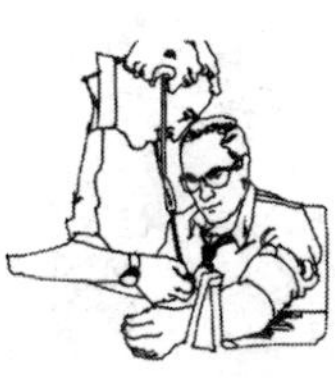

体重心移在健康侧，时间长了可造成脊柱侧弯，大多弯向病变一侧。沿着腰椎旁、环跳、委中穴、踝关节外侧腓骨小头下方和脚底中央等坐骨神经通路的部位，有明显的压痛，而且小腿外侧面和足背处有针刺、发麻等感觉，大腿后方及小腿的肌肉松软无力，日久有轻度的肌萎缩。

【坐骨神经痛的诊断标准】

疼痛自腰部或臀部沿大腿后侧及小腿外侧，并向足背外侧放射。性质有刺痛、酸痛、胀痛、隐痛或冷痛；

患侧腰部、环跳穴、委中穴、承山穴等有压痛；

抬腿试验阳性；

血沉增快；

排除其他器质性疾患

【坐骨神经痛的危害】

坐骨神经痛是危害人类健康的顽症，如不及时治疗，将导致终身瘫痪，给你的家庭造成沉重的负担，给家人带来极大的痛苦。本病多因感受风寒邪伤损骨骼、气血瘀滞、肾精亏损引起。

【坐骨神经痛的防治】

预防本病，目的是将该疾病扼制在“萌芽”之中，防患于未然，除了要做好日常生活保健外，还要注意平时进行适当的功能锻炼，有条件者可进行预防性的保健按摩，使坐骨神经分布区的肌肉得到放松，可有效预防该疾病。此外，还要注意积极治疗可引起该疾病的原发病，如腰椎间盘突出症、椎管狭窄症、腰椎生性脊柱炎、腰椎骶化和骶椎腰化、隐性脊椎裂、椎弓峡部裂与脊椎滑脱等。

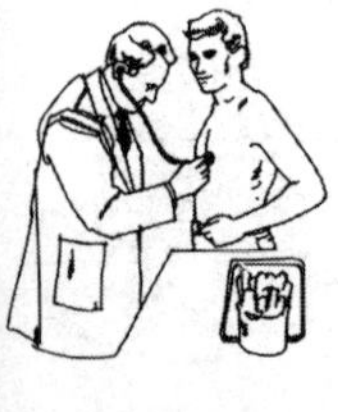

临床治疗坐骨神经痛的方法很多，因为坐骨神经痛的病因不同、病情严重程度不同，因此治疗方法也不同。其治疗方法大致可分为非手术治疗和手术治疗两种形式，治疗原则主要是对症处理及去除病因。常用的非手术治疗有卧床休息、神经阻疗法、药物治疗、牵引疗法、物理疗法、医疗体育，还有中草药、针灸、推拿按摩等中医治疗方法。要根据病因选择不同的治疗方法，少数确系骨质改变，椎管内肿瘤，腰椎结核直接压迫所致治疗无效者应手术治疗。总之，本病的治疗应以保守治疗为主，因为手术治疗疗效并不优于保守治疗，且易带来各种合并症。

小贴士：

☞防治坐骨神经痛，生活要规律化，要劳逸结合。

☞适当参加各种体育活动，如慢走、慢跑、球类运动等都可以进行。特制的体操更为有益，这可根据医生的指导进行锻炼，并且要注意保护腰部，尽量避免受凉及扭伤。

☞要节制房事，加强营养。

三叉神经痛——这种区域从来都是事情多

【三叉神经痛的含义】

三叉神经痛可分为原发性和继发性两种。原发性三叉神经痛是指面部三叉神经分布区反复发作的、短暂的剧烈疼痛，三叉神经并无损害。其病因还不清楚。少数因脑桥小脑角肿瘤、炎症、血管等疾病引起的三叉神经痛则为继发性的。

原发性三叉神经痛多见于40岁以上的女性，绝大多数为单侧发病。疼痛常突然发作，从面颊、上颌或舌前部开始，很快扩散。

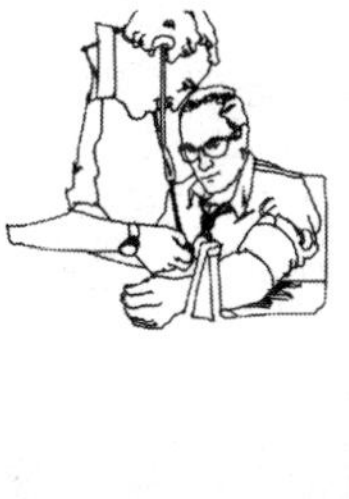

疼痛剧烈，呈针刺样、刀割样、触电样或撕裂样。发作严重时可伴有面部肌肉抽搐、流泪和流涎等症状。每次发作持续数秒钟至 1 ~ 2 分钟，可连续多次发作。发作后疼痛消失，恢复正常。发病初期，发作次数较少，间歇期较长，以后发作次数逐渐增多，间歇期也缩短。

【三叉神经痛的症状】

疼痛常突然发作，常从面颊、上颌或舌前部开始，如针刺样、刀割样触电样或撕裂样。发作严重时可伴有面部肌肉抽搐、流泪和流涎等症状，称痛抽搐。每次发作持续时间很短，短至数秒，长至 1 ~ 2 分钟，可连续多次发生，常因咀嚼、刷牙、洗脸、说话等诱发。白天或疲劳时发作次数多，休息或夜间发作次数少。患者的唇部、鼻旁、颊部、口角、犬齿及舌等处特别敏感，稍一触碰即可引起 1 次大发作，称为“扳机点”。

【三叉神经痛的诊断标准】

阵发性发作的面部疼痛，持续数秒。

疼痛至少包含以下 4 种标准：

疼痛只限于三叉神经的一支或多支分布区；

疼痛为突然的、强烈的、尖锐的、皮肤表面的刺痛或烧灼痛；

疼痛程度严重；

刺激扳机点可诱发疼痛；

具有痉挛发作间歇期。

无神经系统损害表现。

每次发作形式刻板。

排除其他引起面部疼痛的疾患。

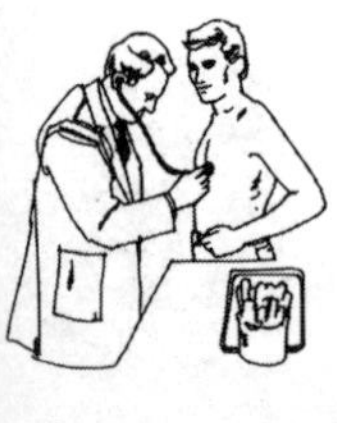

【三叉神经痛的防治】

除了要做好日常生活保健外，还要注意积极治疗牙体、牙髓、牙周及根尖周疾病，拔除残根残冠等根尖有病变的牙时要彻底刮治牙槽窝，并防止各种牙槽手术后感染。由于该病初起时多有牙痛症状，病人多疑为牙痛而误拔牙齿，所以在出现该病的某些前期症状时，应及时去医院检查，诊治，不要急病乱投医，以免导致更严重的后果。

原发性三叉神经痛治疗方法，首先应采用药物治疗，可选用卡马西平、苯妥英钠、氯丙嗪等以及各种止痛剂。对长期药物治疗效果不好或服药后有反应的患者，可考虑手术治疗。如发作严重、服药治疗无效、不能承受手术或不愿接受手术者，可考虑作三叉神经封闭治疗。继发性三叉神经痛则须及时去医院作必要的检查，确定有效的治疗方案。

小贴士：

☞生活有规律，避免过度劳累和紧张疲劳，保证充足的睡眠和休息。

☞精神愉快，心胸开阔，避免受不良的精神刺激。

☞寒冷季节注意头面部保暖，尤其是外出、乘车时应戴帽子、围巾。

☞病人因痛而不洗脸、刷牙、进食，致面部、口腔卫生极差，家人及其他护理人员要帮助病人做好个人卫生及居室卫生。

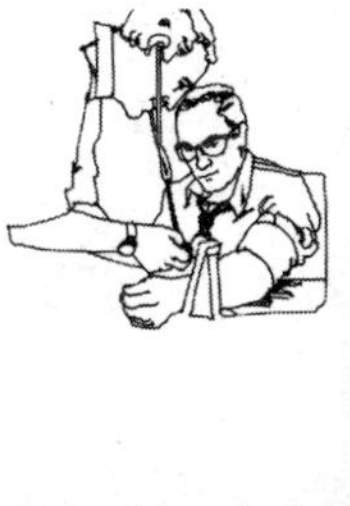

第九章　免疫系统疾病健康指标与防治

免疫系统健康指标

免疫系统概述

免疫系统是由骨髓、胸腺、淋巴、扁桃体、脾脏、盲肠等免疫器官与许多免疫细胞、免疫分子构成的网状系统，它遍布整个人体，能自动对抗外来有害物质，清除坏死的细胞。它的主要职能是帮助身体抵御污染物、病毒、细菌的入侵。此外，免疫系统还能防止在细胞复制过程中可能产生的基因错误，这些基因错误是导致肿瘤和癌症的一大原因。?

免疫器官。免疫器官是指在结构上具有一定形状，占据一定位置，并以行使免疫功能的组织构成的独立结构，是指实现免疫功能的器官和组织。根据其在免疫中器官发生的早晚和功能的不同，可分为中枢免疫器官和周围免疫器官两大类。

中枢免疫器官又称中枢淋巴器官，也叫一级免疫器官，对免疫应答的发生具有决定性作用。包括骨髓、胸腺，是免疫细胞发生、分化和成熟的场所，是在胚胎的早期发生的，为淋巴样上皮结构，是造血干细胞增殖发育分化为 T 细胞和 B 细胞的场所。淋

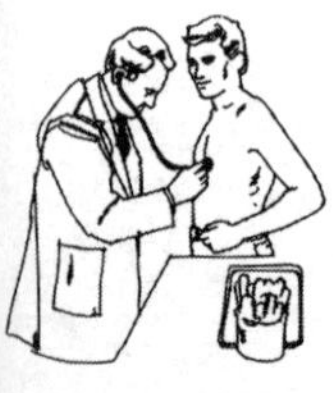

巴细胞在此增殖不需要抗原刺激，它们向周围免疫器官输送 T 细胞和 B 细胞，决定着周围免疫器官的发育。它们的缺损，将严重影响免疫应答，同时对周围免疫器官的发育也有影响。

周围免疫器官也称周围淋巴器官，也叫二级免疫器官，包括淋巴结、脾和黏膜相关的淋巴组织，在胚胎发育过程中比中枢免疫器官迟。于中枢免疫器官发育成熟的 T、B 细胞最终迁入周围免疫器官定居，其分布常相对集中，可分为胸腺依赖区（T 细胞区）和非胸腺依赖区（B 细胞区）。这类器官是机体接受抗原刺激、产生免疫应答的场所，同时也是血中淋巴细胞进入淋巴系统完成淋巴细胞再循环的主要场所。

免疫细胞。凡参与免疫应答或与免疫应答有关的细胞统称为免疫细胞。该群细胞较多，依据其功能差别，可以划分为三大类：第一类是指在免疫应答过程中起核心作用的淋巴样细胞；第二类是指在免疫应答过程中递呈抗原促进淋巴细胞作用的单核吞噬细胞系统；第三类是指以其他方式参与免疫应答以及与免疫应答有关的细胞。这三类细胞是机体免疫系统的重要组成部分，主要通过免疫应答的方式和过程来实现免疫防御、免疫稳定及免疫监视三大功能。主要包括淋巴细胞、单核细胞、巨噬细胞以及粒细胞、红细胞和肥大细胞、辅佐细胞等。各类免疫细胞均由骨髓造血干细胞分化而来。人类造血干细胞最先出现于胚胎卵黄囊，其后迁入肝、脾，最后定居于骨髓，从胚胎末期至出生后，骨髓是生产造血干细胞的唯一场所。

免疫细胞的作用尚具有双重性，既维持机体正常免疫功能，在某些条件下，又可导致免疫性损伤，引起各种临床疾病。

免疫应答是指机体受抗原性异物刺激后，体内免疫细胞发生一系列反应以排除抗原性异物的生理过程。

抗体与抗原。抗体是机体产生免疫应答的产物，是一类能与

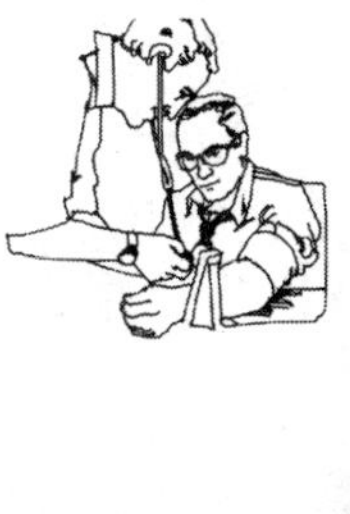

相应抗原特异性结合的具有免疫功能的球蛋白，也就是说抗体都是免疫球蛋白，但免疫球蛋白不一定都是抗体。抗体主要存在于血液中，但也见于其他体液和外分泌液。

抗体免疫球蛋白分子可以看作是三方面的“二合一”分子。这指它在结构上由抗原结合片段（Fab）和可结晶片段（Fc）组成；在功能上，抗原结合片段（Fab）表现抗原识别功能，而可结晶片段（Fc）表现效应功能（效应功能包括激活补体、结合细胞、通过胎盘、结合细菌蛋白和具有抗原性等）；在效应上既可对机体有利，也可对机体有害。

抗原是一类刺激机体引起免疫反应，产生抗体和（或）致敏淋巴细胞，并能在体内外与其相应的抗体或致敏淋巴细胞发生特异性结合反应的物质。如人患伤寒病以后，血清中可查到抗伤寒杆菌抗体（体液免疫）；结核病患者，体内有对结核杆菌特异的致敏淋巴细胞（细胞免疫）。而伤寒杆菌和结核杆菌就是抗原。抗原不只限于病原微生物。对于机体来说，异种血清、异体细胞以及微生物的代谢产物，都是抗原；甚至花粉、药物、化学物质等，在一定条件下也可成为抗原。

抗原的分类方法不一，根据抗原的来源及与机体的亲缘关系分异种抗原、同种异体抗原、自身抗原3类；根据抗原激活B细胞是否依赖T细胞辅助分胸腺依赖性抗原和胸腺非依赖性抗原2类；根据抗原的性能分完全抗原和半抗原2类；根据抗原的化学组成分蛋白质抗原、脂蛋白抗原、糖蛋白抗原、多糖抗原和核蛋白抗原5种；根据抗原的获得方式分天然抗原、人工抗原和合成抗原3种。

免疫分子。免疫分子是免疫系统的组成部分，是参与免疫反应的分子，包括免疫球蛋白、补体系统、淋巴因子及白细胞介素等。

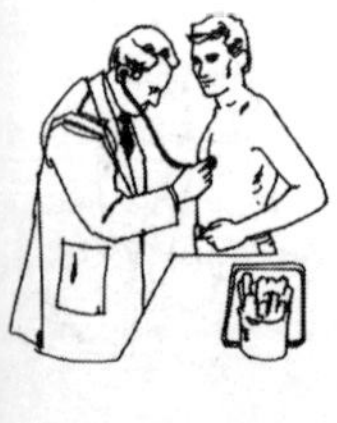

免疫球蛋白是指具有抗体活性（能与抗原发生特异性结合）

或无抗体活性而在化学结构上与抗体相似的球蛋白。因此，一切抗体都是免疫球蛋白，但免疫球蛋白并不一定都是抗体。免疫球蛋白是B淋巴细胞受抗原刺激后增殖、分化为浆细胞的分泌产物。世界卫生组织在1968年将免疫球蛋白分成5类，即免疫球蛋白G、免疫球蛋白A、免疫球蛋白M、免疫球蛋白D、免疫球蛋白E，简称IgG、IgA、IgM、IgD、IgE。免疫球蛋白普遍存在于血浆、组织液、外分泌液以及某些细胞（如淋巴细胞）的胞浆及膜表面，它是一种糖蛋白，占机体血清蛋白总量的20%～25%。免疫球蛋白具有蛋白质的通性，不耐热，加热至60～70℃即被破坏；强酸、强碱、各种酶类以及能使蛋白质凝固或变性的物质，均能破坏其活性。免疫球蛋白本身是蛋白质，具有特异的抗原决定簇，所以也有抗原性。

补体是存在于人和脊椎动物新鲜血清和组织液中的一组具有酶原活性的球蛋白。补体系统的基本组成包括9个血清蛋白成分，按发现的先后分别命名为补体1、2、3、4、5、6、7、8、9，简称C_1、C_2、C_3、C_4、C_5、C_6、C_7、C_8、C_9，而Cl又分$C_{1\alpha}$、C_{1r}，及C_{1s}三个亚单位，实际上由11种蛋白成分组成。血清中补体约占血清球蛋白的10%，各组成的含量相差很大，以C3含量最高。

淋巴因子是指致敏T淋巴细胞，当再次接触相应抗原或非特异性刺激物后，释放出来的一类非抗体性的生物活性因子。淋巴因子已报告的约有几十种，如巨噬细胞移动抑制因子、激活因子、淋巴毒素和干扰素等。

淋巴因子杀伤抗原异物的方式有5种：①直接杀伤靶细胞；②通过干扰素诱导抗病毒、抗胞内寄生菌、抗肿瘤细胞增殖的活性；③调动巨噬细胞杀伤和清除病原微生物及其他抗原异物；④放大细胞免疫效应；⑤调节免疫功能。同时淋巴因子也有损伤自己的一面，如引起迟发型超敏反应炎症等。

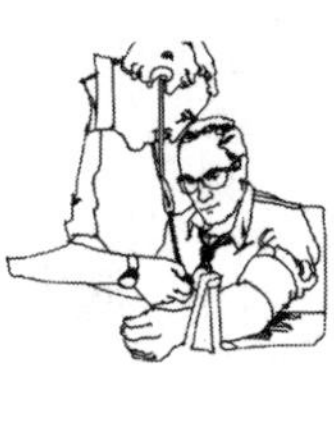

白细胞介素是联系白细胞间相互作用的因子，如淋巴细胞、单核吞噬细胞等，主要作用是调节细胞生长、分化、参与免疫应答和介导炎症反应。

免疫球蛋白参考值

免疫球蛋白（Ig）是一组具有抗体活性的球蛋白，由浆细胞产生，约占血浆蛋白总量的20%。除血液外，其他体液外分泌液和B淋巴细胞膜表面也有存在。免疫球蛋白有特异性识别抗原及引发生物学效应两方面功能。根据其结构和功能等不同，可将免疫球蛋白分为 IgG、IgA、IgM、IgD 和 IgE 五种类型。免疫球蛋白测定是检测体液免疫功能的主要指标。

IgG 是人体血清中含量最高的抗体，约占免疫球蛋白的 3/4 ~ 4/5，是抗感染的主要抗体，对细菌等具有吞噬调理作用和中和各种病毒的毒素作用。IgG 是唯一能通过胎盘的抗体，对新生儿抗感染有重要作用。

IgA 占血清免疫球蛋白总量 100 ~ 20%，可分为血清型和分泌型。分泌型 IgA 是外分泌液（如初乳、唾液、眼泪、肠道分泌液和支气管分泌液）中的主要免疫球蛋白。因此，其在抗感染防御第一线中起重要作用，尤其在呼吸道和肠道，可称为“局部免疫”。

IgM 占血清免疫球蛋白总量的 6%，主要存在血管内，是机体受抗原刺激后最先产生的抗体，起“先锋免疫”作用。具有很强的细胞毒活性和细胞溶解活性。由于其主要在血管内，是抗血管内感染的第一线抗体，对防止败血症的发生有重要作用。

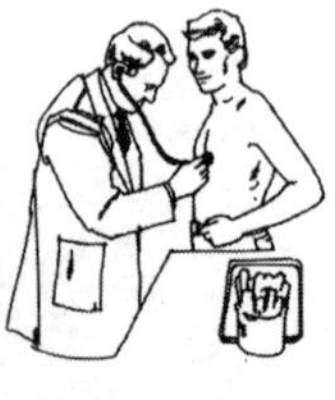

IgD 含量很低，可作为膜受体存在于 B 细胞表面，其作用可能是参与启动 B 细胞产生抗体。其功能也与某些自身抗体和抗毒素抗体有关，如抗核抗体、抗基底膜抗体、抗甲状腺抗体、抗胰岛素

抗体、抗白喉类毒素抗体、破伤风类毒素抗体等有关。

IgE 主要来源于呼吸道、消化道黏膜下的浆细胞，是一种亲细胞性抗体，与变态反应、寄生虫病与皮肤过敏有关。另有一种能与某种过敏原特异性结合的 IgE，称特异性 IgE，对过敏性哮喘的诊断，其特异性强、敏感性高，对寻找变应原有重要意义。

免疫球蛋白参考值：

IgA 新生儿 0 ~ 22mg/L；

~6 个月 30 ~ 820mg/L；

~2 岁 140 ~ 1080mg/L；

~6 岁 230 ~ 1 900mg/L；

~12 岁 290 ~ 2700mg/L；

~16 岁 810 ~ 2320mg/L；

成人 760 ~ 3900mg/L。

IgD 0 ~ 80mg/L。

IgE 0. 1 ~ 0. 9mg/L。

IgG 新生儿 7. 0 ~ 14. 8g/L；

~6 个月 3. 0 ~ 10. 0g/L；

~2 岁 5. 0 ~ 12. 0g/L；

~6 岁 5. 0 ~ 13. 0g/L；

~12 岁 7. 0 ~ 16. 5g/L；

~16 岁 7. 0 ~ 15. 5g/L；

成人 6. 0 ~ 16. 0g/L。

IgM 新生儿 50 ~ 300mg/L；

~6 个月 150 ~ 1090mg/L；

~2 岁 430 ~ 2390mg/L；

~6 岁 500 ~ 1990mg/L；

~12 岁 500 ~ 2600mg/L；

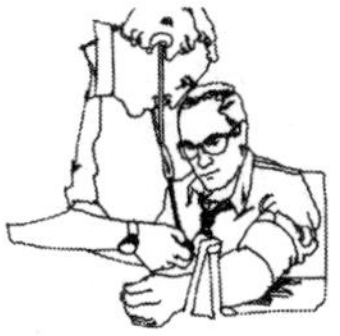

老年人免疫系统特点

作为中枢免疫器官的胸腺，在青春期前重量达最高峰，青春期后开始萎缩，25 岁后已有明显缩小，至 40 岁时胸腺组织逐渐为脂肪组织所代替，至老年时主要为脂肪组织，在退化的胸腺内仅残存 5 ~ 10% 的原有细胞。胸腺能合成和分泌多种激素（胸腺素、胸腺增生素、胸腺体液因子、淋巴刺激素等），对 T 细胞的发生、成熟及细胞免疫功能有重要作用。人血液中胸腺激素的浓度在 20 ~ 30 岁以前保持恒定，以后逐渐下降，正常如在 60 岁以后则不能测得，胸腺激素的减少发生于胸腺开始退化后不久。胸腺的退化萎缩、胸腺激素分泌减少影响了 T 细胞的分化成熟，因而孝年个体胸腺及血液中未成熟的淋巴细胞数量增加，T 细胞分化为不同功能亚群的细胞数量减少。寿限不同的小鼠品系出现胸腺退化的时间不同，长寿限者则更早出现退化。胸腺除与维持免疫功能有关外，对内分泌功能亦有影响，成熟小鼠切除胸腺后不仅免疫机能减退，而且使肾上腺及甲状腺功能降低。将初生小鼠胸腺移植于老年小鼠身上可增强其免疫功能，并可使血清中甲状腺素及胰岛素水平恢复到青年水平。这些都说明胸腺与衰老有重要关系。

细胞免疫是由依靠胸腺而分化成熟的 T 细胞起作用的，因此随着老年胸腺萎缩，T 细胞在数量及功能上都受影响，故细胞免疫功能也发生一定的变化。随着年龄的增长，淋巴细胞及 T 细胞数量进行性减少。有资料表明，2 ~ 12 岁儿童平均总淋巴细胞数为 2490 个/毫米 3，T 细胞数为 1890 个/毫米 3，而 67 ~ 83 岁老年人分别下降为 1250 个/毫米 3 与 780 个/毫米 3。同时，T 细胞对抗原或植物血凝素的反应亦随年龄增长而下降，这除了因老年人能产生反应的细胞数目仅为年轻人的 1/5 ~ 1/2 外，淋巴细胞分裂能力

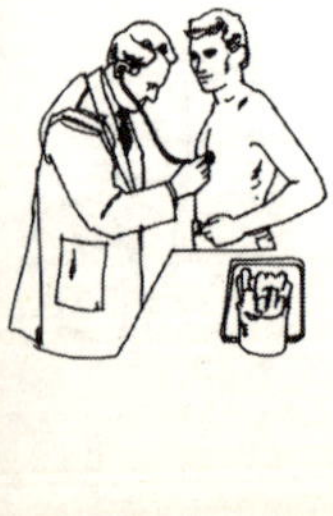

也较差，有人观察到老年人淋巴细胞分裂 3 次的数量仅为年青人的 1/4。此外，胸腺的退化使胸腺激素分泌减少，从而使 T 细胞分化为各种不同功能亚群者减少，特别是抑制性细胞的减少可使 B 细胞功能亢进，因而常出现免疫球蛋白升高。

老年人细胞免疫功能下降尚表现在对既往接触或未接触的抗原产生反应能力降低，这可以通过一种称为迟发型过敏反应皮肤试验（皮试）来证明。如应用二硝基氯苯作皮肤涂抹，70 岁以上的老人有 30% 不产生局部红肿反应，而 70 岁以下者仅为 5% 无反应。

虽然老年人 B 细胞数量没有明显减少，但其产生抗体的能力有所下降，一般 55 ~65 岁的老年人对各种细菌及病毒抗原产生抗体的能力明显低于年青人。老年人血清中免疫球蛋白总量变化不大，但各类免疫球蛋白的分布有改变，老年人血清中 IgA 浓度增加，而 IgM、IgD、IgE 均减少，尤其是 IgE 减少更为明显。然而，在老年人中容易出现一些异常的球蛋白，一种称为 M 蛋白（单克隆免疫球蛋白）的异常球蛋白在血清中含量高，其出现率随年龄而增高，50 岁以下人群中不到 0。1%，70 岁以上者约为 2%，95 岁以上者达 19%，这种异常球蛋白的出现，与 B 细胞产生免疫球蛋白的作用由于调节机制失常而失去正常的控制有关。

老年人体液中免疫变化很重要的一点是自身抗体的发生率增高，包括细胞核抗原的抗核抗体、抗细胞线粒体抗体、抗丙种球蛋白的抗体（即类风湿因子）、抗甲状腺球蛋白抗体等。60 岁以上的老年人约 2/3 血清中可查到一种或更多种的自身抗体，70 ~79 岁老年人中 45% 抗核抗体呈阳性，而年青人则仅 2% ~5%，这运自身抗体与体内相应的自身组织抗原反应，有可能造成组织的损伤，引起自身免疫性疾病。

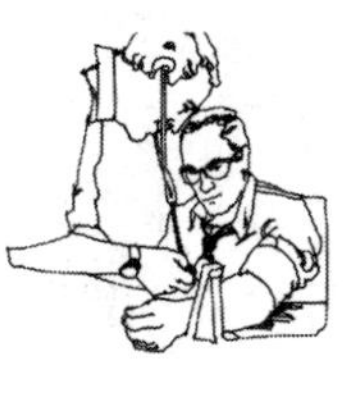

免疫系统疾病防治

类风湿关节炎——可以使人变成“无行为能力人”

【类风湿性关节炎的含义】

类风湿关节炎（RA）是一种病因未明的慢性系统性自身免疫性结缔组织疾病。突出的病变在关节，构成关节的组织如滑膜、软骨、韧带、肌腱和骨骼均可累及。类风湿关节炎是一个与环境（寒冷、潮湿）、感染（细菌、病毒）、遗传和激素密切相关的疾病。本病在我国人中患病率为 0.3%，是造成我国人群丧失劳动力与致残的主要病因之一。本病可见于任何年龄，发病一般随着年龄增长而增加，发病的高峰年龄 20～40，而女性则在 40～60 岁，类风湿关节炎以女性多发，女性患者是男性患者的 2～3 倍。

【类风湿性关节炎的症状】

类风湿性关节炎的主要症状是起病缓慢，多先有几周到几个月的疲倦无力、体重减轻、胃纳不佳、低热和手足麻木刺痛等前驱症状。关节的第一个症状，常在关节疼痛前出现。关节僵硬开始活动时疼痛不适，关节活动增多则晨僵减轻或消失。关节晨僵早晨明显，午后减轻。关节肿痛多呈对称性，常侵及掌指关节、腕关节、肩关节、趾间关节、踝关节及膝关节。关节红、肿、热、痛、活动障碍。

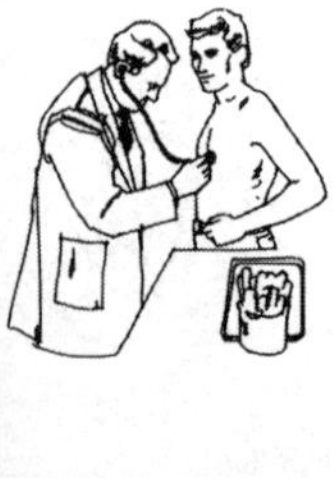

关节外表现。是类风湿性关节炎全身表现的一部分或是其并

发症。本病的关节病变可以致残，但不会致死。而关节外表现常是本病致死的原因。

【类风湿性关节炎的诊断标准】

血液一般检查：血红蛋白、红细胞计数轻度降低，白细胞计数偶可稍升高。

血沉：加快。

血清蛋白电泳：白蛋白降低，球蛋白升高。

免疫学检查：80%患者类风湿因子呈阳性，滴度在1：64以上。抗线粒体抗体、抗平滑肌抗体、抗横纹肌抗体阳性。抗核抗体、抗单链DNA抗体阳性，均为低滴度。总补体溶血活性降低，常小于50ku/L。C1q升高，常大于0.24g/L。C4升高，常大于0.64g/L。C8降低，常小于49mg/L。C3裂解产物阳性。

生化检查：结合珠蛋白升高，常大于2.2g/L。黏蛋白升高，常大于0.87g/L。冷球蛋白阳性。免疫球蛋白测定，IgA、IgG、IgM及IgG升高。C反应蛋白升高，常大于10mg/L。$\alpha 2$巨球蛋白降低，常小于1.5g/L。

滑膜液检查：呈淡黄色，黏度降低，膝关节腔积液可达30～50ml，蛋白升高，细胞数可达$1000 \times 10^6/L$，中性粒细胞小于0.75，细菌涂片与培养阴性。

X线检查：手部关节X线平片，示骨质侵蚀破坏、囊性变、骨质脱钙、关节间歇狭窄等。

根据病情需要做心电图、B超等。

【类风湿性关节炎的危害】

类风湿性关节炎是一种炎症性、进行性、破坏性的自身免疫性疾病，对人体损害性极大的一种疾病，个别病人如治疗不及时，

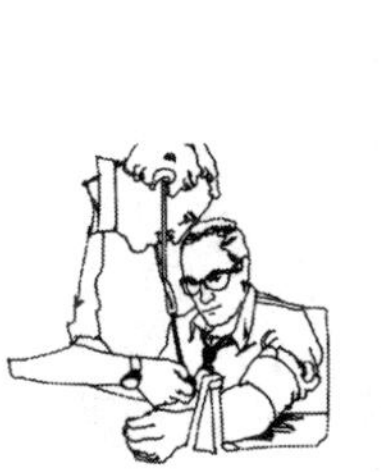

很快发展关节强直、变形、肌肉萎缩，造成终生性残疾，过去有人称为“不死的癌症”，听起来很可怕，实则是，类风湿在目前来说是一种难治之症，但并不是不治之症，也并不是每个患者都发展成终身残疾，随着人类社会的不断进步，科学技术的不断发展，医学上的很多难题，正在一个一个的攻破。

【类风湿性关节炎的防治】

由于目前的医疗技术对 RA 这个疾病的本质及其致病原因还不是很了解，所以并没有已知有效的方法来预防这个疾病。根据国内外文献和我们的资料，现提出以下几点供参考。

加强普查与宣传，争取早期诊断及早期治疗。我们认为，虽然类风湿的致残率高，但如能获得早期诊断及早期合理的治疗，仍可完全控制其发展甚至可能治愈。所以，只要临床医生对本病保持足够的警惕性，不断提高诊疗水平，控制本病的发展，是能够减少残废率和增加劳动能力的。

预防感染。预防链球菌感染对有风湿中毒症状、低热为表现的类风湿与活动度低的病人尤其重要。预防办法和风湿性关节炎一样，常用长效青霉素，每月肌肉注射 60 万 ~120 万单位，连用 3 ~5 年，至少 1 年；患上感、扁桃体眼、咽炎时，还要短期肌注青霉素或口服红霉素 7 ~10 天，同时口服阿司匹林 7 ~10 天。患急性传染病时，及时用抗生素治疗。

根治感染。根治病灶性扁桃体炎、鼻附窦炎、慢性胆囊炎、慢性中耳炎、附件炎和龋齿等，以及结核、淋病和肠炎等肠道感染等，尤为重要。

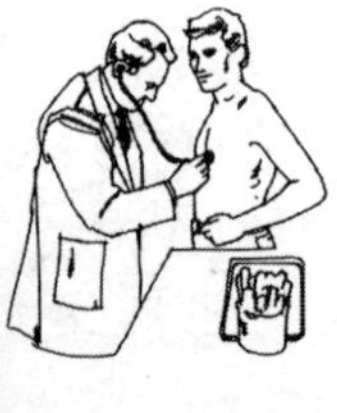

避免诱因。避免受凉、受冻、受潮、精神紧张、过劳、失眠及性生活过度。避免玩水和用冷水洗衣、游泳等。

加强身体锻炼增强抵抗力。经常进行体育锻炼如做保健操、练气功，以及散步、打太极拳、用温水擦身或温水浴等。

在对 RA 的治疗上，有以下方法：

止痛药，比如阿司匹林、扑热息痛和可待因有助于缓解 RA 引起的疼痛。

皮质类固醇激素，包括氢化泼尼松等都是有效的抗炎药。它们最适合治疗诸如血管炎和肺病等并发症。

非甾体类抗炎药（NSAIDs）也被广泛应用于疾病的治疗，包括扑炎痛、布洛芬、萘普生、炎痛喜康和消炎痛。服用时要注意避免出现消化不良和胃肠出血等症状

人们认为抗类风湿性关节炎药物（DMRDs）会减轻疾病的发展，但至今尚未完全弄清它们是如何起作用的。最理想的用药时间为确诊之后，应在专家指导下马上用药。在大约 6 至 1 2 周后开始显效

DMRDs 的成分里包括金制剂，它有注射剂和片剂两种形式，甲氨蝶呤、青霉胺、羟化氯喹（一种抗疟药）。对于后者要对其产生的视损害（眼中毒）进行监控。所有的 DMRDs 都需要通过尿常规和血常规对其毒性作用进行监测。

一咪唑硫嘌呤和其他的免疫抑制剂都可以治疗自身免疫性疾病，若使用得当可以对 RA 产生对抗

手术可以缓解疼痛，改善功能，纠正畸形。它可以对损坏变形的关节进行固定，也可以对手和指部的关节进行修复，也常用来进行关节替换。

小贴士：

☞物理治疗有助于维护关节的完整和肌肉的功能。休息、锻炼、水治疗法和热治疗法都会对患者产生一定的影响。

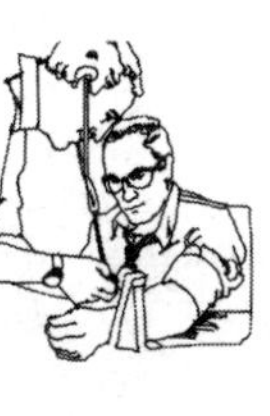

☞职业治疗法对于尽力维持患者的正常生活是十分重要。为

帮助后患者的日常生活和活动，应针对其工作、家庭生活、家用电器和矫正器的使用等各方面提出指导。

☞类风湿性关节炎的发病除了细菌感染、营养不良之外，与身体和情绪上的紧张或压力有密切的关连。所以保持心境上的平和与轻安，是减少发病极为重要的一环。

强直性脊柱炎

——都被“强直”了，还有什么自由啊

【强直性脊柱炎的含义】

强直性脊柱炎是一种以侵犯骶髂关节为主，又可不同程度地累及脊柱及周围关节的慢性炎症性疾病。病人因脊椎椎间盘纤维化及其附近结缔组织纤维化、骨化而导致关节强直。强直性脊柱炎多见于青年男性。病因可能与遗传、性激素、环境等因素有关。

【强直性脊柱炎的症状】

强直性脊柱炎的全身症状一般较轻微，少数人有低热、疲劳和体重下降，个别病人可出现贫血、少数急性发病者也可有高热，四肢关节受累较重者，很快即可卧床不起。这时血沉和C－反应蛋白均可升高。

部分病人虹膜炎先于强直性脊柱炎的症状出现。临床表现为急性发作，常单侧发病，症状有眼疼痛、流泪、畏光等。体检可见角膜周围充血、虹膜水肿。如红膜粘连，则可见瞳孔收缩，为缘不规划。裂隙灯检查可见角膜周围充血、红膜水肿。

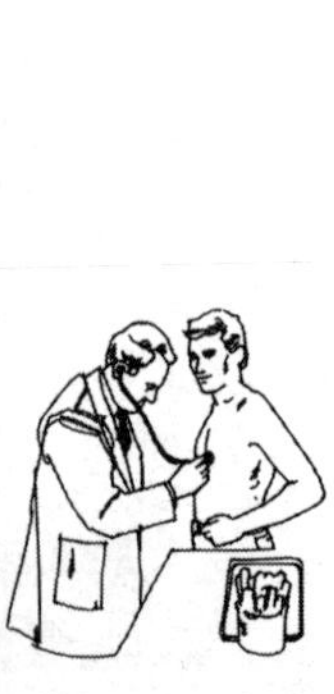

【强直性脊柱炎的诊断标准】

血液一般检查：血红蛋白、红细胞计数降低。

血沉：加快。

生化检查：疾病活动期血清 C 反应蛋白、肌酸激酶、碱性磷酸酶常升高。蛋白电脉示 γ 球蛋白升高。

免疫学检查：血清 IgG、IgM、IgA 升高，血清类风湿因子阴性。白细胞抗原一 B27 阳性。

X 线检查：双侧骶髂关节平片示骶髂关节密度不均，有侵蚀，关节间隙模糊，变狭或增宽。晚期可见关节融合、硬化。腰椎、胸椎、颈椎 X 线检查，可见椎间小关节出现炎症性变化，椎体呈方形，晚期引起竹节状脊柱。

CT 检查：有利发现早期骶髂关节变化。

【强直性脊柱炎的危害】

大约有 3.5% ~10% 的病人心脏可以受累，临床包括主动脉瓣闭锁不全、二尖瓣闭锁不全、心脏扩大、房室传导阻滞和束支传导阻滞，也有报道可发生心包炎或心肌炎。合并心脏病的病人，一般年龄较大，病史较长，并以外周关节病变较多、全身症状明显者发生率较高。

强直性脊柱炎对肺部的影响表现多为双肺上部的纤维化、囊状炎、甚至空洞形成，随病变的进展病人可出现咳嗽、咯痰、咯血、气短等症状，也可出现反复发作的肺炎和胸膜炎；出现肺部病变和症状的频率约在 2.6 ~20% 之间。

强直性脊柱炎神经系统的病变多由于脊柱强直和严重的骨质疏松，即使轻度外伤也易招致脊柱骨折和颈椎脱位而引起的脊髓压迫，造成不同程度的截瘫、根性疼痛或知觉减退，以及运动障碍等，尤以颈椎骨折，是死亡率最高的并发症；发生在腰椎，则可压迫马尾神经，可成为慢性进行性马尾综合征。

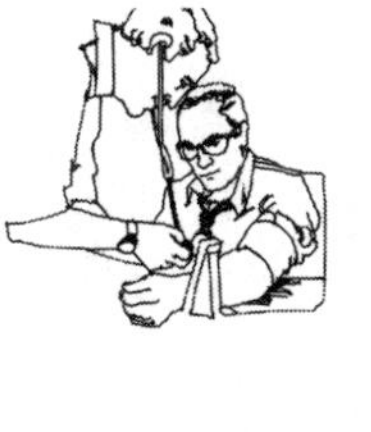

强直性脊柱炎病人的肾脏损害，主要表现为肾淀粉样变性和

lgA 肾病，据文献记载，lgA 肾病与炎症性肠病有关，而淀粉样变性一般为继发性，有人报告一组强直性脊柱炎病人，11%尿沉渣检查异常，见于病情活动和伴有外周关节病者。也有报告淀粉样变性发生率为16%，表现为蛋白尿。

【强直性脊柱炎的防治】

对于强直性脊柱炎来说，是没有有效的方法可预防发生的。在这里，提供几点建议：

积极预防肠道、泌尿系感染等，注意饮食卫生。注意泌尿生殖系统卫生，如出现上述疾病，则应积极抗感染治疗，防止诱发强直性脊柱炎的发生。

环境因素也是不可低估的诱因，因此这类人群在起居中一定要慎防风湿寒之邪，各季注意保暖，并且增强机体免疫功能。“正气内存，邪不可干”，“邪之所凑，其气必虚”，气是指人的体质或抗病能力。机体正气盛则能抵御风寒湿之邪的侵袭。如素体虚弱不足，或因情志、饮食、劳倦内伤而致气血虚弱，则易患病。正如在同样的致病条件下，有的人患病，有的人健康，便是这个道理。因此风寒湿邪，及一些感染源虽然是致病因素，但如果一个人机体抵抗力增强，则不一定患病。反之则风寒湿邪便可入侵经络、筋脉，导致气血不通而发病。故您平素应注意积极锻炼身体，有一个健康的体魄，良好的心态，正确对待生活。不要因自己是强直性脊柱炎患病的危险人群，就忧心忡忡，消极生活。

强直性脊柱炎本身是无法治愈的，但是通过对受影响的关节进行有关的锻炼、做扩胸运动并使用抗炎药进行治疗，通常可以帮助维持脊柱的弯曲能力并缓解疼痛。对于那些用非甾体抗炎药治疗无效的患者有时可以使用柳氮磺胺吡啶。

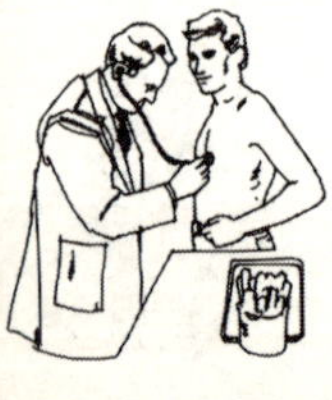

定期锻炼。物理治疗和其他方面的支持可以激发患者坚持进

行长期锻炼的决心。最重要的一条是要避免使用束腹或者脊柱支持物，因为它们会增加移动的难度。病情较重者的脊柱弯曲可能会引起脊髓受压，此时可行手术以减轻脊髓的压力。

眼部护理。保护视力最重要的就是要治疗及时。常使用类固醇眼药水以减轻炎症，扩大瞳孔以防止虹膜和晶状体粘连。必要时还要进行降低眼压的治疗。

系统性红斑狼疮——这个和狼没有一点关系

【系统性红斑狼疮的含义】

系统性红斑狼疮是一种结缔组织病，其特征为体内产生多种自身抗体，属自身免疫性疾病。其临床表现有两大特征，血清中有多种自身抗体存在；病变累及全身各种器官，尤其是皮肤、关节和肾脏。多数病人有乏力、发热、体重减轻等全身症状，其他表现有关节炎、肾小球肾炎、贫血或血小板减少、癫痫等。本病常表现为发作与缓解相交替。系统红斑狼疮发病多见于年轻女性。

【系统性红斑狼疮的症状】

系统性红斑狼疮患者多数早期表现为非特异的全身症状，如发热，尤以低热常见，全身不适，乏力，体重减轻等。病情常缓重交替出现。感染、日晒、药物、精神创伤、手术等均可诱发或加重。

皮疹常见，约40%患者有面部典型红斑称为蝶形红斑。急性期有水肿、色鲜红，略有毛细血管扩张及鳞片状脱屑，严重者出现水疱、溃疡、皮肤萎缩和色素沉着。手掌大小鱼际、指端及指（趾）甲周红斑，身体皮肤暴露部位有斑丘疹、紫斑等。出现各种

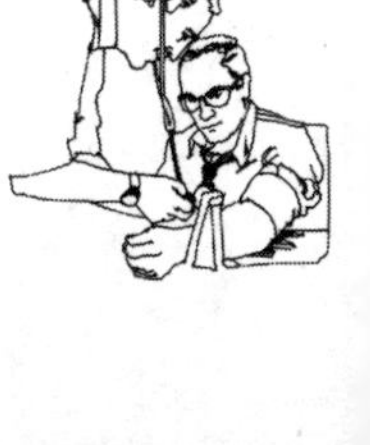

皮肤损害者约占总患病数的80%，毛发易断裂，可有斑秃。口腔黏膜出现水泡、溃疡、约占12%。少数患者病程中发生带状疱疹。

约90%以上患者有关节肿痛，且往往是就诊的首发症状，最易受累的是手近端指间关节，膝、足、髁、腕关节均可累及。关节肿痛多呈对称性。约半数患者有晨僵。X线检查常无明显改变，仅少数患者有关节畸形。肌肉酸痛、无力是常见症状。

【系统性红斑狼疮的诊断标准】

血液一般检查：红细胞计数减少，网织红细胞增多。白细胞减少，少于4×10^{9}/L。淋巴细胞计数减少，少于1.5×10^{9}/L。血小板减少，小于100×10^{9}/L。

尿液检查：尿蛋白大于5g/L（或持续超过+ + +），出现细胞管型。

免疫学检查：抗双链DNA抗体阳性。抗Sm抗体阳性。梅毒血清试验假阳性。抗核抗体阳性。抗横纹肌抗体阳性。抗线粒体抗体阳性。抗浸出性抗原抗体阳性。C3降低。总补体溶血活性降低，常小于50ku/L。

血狼疮细胞检查：阳性。

免疫球蛋白测定：IgG升高。

皮肤狼疮带试验：阳性。

肾组织活检：对并发狼疮肾炎诊断很有价值。

【系统性红斑狼疮的防治】

在预防上，日常生活中注意去除各种诱发因素，包括各种可能的内用药物，慢性感染病灶等，避免刺激性的外用药物以及一切外来的刺激因素。避免日光曝晒和紫外线等照射，特别在活动期，需要时可加涂防日光药物，如3%奎宁软膏、复方二氧化钛软

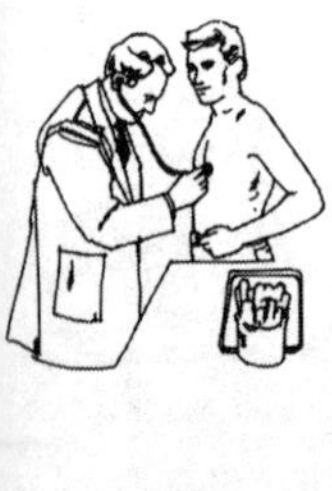

膏、15%对氨安息香酸软膏等，其他如寒冷、x线等过多暴露也能引起本病的加剧，不可忽视。身体有不适和异常情况时及时就诊，及时采取措施。定期作相关检查，无论病情活动或已缓解，都应定期到专科医师处进行长期随访，及时得到指导，才能巩固最佳的治疗效果。

在治疗上，如红斑狼疮处于活动阶段或危重病例，而其他治疗无效，可将激素和中药或其他疗法联合应用以加强疗效，但必须在医生指导下进行，并要注意高血压、糖尿病、溃疡病等并发症的发生。

也可针对免疫紊乱的处理，常用的药物有环磷酰胺、硫唑嘌呤、等免疫抑制剂或转移因子、胸腺肽等药物。此外，氯化喹啉、维生素B及消炎痛等对红斑狼疮有辅助作用，外用的激素软膏对皮肤损害也有一定帮助。经治疗，大多数患者可以稳定病情或痊愈。

常用的中药有益母草、丹参、丹皮、川芎、生地、元参、麦冬、茯苓、生甘草等。也可口服雷公藤糖浆及昆明山海棠片，待病情缓解时，可用六味地黄丸等。

小贴士：

☞防治红斑狼疮，饮食以清淡营养为主，避免辛辣刺激性食物，并且要避免一切可引起该疾病的“发”物，如海鲜等食物。

☞生活规律化，注意劳逸结合，适当休息，预防感染。

☞树立乐观情绪，正确地对待疾病，建立战胜疾病的信心。

☞患者应节育，活动期需避免妊娠，若有肾功能损害或多系统损害者，宜争取早作治疗性流产。

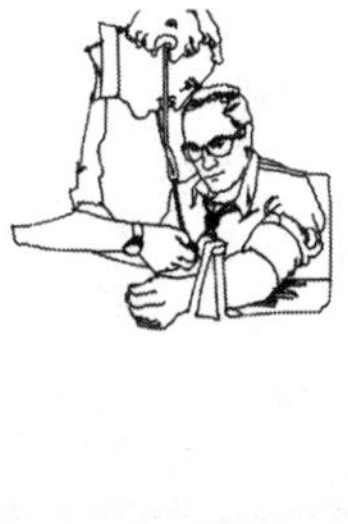

风湿热——又冷有热肯定谁也受不了

【风湿热的含义】

风湿热是二种全身性变态反应性结缔组织病，主要侵犯心脏、关节，其次可累及皮肤、脑组织、血管和浆膜等，病情有反复发作倾向，可引起心瓣膜粘连、瘢痕增多，形成慢性风湿性心瓣膜病。风湿热起病急骤，有发热、多汗、疲乏及厌食等症状。主要表现为心脏炎、多发性关节炎、舞蹈症、环形红斑、皮下结节。风湿热的发病与上呼吸道乙型溶血性链球菌感染密切相关。

【风湿热的症状】

风湿热主要表现为多发性关节炎、心脏炎、皮肤环形红斑、皮下结节与舞蹈病等，于链球菌感染后，单独或不同组合出现。发病期 1 ~4 周，约 1/2 患者有急性咽炎、扁桃腺炎、可有发热、乏力、出汗、贫血、体重下降等症状，部分人亦可无任何不适。

【风湿热的诊断标准】

血液一般检查：红细胞计数、血红蛋白轻度或中度减少。白细胞轻度增多。白细胞分类计数中性粒细胞增多。血小板无明显变化。

血沉：加快。

生化检查：风湿热活动期，血清 C 反应蛋白阳性。黏蛋白升高，常大于 0.9g/L。α_2 球蛋白明显增加。抗链球菌透明质酸酶升高，常大于 1024u。抗链球菌激酶升高，常大于 80u。蛋白电泳示清蛋白降低，γ 球蛋白及 α_2 球蛋白升高。

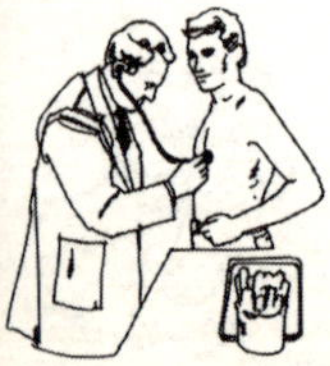

免疫学检查：血清溶血性链球菌抗体升高，说明最近有过感染，但不能肯定有风湿热活动。C3 升高，常大于 1.8g/L。抗心肌抗体阳性。

X 线检查：风湿热合并风湿性心瓣膜病时，由于二尖瓣狭窄可示右心房扩大、重者示“梨状心”。中、重度肺淤血时，肺门阴影明显加深，肺下部血管影减少而上部血管影增多。

心电图检查：常示 P－R 间期延长，如并发心肌炎可有一度或二度房室传导阻滞，期前收缩，ST－T 改变，Q－T 间期延长。

【风湿热的危害】

“风湿热”是一种容易反复发作的全身性疾病，主要侵犯人体的心脏、关节，以及皮肤和脑组织。患了“风湿热”的病人，其全身多个大关节都会出现疼痛，所以很多人把“风湿热”误当成“风湿性关节炎”，延误了治疗。

区分“风湿热”引起的关节炎和普通的关节劳损主要抓住几个特征：第一就是前者的关节会出现红肿热痛；第二，前者会引发多个关节出现症状，而且发病关节不固定，有“游走性”。针对上述特征，应尽快到医院求诊。

【风湿热的防治】

风湿热的预防。由于风湿热好发于儿童和青少年，且易发展为风湿性心瓣膜病，因此对有风湿热家族史者，尤需重视：改善劳动和生活条件，居室应有良好的通风通气，避免寒冷和潮湿，防寒保暖，防止上呼吸道感染；对链球菌所引起的急性感染，如急性扁桃体炎、急性咽喉炎等；应给予彻底治疗；同时加强体育锻炼，提高身体健康水平和抵抗力。

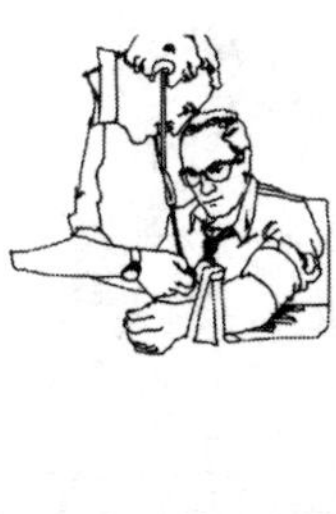

预防风湿热，关键在于控制和预防链球菌感染，即初发的预

防和复发的预防。在链球菌感染流行时或流行地区，可进行预防性用药。复发通常是由于链球菌再感染引起，多见于初发病后一年以内。因此，必须防止链球菌再感染。抗生素中，青霉素为链球菌的杀菌剂，且不致产生耐药性，一直作为预防风湿热的首选药物。青霉素儿童60万单位，成人120万单位，肌内注射，每3周1次。既往主张每4周注射1次的方法，因间隔时间太长；不足以维持有效血药浓度，有时会发生预防失败。对青霉素过敏者，以红霉素0.25克口服，每日2次；或磺胺嘧啶0.5克口服，每日2次，在应用中要密切观察白细胞，以防止白细胞减少症发生。至于究竟要预防多长时间，应根据病人的年龄、链球菌的易感程度、风湿热的发作次数；有无瓣膜病遗留而定。凡年幼病人，有高度易感因素、风湿热多次复发及患瓣膜病者，其预防用药时间应尽量延长，甚至终身应用。但对仅有关节炎，或风湿热后经长期观察无再复发，或无瓣膜病遗留者，则预防时间可缩短。儿童病人最少预防至18岁。

风湿热的治疗。原来的感染灶炎症尚未完全消退者，应用青霉素40~80万单位/日，肌肉注射，进行彻底治疗。一般应用2周，亦可根据病情及咽拭子培养持续阳性适当延长，有人主张可用至6周。如不能应用青霉素时，也可考虑用红霉素，剂量一般为30毫克/公斤/日，分3~4次口服。

抗风湿药物的应用。常用的有水杨酸制剂，对控制一般急性症状有明显效果。

有明显心脏炎者可选用肾上腺皮质激素类药物，尤其在危重病例更应考虑。鉴于风湿热活动性一般常常持续三个月，故上述药物应用最好不少于12周。个别病例可灵活掌握，或适当延长。

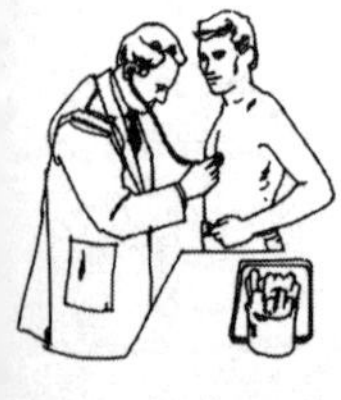

水杨酸制剂。以关节炎为主无明显心脏炎表现者可采用水杨酸制剂如阿司匹林开始剂量为80~100mg/kg/24h（毫克/公斤/

日），分4次每6小时口服一次。病情稳定（指体温正常，关节症状消失，C反应蛋白阴性等，一般需2～3周）后，减至40～50 mg/kg/24h。水杨酸钠开始剂量可给100～150 mg/kg/24h，病情稳定后可减至半量维持。

上述药物全疗程一般为三个月，必要时可延长至半年或更久。应用水杨酸制剂可引起恶心、呕吐、胃痛、甚至胃出血，于饭后服药或加用氢氧化铝口服，可减少副作用。原有出血倾向者不用或慎用，并加用维生素K，每日4～6毫克口服；出现中毒症状如眩晕、耳鸣、呕吐、鼻出血以及酸中毒，或肝功不正常时，均应及时停药，必要时给予适当治疗。此外，临床有时也应用氨基比林0.1g/岁/日，此药可引起粒细胞减少症，不宜长期应用。

肾上腺皮质激素。有明显心脏炎者可选用。一般采用强的松或强的松龙，开始剂量为1.5～2.0mg/kg/24h，分2～3次口服，3～4周后逐渐减量，至12周完全停用。严重心脏炎者还可用地塞米松0.15～0.3毫克/公斤/日，分3～4次口服，或肌肉注射，亦可静脉滴注，症状好转后改用口服强的松，症状控制后逐渐减量。为防止反跳现象（即停药后风湿热症状再出现）可于停激素前二周开始加用水杨酸制剂，停激素2～3周后再停水杨酸制剂，也可继续小量维持至2～3个月再停药。

小贴士：

☞风湿热常发生在寒冷、阴暗、潮湿、拥挤的环境中，一般在社会经济状况贫困的地区有多发的倾向。其原因与营养缺乏造成机体抵抗力下降，而使链球菌感染的机会大大增加有关。

☞气候寒冷或剧变，可使风湿热的发病率增高。发病季节以寒冬和早春居多，6～11月份发病率最低。

☞风湿热病人，如有心脏扩大、心包炎、心动过速和心电图

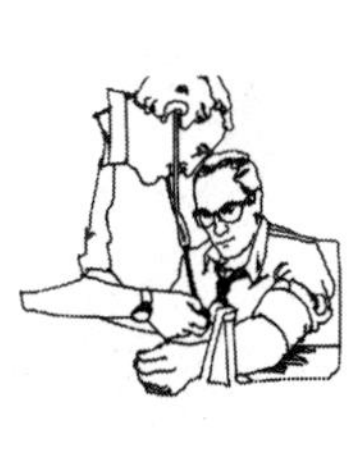

异常,，则需要在急性症状消失，血沉恢复正常后，继续卧床休息3～4周，并要给予高热量、高蛋白及高维生素、特别是高维生素A、C等，以增加营养。

多发性肌炎——肌痛、肌无力的典型代言者

【多发性肌炎的含义】

多发性肌炎属原发性肌炎，是一种累及全身横纹肌的弥漫性炎症性疾病。病因不明，发病机制与自身免疫有关。本病伴有特征性的皮肤红斑时称皮肌炎，是多发性肌炎的一种亚型。临床表现为四肢近端肌肉对称性的肌无力。急性发作时，有明显肌痛。

【多发性肌炎的症状】

以眼睑为中心，出现眶周不等程度浮肿性紫红色斑片；随病程进展，四肢肘、膝、踝、掌指关节和指间关节伸面可出现紫红色丘疹，以后融合成斑块变萎缩，有毛细血管扩张，色素减退和上覆细小鳞屑；另外，甲根皱襞可见甲小皮增厚，有僵直毛细血管扩张和瘀点。有些病例躯干部亦可出现皮疹，呈弥漫性或局限性暗红色斑。个别病人在皮肤异色病样皮疹的基础上皮疹呈鲜红、火红或棕红色，称“恶性红斑”。

肌肉症状与体征。以累及四肢近端横纹肌为主要表现，对称性四肢近端肌无力为本病特点。通常患者感肌肉乏力，随后有肌肉疼痛、压痛和运动痛，进而由于肌力下降呈现各种运动机能障碍。一般多数有抬臂、头部运动或下蹲后站起困难，步态拙劣。有时由于肌力急剧衰减，可呈特殊姿态，如头部下垂、两肩前倾等，当咽、食管上部和腭部肌肉受累时，可出现声音嘶哑和吞咽困难，

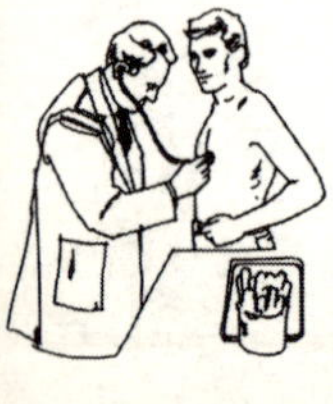

当膈肌和肋间肌累及时，可出现气急和呼吸困难、心肌受累，可产生心力衰竭；眼肌累及，发生复视。可有不规则发热，约40%的病人可出现发热，可有关节痛、肘、膝、肩和指关节发生畸形，运动受阻，浅表淋巴结一般无明显肿大，少数颈部淋巴结可成串肿大。

【多发性肌炎的诊断标准】

生化检查：肌酸磷酸激酶、丙氨酸氨基转移酶、天冬氨酸氨基转移酶、醛缩酶、乳酸脱氢酶、碳酸酐酶Ⅲ等血清肌酶在急性期和病情活动期均可明显升高。其中肌酸磷酸激酶最为敏感和有价值。碳酸酐酶Ⅲ是横纹肌损伤的特异性标志。

肌电图检查：主要表现为自发性纤颤电位和正锐波及插入激惹增多；主动收缩时呈多相短时限电位；受机械刺激时反复出现紊乱的高频放电。

肌活组织检查：常见肌纤维有坏死、吞噬现象、肌纤维再生、萎缩与变性、肌纤维粗细不一，空泡形成、淋巴细胞浸润。

【多发性肌炎的危害】

多发性肌炎可起病于任何年龄，全身性感染症状不常见，肌无力常自骨盆带开始，逐渐累及肩胛带、躯干及四肢近端肌群，引起上楼困难，抬头不能；咽喉部和呼吸肌受累时则发生发音、吞咽障碍和呼吸困难。无力肌群常伴轻度肌肉萎缩，但两者受累程度不成比例，即萎缩很轻而无力严重。心肌受累时可发生心电图异常和心力衰竭，重者危及生命。少数可累及平滑肌，表现为膀胱和直肠括约肌功能障碍。腱反射减弱或活跃。病程早期受累肌肉还常有压痛、触痛和肌肉紧张。晚期可有肌挛缩（纤维性肌炎），肌肉和皮下组织钙化，甚至肌肉骨化。本型病程波动，有自

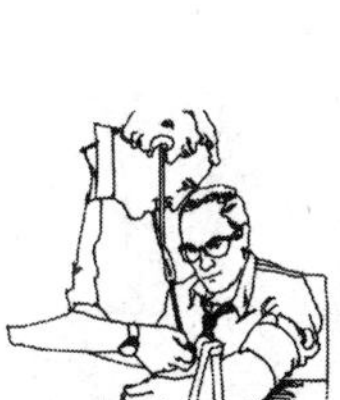

发加重和缓解，或呈慢性进行性，持续多年，在中年或老年妇女中更为多见。

【多发性肌炎的防治】

多发性肌炎的预防。首先要预防各种感染。尤其是较重的急性感染和各种慢性感染不能及时控制，极易诱发本病复发或加重，因此积极预防和控制各种感染对本病的治疗及预防复发显得格外重要，如：避免汗出当风、适时增减衣服、起居有时、适度锻炼增强体质等预防感冒发生。一旦发现感染必须积极有效控制，但要注意不可矫枉过正，抗生素的滥用同样对体质的增强，免疫力的恢复非常的不利。

适度锻炼。运动健身切勿操之过急，应据各自的体力、耐力适可而止，循序渐进，持之以恒，即小量、适度、持久、随意的运动对健康非常有利，相反大剂量、强迫、短时、剧烈运动对身体不仅无益反而有害，是对身体器官的一种损害。

减停激素要慢。本病属自身免疫性疾病，激素对于多数患者是一种有效的疗法，尤其是在急性活动期对于控制病情进展非常有效，但长期大量应用或滥用易产生一些副作用：如骨质疏松、血糖升高、皮质类固醇征、消化道溃疡、电解质紊乱等，不规律应用（随意加减、停药，不规律撤减等）又极易使病情反复加重，甚至难以再治，且本病又有易复发的特点，且反复一次加重一次，增加一次治疗康复的难度，因此，患该病的患难与共者朋友们应谨记：尽可能在经验丰富又有高度责任感的专科医师指导下，中西结合、按部就班、遵循疾病发生发展规律，进行激素撤减。

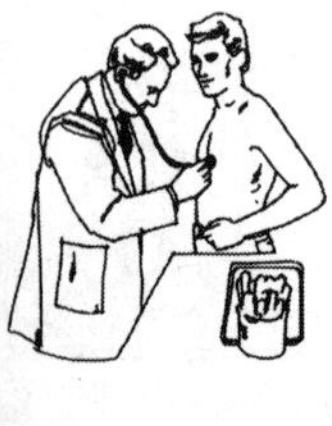

重视日常生活的调理。尤其是皮肌炎，如尽量避免日光直接照射（主要时紫外线），外出时带帽子、手套、长袖衣服或打伞等；尽可能不进食海产品（鱼、虾、蟹）等易引起过敏的食物；

忌食辛辣刺激食物（葱、姜、蒜等）；少食油腻性食物；勿饱食；禁吸烟饮酒；不用化妆品、染发剂；避免接触农药及某些装饰材料；育龄妇女在病情不十分稳定时应心意尽量避免妊娠和人流，生育应在医师提导下；保证充足睡眠，劳逸结合，保持心情舒畅，适度运动，院外应定期随诊复查；等等，非常有助于病情康复和预防复发。

多发性肌炎的治疗。如有呼吸困难和缺氧时，应及时予以人工呼吸和给氧，必要时可作气管切开及辅助呼吸。如有吞咽困难，应注意防止吸入性肺炎和保证足够的营养，可采用鼻饲混合奶、要素或匀浆饮食以及静脉输入 7% 17s 复方氨基酸液（凡明）或 10% 脂肪乳等。

激素治疗。临床转归与激素治疗的开始时间、用量和服药持续时间显著有关，因此应尽量争取早期及时并长期服药，凡病程小于 2 月者均可收效，病程越长、疗效越差；过早停药也易致复发。激素不强的松较地塞米松为佳，因后者本身也可引起肌无力。对急性重症病人可予氢化可的松 200 ~ 300mg/日，加入 10% 葡萄糖液 500ml 内静滴。病情稳定后按慢性患者处理，每日强的松 40 ~ 60mg 顿服。除临床观察外，还可根据血清酶，尿肌酸排出量和肌电图等变化观察疗效，并预测有无复发。若上述改变恢复接近正常时，激素量可每 2 ~ 3 周减 5mg，直到 25 ~ 30mg/日，再维持一个月左右。若在减量过程中病情波动，血清酶增高，应增加剂量并调节至适宜剂量后，即可长期维持，有时须长达 2 ~ 3 年。一般维持量不少于 10 ~ 15mg/日。为防止肾上腺皮质萎缩，病程中可间断应用促肾上腺皮质激素。使用激素治疗 3 －6 个月后无效时，可改用硫唑嘌呤、6 －硫基嘌呤、环磷酰胺、干扰素或血浆置换疗法。也可使用环孢菌素（6mg/kg/日）治疗有效。

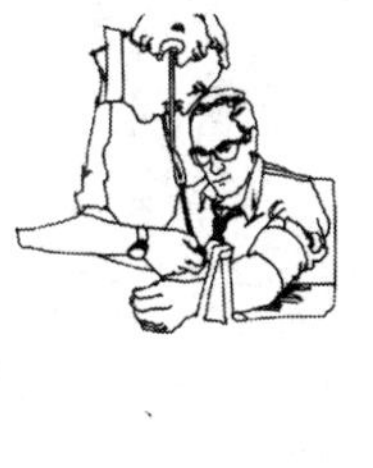

肌肉疼痛可辅以镇痛药物，并应用 ATP 或能量合剂，有利于

病情恢复。应用蛋白同化剂如苯丙酸诺龙或丙酸睾丸酮等，对缓解症状、减轻疼痛好有帮助。对缓解期的慢性病人可先用按摩、推拿、水疗、透热蚍疗等物理疗法，以减轻或防止肌肉萎缩和肢体挛缩。此外，治疗中应警惕潜匿性肿瘤存在，一经发现立即手术切除，可使本病症状减轻或缓解。合并肿瘤的多发性肌炎病员对激素治疗反应欠佳、予后差。若合并充血性心力衰竭需使用心得安方可缓解，用洋地黄、利尿剂类药物无效。乙型肝炎病毒能促发多发性肌炎。若病毒性肝炎和多发性肌炎共存时，使用激素治疗两者均可好转。

小贴士：

☞皮肌炎患者的受损由于有光敏感现象，光照后皮损加重，故日常生活中应尽量避免日光照射。

☞病人应避免寒冷等不良刺激，预防感染，多食高蛋白，高热量食物，足够睡眠，避免劳累。

☞多发性肌炎急性期应卧床休息，可做关节和肌肉的被动活动，每日2次，以防止组织萎缩，但不鼓励作主动活动。

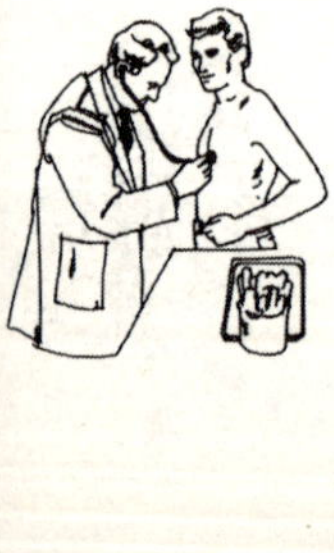